全科医学

陈大印　廉奇鑫　魏　勃　秦四梅◎著

中国纺织出版社有限公司

内 容 提 要

全科医学是一门整合临床医学、预防医学、康复医学及社会行为科学相关内容于一体的综合性临床二级学科。本书突出基本知识、基本理论、基本技能，青岛全科医学学科框架、核心理念及学科特点的介绍，注重全科医学思维方法和能力的培养，贯彻思想性、科学性、先进性、启发性和实用性的原则，在编写上既斟酌了全科医学基本理论的深度与广度，同时又注重了本书知识的实用性和系统性，体现了“实用为本，够用为度”的特点。本书脉络清晰，逻辑严谨，理论及临床实践结合，对医务人员学习这方面知识很有借鉴意义。

图书在版编目（CIP）数据

全科医学 / 陈大印等著. -- 北京 : 中国纺织出版社有限公司，2020.10（2025.1重印）

ISBN 978－7－5180－8172－1

I. ①全… II. ①陈… III. ①家庭医学 IV. ①R499

中国版本图书馆CIP数据核字(2020)第220452号

责任编辑：段子君　　责任校对：高　涵　　责任印制：储志伟

中国纺织出版社有限公司出版发行

地址：北京市朝阳区百子湾东里A407号楼　邮政编码：100124

销售电话：010—67004422　传真：010—87155801

http：//www. c-textilep. com

E-mail：faxing@c-textilep. com

中国纺织出版社天猫旗舰店

官方微博 http：//weibo.com / 2119887771

三河市悦鑫印务有限公司印刷　各地新华书店经销

2020 年10月第 1 版　　2025 年1月第 2 次印刷

开本：710×1000　1/16　印张：19.75

字数：430千字　定价：99.00元

前　言

近年来，医学科学飞速发展，临床上新理论、新技术和新方法不断出现。全科医学的概念在20世纪80年代后期引入中国内地医学界，至今已建立起了比较完整的全科医学体系。近年来，我国大力推动卫生体制改革，发展社区卫生服务，使作为支撑社区卫生服务的主要学科——全科医学的地位不断上升，受到越来越多医学界人士的重视。全科医疗涉及内容广泛，从紧急的医疗问题到缓慢发展、迁延终生的慢性疾病，从人们熟悉的轻微疾病到危及生命的严重疾病都有涉猎。因此全科医生所面临的任务与其他专科医生明显不同，学科特点和其服务模式决定了他们在专业训练中所掌握的知识既要全面又要有选择性。

全科医学是一门整合临床医学、预防医学、康复医学以及社会行为科学相关内容于一体的综合性临床二级学科，其范围涵盖了不同性别和不同年龄人的各种健康问题，其宗旨是强调以人为本、以健康为中心、以家庭为单位、以社区为基础的长期负责式照顾。

本书突出基本知识、基本理论和基本技能，强调全科医学学科框架、核心理念及学科特点的介绍，注重全科医学思维方法和能力的培养，贯彻思想性、科学性、先进性、启发性和实用性的原则，在编写上既斟酌全科医学基本理论的深度与广度，同时又注重本书知识的实用性和系统性，体现了“实用为本，够用为度”的特点。

由于作者水平和经验有限，且全科医学涉及内容极为广泛，加之近年来医疗技术发展迅速，因此本书在内容和形式上难免有所不足，恳请各地有关专家学者、在校师生不吝赐教和批评指正。

作　者

目　录

第一章　全科医学概述

第一节　全科医学概述

一、全科医学的定义及学科特点

1. 全科医学的定义

全科医学的概念在不同国家对其定义不同，不同学者对其有着不同的界定。全科医学学科在美国最先建立，但在美国将全科医学称为家庭医学。医学院校临床医学专业的医学生毕业后，可以在多种临床医学专业中选择进入家庭医学住院医师培训项目，培训合格后，可以注册为家庭医生（family physician）。

全科医学学科体系建立的基础包括以下三个方面：一是通过长期的通科医疗实践积累起来的经验；二是从其他医学学科中整合而来的知识与技能；三是通过全科医学的专业研究发展起来的属于自己独特的观念与态度、知识和技术。

2. 全科医学的学科特点

全科医学学科有独特的知识、技能、态度和职业价值观，其在服务内容上十分宽广，但相对于临床其他各专科的知识和技能来讲却较浅；从服务的病人和病种上来看，又与其他临床学科的服务有一定交叉。

从总体上讲，全科医学具有以下几个特点：

（1）从学科的知识体系上看，全科医学是一门独立的临床二级学科，它的知识体系中包括总论和各论两个部分。学科的总论部分主要包括全科医学的理论精髓。学科的各论部分主要包含了临床诊疗中常见健康问题（包括生理疾病、心理问题、影响健康的社会问题）的诊断、鉴别诊断、评价与处理的方法和技术，以及在基层医疗服务场景下的服务技能和技巧等。

全科医学学科的知识和技能体系整合了各临床专科的知识技能的同时，还与社会医学、社区医学、行为科学、预防医学、流行病学、卫生统计学、医学伦理学、心理学、哲学及法学等学科知识有机结合，根据服务对象的需求，基于整体的医学观和系统性理论，以健康为中心，发展创造新的知识与技能，长期连续地向病人提供综合性服务。

（2）从服务内容上看，全科医学是一门综合性的临床医学专业学科，也是一门临床专科。该学科的服务对象是人，包括健康人、高危人群、病人，在服务中，它不仅涉及临床内、外、妇、儿等专科的服务内容，而且还涉及心理学、行为科学、预防医学、伦理学、社会学等学科领域的服务内容。与其他临床专科明显不同的是，全科医学的学科服务范围十分宽泛，它不仅覆盖了临床医学各专业范围的疾病和病人的管理，而且还涉及其他学科领域的服务内容，如临床预防医学、社区医学服务等。因此，全科医学的服务内容相对其他临床专科来讲，学科范围宽而相对较浅，发展方向定位在一定深度上朝着横向、较为宽泛的方面发展，并根据服务对象的健康需要与需求，将各门相关知识、技能有机地整合为一体，向病人提供全面的综合性服务。这一点上，其他临床医学专业学科的服务都是在一定的领域范围内不断地向纵深方向发展，向病人提供的是独特的专科范围内、疾病范围相对较窄、技术较为精深的服务。

（3）从服务的模式上看，全科医学学科经过几十年的发展与完善，形成了自己非常独特的医学观、方法论以及系统的学科理论，在理解并解决人群和病人的健康问题上，提供全人照顾，填补了高度专科化的生物医学的不足。全科医学把医学看成一个整体，从生理、心理、社会等多方面将照顾对象作为一个不可分割的整体人的特性，对其健康问题实施综合性的全面服务，即全人照顾（whole person care）的模式。

（4）从学科定位和服务场所来看，全科医学学科在众多临床医学专业学科中，是一门定位在基层医疗服务领域、服务对象十分宽广的基层卫生保健领域的医学专科。医疗保健服务就像一座“金字塔”，在这个“金字塔”中，其他专科医疗处于顶部位置，其主要服务场所在医院内，处理的多是生物医学上的大病、重病，常常需要动用大量的医疗卫生资源、烦琐的诊断治疗程序，以昂贵的卫生经济学成本来解决少数人的疑难病症，其学科都是在一定的领域或范围内不断朝纵深方向发展，是一种深度上的医学专科；全科医学则位于“金字塔”的底层，即基层卫生保健领域，处理的多为常见的未分化的早期健康问题，所能利用的是家庭和社区等卫生资源，以较为节约的卫生经济学成本维护着多数人的健康，干预和管理各种无法被专科医疗治愈的慢性疾病及其所导致的功能障碍性问题。全科医学面向社区所有居民，凡是可能或正在影响病人健康的问题都会进行评估并干预，其服务内容丰富、服务形式多样、服务地点灵活，可在医院、诊所、病人家中及社区中的其他各种服务场所提供服务。

（5）从临床思维方法上看，全科医学的临床思维方法与传统经验医学笼统的思辨的整体论方法不同，全科医学需要以现代医学的成果来解释发生在病人身上的局部和整体变化，它的哲学方法是具有科学基础的整体论，同时也注重将循证医学的研究结果应用于全科医生的诊疗实践。如全科医生在临床决策中，要求考虑循证依据。

综上所述，全科医学的特点可以概括为：用系统理论和整体论的方法来理解和解决病人的健康问题或疾病，重视病人健康问题发生、发展的背景资料的收集与应用；采取生物—心理—社会医学模式来具体地服务于病人；遵照以健康为中心、以人为本、以家庭为单位、以社区为范围、以预防为导向的学科理念，方法与技术服务于病人；服务内容以社区居民的需要与需求为导向，服务内容和知识技能朝着宽泛的方向发展，服务的提供讲究成本效益和成本效果；强调多学科知识技能的整合和多学科在照顾病人过程中的合作。

二、全科医学服务的范畴

（一）全科医学服务的对象

全科医学学科的特点，决定了其服务对象的范围与其他临床医学专科不同。全科医学服务的对象有以下三类。

1. 健康人

对健康的人进行全方位的健康维护和健康促进，通过一级预防服务实现健康人更健康、不生病的目标。

2. 有健康危险因素的人

根据人的年龄和性别特点、家族史、工作环境、生活经历、家庭生活周期所处的特定阶段等，对人的健康危险因素进行评估，并积极地通过有效的预防医学服务措施，降低危险因素，促进人的健康。

3. 患病的人

任何临床医学专业学科的医生都要针对特定的疾病对病人进行诊断、治疗和康复，全科医学学科也不例外，也要对病人进行有针对性的医疗处理、照顾和康复。但是，全科医学中病人或病人的概念更加宽泛，服务中涉及的健康问题也更加宽泛。

（二）全科医学服务的疾病和健康问题

美国家庭医生学会对全科医学的定义为："全科医学的服务范围涵盖了所有年龄、性别、每一个器官系统的每一种疾病。"这就意味着，全科医学的学科知识和技能体系要能够解决人们常见的各种健康问题和疾病，包括生理、精神心理和影响健康的社会相关问题。基层医疗中全科医学服务中的健康问题和疾病是具有特殊性的，例如：①病人的健康问题涉及多个器官和系统；②病人所患健康问题（易激惹、多汗、身心障碍相关的问题等）无法用"生理疾病"来定义；③需要提供长期的、连续性、综合性照顾的慢性病病人；④活动受限的老年病人和临终病人；⑤有其他特别需要的病人等。全科医生在服务中，根据全科医学的理论和服务原则对相应的疾患进行处理，强调"以病人为中心"的多学科合作，通过转诊和会诊来完成对各类疾病和病人的照顾，满足病人的需求。

三、全科医学的基本原则

不同学科均拥有自身的理论和原则，并在其长期实践中形成自身的服务特点。全科医学作为一门独立的临床医学二级学科，除了具有临床医学一级学科的特点之外，在其长期的发展和实践中，也总结和形成了全科医学学科自身独特的理论体系、服务理念和原则，并不断地在理论紧密结合全科医疗实践的过程中得到进一步的发展与完善。在全科医学基本理论和原则指导下的全科医疗实践，收效显著。

全科医学的基本原则主要包括：以人为中心的照顾（person centred care）、以家庭为单位的照顾（family as a vital unit of care）、连续性照顾（continuity of care）、综合性照顾（comprehensive care）、协调性与团队合作性照顾（coordinated and team work）、可及性照顾（accessible care）、以社区为基础的照顾（community-oriented primary care）、以预防为导向的照顾（prevention-oriented care）的原则等。

全科医学的这些基本原则用以指导全科医生的临床实践，形成了具有全科医学学科特点的全科医疗服务模式和特点。

四、全科医学与其他学科的区别与联系

1. 全科医学与其他临床二级专业学科

目前，我国社区中的全科医生，在其服务中主要服务于慢性病病人，服务用到的知识和技能多体现在内科学领域，因而，有人说全科医学就是“大内科”“综合内科”。其实不然，内科、儿科、外科、妇产科等学科与全科医学一样，均为临床医学下的二级专业学科。各二级学科均形成了自己的知识和技能体系。由各学科培养合格的各专科医师，无论在医院内还是在医院外，为病人提供着独特服务内容的专科服务，其业务内容有一定的交叉，但却交叉很少。

而全科医学与其他各二级临床专业学科在知识和内容上都有一定的交叉，交叉的多寡与社区居民的医疗卫生服务需求有明显的联系。一般情况下，全科医学的知识宽度跨越了临床所有二级专业学科，它涵盖了其他专业学科的所有常见问题或疾病。从国际全科住院医师培训项目中各科室轮转时间长度分析结果来看，内科、儿科、妇科、外科的轮转学习时间较长，而眼科、皮肤科、耳鼻喉科等较短，而且各国具体时间安排上略有差异。由此可见，全科医学覆盖各科的知识和技能的量也不尽相同。然而，全科医学在整合了临床各专科相应的临床知识和技能的基础上，在其长期发展的实践中还发展形成了自己独特的知识体系和思维模式。

2. 全科医学与预防医学

预防医学（preventive medicine）与公共卫生在国家学位目录中是同一个一级学科。但在其发展过程中，两者的定义有所不同。英国的 John Last 将公共卫生（public health）定义为：为了保护、促进、恢复人们的健康，是通过集体的或社会的行动，维持和促进公众健康的科学、技能和信仰的集合体。公共卫生项目、服务和机构强调整个人群的疾病预防和健康需求。尽管公共卫生活动会随着技术和社会价值等的改变而变化，但是其目标始终保持不变，即减

少人群的疾病发生、早死、疾病导致的不适和伤残。因此，公共卫生是一项制度、一门学科、一种实践。预防医学则是医学的一个分支，是一门研究如何通过采取适当的干预措施而达到防止疾病发生、发展，尽可能地维护和恢复机体功能，最终维护和促进个体和人群健康之目的的医学学科。近年来，随着疾病谱的改变，预防医学的主要任务逐渐从群体预防为主转向个体和群体预防相结合，从被动的预防转向主动的预防，从生理疾病的预防扩大到心理、行为和社会预防，从仅以公共卫生人员为主体延伸到以公共卫生和临床医护人员为主体，预防疾病的责任在以政府、社会为主的同时更强调居民个人的参与和在其中的责任。

全科医生是在基层医疗中对社区居民提供长期负责式照顾，与社区居民接触时间长，了解其患病危险因素和患病的情境，且与社区居民有良好的医患关系，他们利用在其培训中学习到的预防医学 / 公共卫生知识与技能，结合临床服务中病人的特定背景，有针对性地提供个体化的预防性服务。此外，为了提高预防服务的工作效率，全科医生也适当地做一些群体的预防 / 公共卫生服务，如社区高危人群的健康教育等。为了适应我国社区卫生服务的发展要求，全科医生必须学习群体预防和公共卫生的有关知识和技能，以更好地承担国家文件规定的社区公共卫生服务任务并履行职责。

3. 全科医学与社区医学

社区医学（community medicine）是公共卫生和社会医学在 20 世纪中期深入发展的产物，它是以社区为立足点，应用人类学、流行病学、社会医学、统计学等多学科的方法和技术，进行社区诊断，以了解社区主要健康问题及其特点、社区卫生保健以及社区资源状况等情况，根据健康问题的特点和社区资源的状况确定解决这些问题的优先顺序，从而制订社区卫生计划，动员社区力量，通过社区卫生服务，达到在社区水平上防治疾病、促进社区健康的目的。

全科医学与社区医学有着极为密切的联系，两者在群体健康的着眼点和目标上是一致的，即立足于社区，为社区居民的健康服务；除此之外，全科医生在其服务中也参与解决社区中不同人群的健康问题，并将其与针对个人的医疗实践相结合。全科医学强调以个体的健康为重心，在服务于个体病人的同时还考虑其家庭、社区因素对健康和疾病的相互作用，而社区医学则以人群的健康为重心，较少涉及家庭和个人。

4. 全科医学与行为医学

行为医学（behaivour medicine）是行为科学与医学相结合而发展起来的一门新兴的医学学科。从广义来说，行为医学是研究和发展行为科学中有关健康和疾病的知识和技术，并把这些知识和技术应用于疾病的预防、诊断、治疗和康复的一门跨学科性学科。行为医学与多学科交叉，它关注的重点是与人的健康密切相关的行为的研究，从而指导人们树立健康行为，矫正危险行为，改变不合理的生活方式和不良习惯等。

全科医学服务的范畴十分广泛，全科医疗服务中的病人教育与行为医学密切相关，如通过健康教育增加病人的遵医行为、改变不良生活习惯等。行为医学的理论和研究成果在全科医疗服务中得到了广泛的应用。全科医生在学习的过程中，应该了解行为医学的研究领域、研究内容和研究方法，掌握相关行为医学知识和技能在全科医疗服务中的健康教育、不良行为干预中的应用。全科医学的研究范畴包括行为医学研究的部分内容。

5. 全科医学与传统医学和替代医学

传统医学是在维护健康以及预防、诊断、改善或治疗身心疾病方面，使用种种以不同文化所特有的无论可解释与否的理论、信仰和经验为基础的知识、技能和实践的总和，如我国的中医学、藏医药、其他国家一直沿用的治疗疾病的传统疗法等。

在我国，现代医学与传统医学作为两大医学体系并存。中医学及蒙医、藏医学等是我国医学界公认的医学学科，其教育、科研和医疗实践取得丰硕的成果，其临床医疗服务被人民群众广泛接受，在居民疾病治疗和康复乃至强身健体活动中起着积极的作用，这种现代医学与传统医学共存的现象在世界上较为少见。

中医学与全科医学有许多相似之处，尤其是全科医学的基本原则与中医学的全人思想、天地合一思想惊人地相似。例如，中医学的整体论、治未病、个体化的辨证论治、因时因地选择不同的处理方法、简便经济有效、重视良好的医患沟通和医患关系、注重医生在治疗中的角色等，不仅与全科医学如出一辙，而且在许多方面比全科医学更具体、更具可操作性。此外，中医学对于一些现代医学治疗效果不佳的病毒性感染、肿瘤等疾病有独特的疗法和治疗效果。

“替代医学”（alternative medicine）、“补充医学”的概念在一些国家和地区应用较为普遍，有时它们与“传统医学”交叉使用，在我国的医学教科书中又叫补充和替代医学（complementary and alternative medicine），它是指并非该国自身传统一部分，并且尚未被纳入主流卫生保健系统的一套广泛的卫生保健做法。

由于社区居民的需要，传统医学和替代医学的方法在基层医疗中被广泛应用。全科医生在诊疗实践和学习培训中，也应该了解传统医学和替代医学的类型、特点和疗效，以及其所具有的局限性，使病人能够正确应用，避免替代医学带来的风险。

6. 全科医学与社区卫生服务

近年来，我国政府把建设和发展城市社区卫生服务体系作为卫生改革、解决群众看病难和看病贵问题的重要举措。社区卫生服务（community health serivce）是一种以社区居民卫生服务需求和需要为导向，由政府主导，社区参与的基层医疗服务。它不是一个学科，而是一种基层医疗的服务模式。全科医学是为社区卫生服务队伍培养业务和管理骨干的医学专业学科，经过全科医学培养合格的全科医生，是社区卫生服务发展的主力军；由全科医生提供的全科医疗服务代表了社区卫生服务发展的最佳服务模式。目前，社区卫生服务的实践已经证实，多数基层医生的业务素质偏低是我国进一步发展社区卫生服务的主要瓶颈，因此，大力培养适合我国社区卫生服务发展需要的高素质的全科医生成为我国继续医学教育的重要任务之一。

第二节　全科医生及其培养

一、全科医生及其素质要求

（一）全科医生的定义

全科医生（general practitioner，GP）是经过全科医学培训，在基层医疗卫生机构主要承担常见病、多发病诊疗和转诊、疾病康复和慢性病管理、预防保健、健康管理等一体化服务的高素质新型临床医生。

全科医生在部分国家又称为家庭医生（family physician，FP），其概念与全科医生没有区别；但是与通科医生（general practitioner，GP）不同，家庭医生具有独特的态度、知识和技能，强调为家庭及其成员提供健康照顾，不仅服务于个人，同时服务于家庭和社区。总的来说，比过去的通科医生素质更高、技术更好、能力更强。

目前各国对全科医生的定义并不完全统一，但是通常包含三个共同点：一是要有毕业后全科医学的专门训练；二是能够为个人、家庭、社区居民等全人群提供综合方便的、连续负责的健康照顾，范围涉及生理、心理和社会等各方面的健康问题；三是能够协调卫生保健体系等各方面的资源，在所有与健康相关的问题上成为服务对象的健康代理人，通常被称为居民健康的“守门人”。

（二）全科医生的素质

1. 全科医生应具备的基本个人素质

（1）人文情感。人文情感是指对人的价值、对生命价值的肯定和尊重。人文的核心是“人”，以人为本，尊重人，尊重生命。全科医学“以人为中心”的照顾理念，要求全科医生必须具有对人类和社会生活的热爱与持久兴趣；坚持人人平等和生命的价值高于一切的观念；具有服务于人和社会，与人交流沟通的强烈愿望和需求；具有了解不同人群和让别人了解自己的心态；具有对病人亘古不变的同情心、亲和力和责任感等友善行为。这些人文情感是当好全科医生的基本前提，不具备这些素养和心理行为的人不适合做全科医生。

（2）管理能力。管理能力指具有计划与组织、沟通与协调、实施与调整等管理工作的能力，其本质是提高效率和效果的能力。全科医生的工作中涉及病人管理、家庭与社区健康管理，以及社区卫生服务团队管理等管理服务，因此全科医生需要具有自信心、控制力和决断力；具有敢于并善于计划与安排、处理紧急事件、控制局面、承担责任的领导意识和能力；

在团队中发扬团结合作的精神，具有灵活性、包容性、预见性和公平性等解决与处理问题的能力；与病人、家庭和社区等方面沟通人际关系的能力。全科医生的管理能力是顺利开展日常工作的基础，也是平衡个人生活与工作关系，维护自身健康和工作质量的保障。

（3）科学精神。科学精神是人们在长期的科学实践活动中形成的信念、价值标准和行为规范的总称，也是一个国家繁荣富强、一个民族兴盛进步必不可少的源泉和动力。全科医学既是新兴的科学，也是解决基层卫生服务的应用科学，迫切需要广大的全科医生去发展和研究。与其他专业学科一样，为追求和体现全科医学的科学性，全科医生必须具备科学精神和科学态度，用科学的方法工作和学习，既是提高服务能力，也是促进自我发展的关键素质之一。

2. 全科医生应具备的能力范畴

能力（ability）是顺利完成某种活动所必需的个性心理特征，也是生物体对自然探索、认知、改造水平的度量。依据分类方式不同，有不同的能力概念，如一般能力和特殊能力，个人能力、职业能力和专业能力。人要顺利地、成功地完成任何一种活动，仅靠一种能力是不够的，必须要有能够整合多种知识和经验的能力，这种整合运用能力称为才能（competency）或胜任力。

全科医生不仅需要专业能力，同时也要具有一般个人能力和职业能力，这三种能力的含义有交叉也各有侧重。专业能力是全科医生技术水平的核心，个人能力和职业能力是从事全科医生工作的基础。专业能力是在掌握专业知识的过程中形成和发展的，离开了专业学习和训练，任何能力都不可能发展。专业能力的基础是专业的知识结构，全科医生知识结构包括全科医学、基础医学、临床医学、预防医学和康复医学等专业知识，同时还包括“以人为中心、以家庭为单位和以社区为基础”的照顾，以及人文学科和社会学科知识，全科医生专业能力就是涵盖这些学科所要求的知识和技能。个人能力主要是指独立的工作能力、自我学习与自我发展的能力。职业能力主要指正确履行自身岗位职责的能力。

全科医生的能力通常具体概述为临床技能与医疗服务能力、公共卫生服务能力、医患沟通与团队合作能力、信息与管理能力、终生学习与学术研究能力五个方面。其中最重要的是要有全科医学理念相关的基本素养与能力，包括医患沟通与团队合作、信息与管理、终身学习等方面的能力要求。临床技能与医疗服务能力是最基本的专业能力，主要包括内科（含神经内科）、外科、儿科、妇产科、传染科、精神科、皮肤科、眼科、耳鼻咽喉科等临床常见病的评估和处理能力；危重症病人的识别，正确的急救、处理与转诊能力；临床各科相关诊疗技能，例如，病史采集、体格检查、病历书写、常用基本操作技术和一般辅助检查技能。优秀的全科医生不仅能够独立完整采集信息，包括症状、体征，以及心理、精神、社会和文化因素，了解病人的想法、忧虑和对诊治的期望，还要保证信息的准确性、逻辑性和高效性，并始终善于进行科学的临床思维和判断。公共卫生服务能力通常包括疾病预防与康复、重点人群保健、健康教育、慢性病管理等方面的能力。

二、全科医生的工作

全科医生的工作场所、工作内容以及工作方式等，与专科医生有许多不同，这些也是全科医生发挥独特专业技能和作用的具体表现。

（一）全科医生的工作范围

全科医生的工作范围包含工作的场所和工作的内容两个方面。

1. 全科医生工作的场所

全科医生工作的场所是由全科医疗服务性质决定的，通常是一个社区范围内的诊所（clinic）或社区卫生服务中心（community health center），也有相关卫生保健机构，如公共卫生中心、心理咨询中心、护理院、老人院、临终关怀病房等场所，社区内家庭、企业、工厂等单位也是全科医生服务的场所。

全科医生在诊所、社区卫生服务中心或者医院门诊部通过门诊的形式提供服务。此外，全科医生也要主动到家庭、企业单位、医院住院部等场所上门服务，也要通过电话、网络提供服务。

2. 全科医生工作的内容

不同国家的全科医生，其工作内容或者服务范围的总体原则是一致的，但具体的内容有一定差异。通常工作内容有以下五个方面：第一，实施基本医疗。这是全科医生最主要和最基础的工作，要能够对社区 80% ~ 90% 的常见病、多发病进行诊治，识别疑难重症，以及急诊、急救和转诊。第二，慢性病管理。能够对高血压、糖尿病等慢性、非传染性疾病实施筛查、随访等管理。第三，开展社区公共卫生服务，包括健康教育、预防接种、健康体检、卫生保健、康复训练、基本心理咨询等。第四，针对家庭及其成员开展健康服务。第五，提供其他获得许可的服务。例如，具有产科接生资格和执业许可的全科医生可开展接生服务。

我国全科医生工作的内容范围可概括为预防、治疗、保健、康复、健康教育和计划生育技术“六位一体”的服务，具体分为以下两个方面。

（1）提供基本医疗服务。包括：一般常见病、多发病诊疗、护理；诊断明确的慢性病治疗；现场应急救护；家庭出诊、家庭护理等医疗服务；双向转诊服务；康复医疗服务；经批准的其他适宜医疗服务。

（2）开展公共卫生服务。包括：①卫生信息管理，收集、报告卫生信息，建立和管理居民健康档案；②健康教育和疾病预防，重点人群及重点场所健康教育，对传染病、地方病、寄生虫病实施预防控制；③慢性病的预防控制与管理，对高危和重点慢性病人群进行筛查、干预和管理；④精神卫生服务，残疾康复指导和康复训练；⑤妇女、儿童、老年人保健，以及计划生育技术咨询指导；⑥协助处置突发公共卫生事件，以及国家规定的其他公共卫生服务。

我国社区卫生服务机构还提供与上述服务内容相关的中医药服务，中医全科医生是基层医疗卫生服务的有力补充。

（二）全科医生的工作特点

全科医生工作采用团队合作方式，以全科医疗理念为指导，实施以人为中心、以家庭为单位、以社区为基础、以预防为导向的照顾，并与服务对象建立长期、和谐、稳定的医患关系，是全科医生工作的主要特点。

1. 实施以人为中心的照顾

“以人为中心的照顾”（person centered care）是全科医疗的宗旨，基本原则是重视人胜于重视病，重视伦理胜于病理，把个人看作有感情、有个性、有社会关系的复杂生命，而不是疾病的载体（携带病菌、患病的人）。其内涵是全面考虑人的生理、心理和社会的影响因素和健康需求，既要解决健康问题，也要维护病人利益，维护和促进身体与心理的健康“全人照顾”。

全科医生实施“以人为中心的照顾”必须有尊重人、照顾人的理念，必须规范自己的态度、行为和服务方式。比如，重视与病人的交流与沟通，关注病人的感受与需求，了解和理解病人，尊重病人的权利，调动病人主动参与和配合健康维护及疾病控制的积极性，提供个性化的照顾，从而达到良好的服务效果。例如，病人进入诊断室时，全科医生要起身迎接，互相握手。问诊时，医生始终保持与病人面对面交流，如果需要进行电脑操作，也要通过眼神、点头等身体语言与病人互动，不能忘记病人的存在。

全科医学贯彻生物—心理—社会医学模式，其关注的中心是人而不是病，无论其服务对象有无疾病或不适，都要关注其健康事宜，包括他的健康时期，或者发生一般健康问题、疾病早期，以及对无法治愈疾病的长期照顾，其价值取向既有医学的科学性，又延及相关的行为科学、社会学、人类学、伦理学、文学、艺术等人文学科，兼顾服务对象的身心感受，充分体现全科医学的艺术性。由于全科医学注重照顾（care，照顾、关心、关怀）的特性，所以又可称其为照顾医学（care medicine）。面对自然科学与现代医学的局限性，面对人类社会的日益老龄化和慢性非传染性疾病的严重威胁，全科医生应当成为照顾医学的实施者，成为医学照顾者或健康照顾者。

临床医学传统意义上是针对疾病形成以后的诊治，其本质是根据当时自然科学和医学对人体生命与疾病的认识来诊断和治疗疾病，价值取向是科学性，依靠时代的科学技术水平根除或治愈（cure，治疗、治愈、痊愈）疾病，所以又称为治疗医学（cure medicine）。其显著的缺陷是受制于科学与医学的局限性，面对人们没有认识的，或不能解释的，或不能解决的许多疾病和健康问题束手无策。

2. 实施以家庭为单位的照顾

家庭是人类社会的最基本组织结构，是个人的归属和重要的支持体系，也是全科医生工作的重要场所和重要资源。

（1）对家庭成员的健康照顾。个人和家庭成员之间存在相互作用、相互影响的关系。家庭可以通过遗传、社会化、环境和情感反应等途径影响家庭成员的健康，某个家庭成员的健康也可影响其他家庭成员的情绪和健康，甚至影响整个家庭的结构和功能。通过家庭，全科医生往往能了解病人的病因及恶化因素，有助于发现病人有意义的病史和真正的病因，可以改善、增强病人的就医、遵医行为。有时还能发现就诊者以外的病人——真正的病人往往并非局限于就诊者本人，而是其他家庭成员，甚至整个家庭。病人的治疗方案和治疗过程也会影响其家庭，更需要家庭成员的参与和支持。全科医生要学习婚姻与家庭、家庭心理学、家庭社会学等知识，要能够分析家庭的结构和功能，具有照顾家庭成员健康的能力。

（2）沿家庭生活周期的照顾。家庭从其产生到消亡，一般要经过新婚期、生育期、学龄期、孩子离家创业期、空巢期等不同的阶段，称为家庭生活周期（family cycle）。家庭成员在不同阶段有不同的角色和责任、压力和危机，也有不同的健康问题，需要家庭成员适应家庭阶段的变化和角色的转变，能够承受压力，妥善配合，积极处理危机和健康问题。全科医生应能辨识家庭的发展阶段与问题，适时对家庭成员提供咨询和健康教育，协助家庭进行生活周期的调适，不断解决所遭遇的各种健康问题，使其顺利过渡、成熟发展。

（3）对家庭整体的健康照顾。以家庭为照顾单位的特征是全科医疗服务特征之一，也为全科医生的有效工作奠定基础。针对各类家庭的情况，分门别类了解和关心健康问题，有针对性开展健康教育，提供健康及相关问题、心理问题的咨询与指导，为老年人、行动不便者等开设家庭病床，开展家庭治疗等服务，充分体现基本医疗卫生服务的公平性和可及性。

3. 实施以社区为基础的照顾

全科医疗是立足于社区的基层卫生服务，社区是全科医疗服务的区域范围，所以服务于社区是全科医生工作的主要方式。

以社区为基础的照顾主要有三个内涵：一是要了解社区概念，社区的自然、经济资源，社区的地理、生活、社会环境，社区的人群，以及历史、文化背景等要素；二是要明确社区主要健康问题，社区人群的健康需求，既要利用社区的背景去把握个体的健康问题，又要对从个体反映出来的群体健康问题有足够的敏感性，注重个体和群体健康照顾相结合的原则；三是充分发挥和调动社区的一切积极性因素，广泛利用社区资源，实施社区卫生干预。

4. 实施以预防为导向的照顾

以预防为导向的照顾（prevention oriented care）是针对服务对象的整体健康维护与促进，提供三级预防服务。一级预防（primary prevention），又称病因预防，主要是“无病防病”，包括健康促进、健康教育，以及有针对性的疾病预防。二级预防（secondary prevention），又称临床前期预防，主要指早查、早诊和早治，防治疾病发展和恶化，避免和减少并发症。

三级预防（tertiary prevention），又称临床期预防，包括防治残障，减少后遗症、合并症，提供康复与善终服务，最大限度地改善生命质量等。由此可见，三级预防属于综合性预防保健，涉及预防、医学、康复、心理、行为、社会等多个领域，需要多学科协作分担进行。

“预防为主”一直是我国卫生工作的基本方针，落实预防服务是全科医生工作的重要内容，具体任务：一是要针对社区、群体和个体开展健康教育，在政府或社区组织的领导支持下推动健康促进；二是要开展周期性健康检查和疾病筛查；三是要在其日常临床诊疗活动中对个体病人及其家庭提供随时随地的个体化预防照顾。

5. 建立和谐稳定的医患关系

自古以来，人类社会一直强调和谐的医患关系，古有希波克拉底誓言，现有世界医学会《日内瓦宣言》作为全世界医生的道德行为规范维护医患关系，以适应社会与人类的进步需要。然而，随着医学科技的发展和仪器设备使用，医患关系存在冷淡与对立的趋势。主要表现在：①机械化的仪器设备代替了医生的手工操作过程，拉大了医生与病人之间的身体和心理距离；②医疗高新技术成为“双刃剑”，在挽救许多生命的同时也产生了很多对生命不利的影响；③医患沟通越来越少，病人被视为疾病的载体，医生成为修理机器的高级技术工，失去了往日的人间温情；④人民群众的健康意识逐步增强，医疗卫生服务需求逐步提高，对医疗卫生服务提出了更高的要求，而现实的医疗资源的配置不能够满足其要求。

欧美发达国家的基层医疗卫生机构，无论是社区卫生服务中心（community health center，CHC）还是诊所（clinic），无论是公立还是私立，政府按照注册居民数量和服务质量给予补助或支付医疗保险经费。各机构都把提供优质服务作为基本准则，以吸引和留住服务人群。例如，英国对全科医生诊所的投入，每登记注册一名居民，即可获得 65 英镑 / 人的经费，如果年末考核良好，可再获得 20 英镑 / 人的经费。因此，居民的登记注册数量和医生所提供的优质服务是获得经费支持的重要保障，也是其生存与发展的关键要素，全科医生总是想方设法建立与维护和谐稳定的、长期良好的医患关系。

建立和谐医患关系的基础是加强医患沟通，前提是保障医患沟通的时间，没有足够的时间，任何沟通都可能成为无效沟通。全科医疗的性质和特征也决定了全科医生有条件、有时间、有责任与服务人群建立良好的人际关系，全科医生需要充分认识良好医患关系的重要性，用实际行为和效果建立及塑造朋友般和谐的医患关系。

6. 采用团队合作的工作方式

团队合作（team cooperation）是指以全科医生为核心，由不同的医护人员组合，分工协作提供服务的工作方式。一个全科医生团队通常由 3 ~ 5 人组成，其中一人为全科医生，另外为护士、公共卫生医生等人员。团队合作成为许多国家大力提倡的全科医疗服务方式。

基层医疗卫生服务的团队合作，依据分工不同，一般有门诊团队、社区团队、医疗—社会—团队及康复团队等类别，团队成员构成有全科医生、社区护士、公共卫生护士、康复医生、营养医生、心理医生、口腔医生、中医医生、理疗师、接诊员、社会工作者、护工等人员。

全科医生是团队管理和学术的核心，承担团队建设、业务发展等任务，培育团队精神，提高团队水平，共同实现团队目标。

三、全科医生的培养

不同国家的全科医生培养模式各有不同，但基本框架和培养体系大致相同。

（一）全科医生的培养体系

1. 全科医生培养的基础——医学生全科医学知识教育

本科医学教育的重点是医学基础理论，临床医学、预防医学基本理论，基本知识和基本技能，以及医患沟通、基本药物使用等方面的基本能力培养，培养他们具有医疗实践的基本能力。例如，诊断与鉴别诊断、基本技能操作、沟通与交流、疾病治疗与预防、健康促进、康复、临床思维及解决问题的能力，以及进行终身学习和在职进修的能力。

针对本科医学生的全科医学知识和理论学习的方式是开设全科医学的必修课和 / 或选修课，目的是使医学生了解全科医学概念与理念、全科医疗的原则和内容、全科医生的工作任务和工作方式，为专科医师与全科医生的相互沟通、协作奠定基础，也是培养全科医生的基础阶段。

2. 全科医生培养的方式——全科医疗住院医师培训

欧美发达国家培养全科医生均是采用临床医学本科毕业，再经过 2 ~ 3 年全科医疗住院医师培训的方式，而只有培训合格且考取医师执业资格后才能成为全科医生。

住院医师培训（residency training），我国通称“规范化培训”，是欧美发达国家培养各类专科医生的必经阶段，全科医生也是作为专科医生的一种类别必须经历住院医师培训。其培训目标、培训内容与培训方式遵照全科医疗的目标和原则，重点是培养专业核心能力，包括临床医疗、预防保健和康复技能等能力，达到能够独立、正确、规范地处理临床常见问题，并为今后具备处理疑难问题的能力奠定基础，因此全科医疗住院医师培训是全科医生培养的核心阶段，也是全科医学教育体系的核心。

全科医学住院医师培训的时间一般为 3 年，通过在医院临床主要科室的轮转，社区全科医疗门诊和理论学习、小组讨论、讲座、教学查房、录像评估等形式完成。

3. 全科医生的提升与发展——继续医学教育

继续医学教育（continuing medical education，CME）是在职卫生技术人员适应社会医疗卫生服务发展需求、全面提升职业素质、实现终身教育和职业发展的一项基本医学教育制度，是专业教育的继续、补充和完善。

继续医学教育是许多国家的医生获得持续行医执业的一种终身教育形式，全科医生继续医学教育主要以岗位胜任能力为核心，以现代医学技术发展中的新知识和新技能为主要内容，强调培训的针对性、适宜性、协调性和有效性，以提高全科医生的职业素质。继续医学教育内容除了专业理论和专业技术以外，还包括医德医风、职业道德、医学伦理、人际沟通、团队合作等职业素养，卫生法律法规、基本医疗卫生制度、从业行为规范等政策制度，以及健康教育、重大传染病和慢性病防控、突发公共事件、院前医疗急救、医院感染控制、医药卫生科技创新等公共业务知识和技能。

（二）我国全科医生的培养

1. 我国全科医学教育的定位

随着我国医学教育教学改革的不断深化，临床医学本科教育的主要任务是完成医学基础理论和临床医学、预防医学基本知识及基本能力的培养，同时进行全科医学理论和实践教学，强化医学人文教育和职业素质、医患沟通、基本药物使用、医药费用管理等方面能力的培养，提升医学生临床思维和临床实践能力。

我国全科医学教育的目标是培养能应用生物—心理—社会医学模式开展融预防、医疗、保健、康复、健康教育、计划生育技术服务为一体的全科医学技术人才。发展全科医学教育的意义是培养从事社区卫生服务工作的全科医生等相关专业卫生技术和管理人员，以满足人民群众日益增长的卫生服务需求和提高人民健康水平。

我国正在建立与实施住院医师规范化培训和专科医师规范化培训制度，临床医学硕士研究生和博士研究生培养模式也在进行改革，并与前述规范化培训衔接。今后我国各类医生包括全科医生的培养，将形成院校教育、毕业后教育、继续教育三阶段有机衔接的具有中国特色的标准化、规范化临床医学人才培养体系。

2. 我国全科医生培养的定位

我国全科医生培养的定位主要是通过毕业后全科医生规范化培训进行培养。全科方向的临床医学专业学位研究生也按照统一的全科医生规范化培养要求进行培养。

3. 我国全科医生培养的历史形式

为解决过去国内全科医学人才一时短缺的问题，满足基层医疗卫生机构人才队伍建设需求，我国曾经分别实施了城市社区全科医生岗位培训、全科医生骨干培训和社区护士岗位培训，以及基层医疗卫生机构全科医生转岗培训，这些都是过去一段时期加快全科医生培训的主要措施。

（三）全科医生的职业发展

世界医学教育联合会新近颁布的医学继续教育全球标准，采用“持续职业发展”（continuing professional development，CPD）替换了过去的“继续医学教育”（CME），认为持续职业发展是一个更为广泛的概念，更加强调医学实践中应该坚持多方面能力的继续发展，如医学的、管理的、社会的和人的学科。

全科医生需要不断更新知识、技能、态度、价值观和行为，坚持职业规范，增强自身职业能力，以适应社会发展和病人需求的变化，主要应在以下三个方面不断增强自身能力和水平。

1. 增强个人发展的专业领域

包括生物学、基础医学、临床医学、行为和社会科学、卫生经济与管理科学等。

2. 提升个人发展的能力领域

包括提升实践与研究能力、有效沟通能力、行业职业能力等方面，紧随医疗卫生行业的变化，保持对医疗卫生保健体系运行的反应，关注成本与效益。

3. 实现个人发展的多项任务

优秀的全科医生未来将担负医学专家、医学教育专家、医学咨询专家、医学科普工作者、公共卫生服务、心理咨询、健康促进、信息沟通与传播、团队合作、学者、行政管理者等多种角色或职责，成为人们心目中的良师益友，得到社会普遍的认可与尊重。

第三节 全科医疗及其特点

一、全科医疗的定义

全科医疗（general practice）是应用全科医学理论的医疗实践，由全科医生为个人、家庭、社区提供的，以解决常见健康问题为主的一种基层医疗服务。全科医疗是目前许多国家公认的基层医疗的最佳模式。

1. 全科医疗的服务对象

全科医疗的服务对象包括个体、家庭和社区。个体包括健康的、亚健康的、患病的、高危的或者是处于生命周期不同阶段或发病不同阶段的人。家庭对象可以是核心家庭、主干家庭、联合家庭或单亲家庭等各种家庭类型。社区对象指全社区人群、高危人群和重点人群等类别。

2. 全科医疗的服务方式

全科医疗的服务方式是以门诊服务为主的临床医疗照顾，通常解决常见问题，不设住院部。对于较复杂的问题由全科医生转诊到专科医疗处理。全科医疗门诊服务除坐诊的形式以外，还包括出诊（上门）服务、电话服务、巡诊服务、非营业时间服务（电话保持24小时开机）等形式。全科医疗强调主动服务，例如，提前提醒照顾对象进行体检、复检、复诊，做好预约服务以及对临终病人的临终关怀等服务。也有处于被动服务的时候，如急诊急救、临时问题的处理等，此时要求全科医生在知道情况后进行及时的服务，变被动为主动。

3. 全科医疗的服务内容

全科医疗的服务内容包括预防、治疗、保健、康复、健康教育和计划生育技术六个方面。通过自身独特的知识与技能，体现综合性、整体性、可及性、协调性服务的特点，与临床其他专科医疗既有联系又有区别的一种“全面”的专科医疗。

4. 全科医疗的服务定位

全科医疗定位于基层医疗，以满足居民的基本医疗服务为主，不仅诊疗疾病，同时提供基本公共卫生服务和对病人的整体健康负责，是实现防治结合的主要连接点。

全科医疗是社区居民首先就诊的医疗服务，这种公众解决健康问题时最先接触的医疗卫生服务称为首诊制服务（first contact care）。首诊制服务在国外许多国家是与全科医疗服务紧密联系的服务形式，具体是指病人在需要就诊时，首先选择全科医生诊疗（危急重症除外），全科医生全权负责处理健康问题，特殊或严重问题在经其确认后可转诊至综合性医院诊疗。其首诊制服务有两个支撑点：一是有相应的门诊制度。综合性医院一般不设门诊部，不接受普通门诊，提供普通门诊的只有全科医生工作的诊所或基层社区卫生服务机构。二是有成熟配套的会诊、转诊及医疗保险体系。只有通过全科医生的诊疗或者转诊，医疗保险体系才认可其费用。因此，全科医疗成为医疗保健和医疗保险两种体系的基础，全科医生成为这两种体系的“守门人”。例如，英国的国民医疗保健体制，病人需与全科医生诊所签约，如果转诊到综合医院一定要有全科医生的推荐信。这种分层医疗的效果是，90% 的病人在全科医生诊所首诊，80% 的慢性疾病在社区得到解决，但只花费了英国医疗保健约 30% 的预算费用。

全科医疗首诊制服务一般具有以下特点：①服务手段简便有效；②服务效果体现在要解决社区居民 80% ~ 90% 的健康问题；③有配套的会诊和双向转诊机制；④长期稳定的一对一（每人均有一名自己签约的全科医生）合作式医患关系；⑤全科医生的高度负责式照顾；⑥实施 24 小时全天候服务，保证病人随时能够找到自己的全科医生。

全科医疗首诊制服务最显著的特征是引导病人合理分流，实施分级医疗。其重大意义是促进卫生资源的合理利用，避免过度服务和不合理就医形成的浪费，在一定程度上起到了降低医疗费用的作用；同时使大型综合性医院集中精力从事急危重症、疑难病症的诊疗和科研教学工作。我国目前正在推进首诊制服务的试点工作，也是我国建立全科医生制度的要求。

二、全科医疗的特点

全科医疗主要是由全科医生提供的，所以“以家庭为单位的照顾、以社区为基础的照顾、以预防为导向的照顾和采用团队合作的工作方式”也是全科医疗服务的特点。只是两者略有侧重，全科医生工作特点侧重医生个体的因素和作用，而全科医疗侧重作为一种服务方式和服务机构体现出的特点，具体表现在实施综合性、连续性、可及性和协调性服务，进一步体现以人为中心的服务。

（一）以人为中心的服务

以人为中心的服务既是全科医疗的一种服务理念，也是一种服务方式。全科医生个人不仅需要具有这种理念、态度和行为，提供全科医疗服务的机构和场所也需要具有这种理念和相应的服务方式。具体体现在以下三个方面。

1. 以人为中心的服务环境

全科医疗环境要整洁、舒适、温馨，包括房间布置、地面墙面颜色、灯光的明暗程度、文字或画像的装饰、各种设施设备的放置位置。各项细节均要考虑是否能做到以人为中心的要求，否则就会引起病人的不适。例如，医生办公桌上的电脑放在病人一侧，还是病人的对侧；病人是否可以看见电脑屏幕上医生的操作都是需要考虑的。

2. 以人为中心的服务设施

全科医疗的服务设施也要有温馨、舒适、安全，有保护个人安全和隐私等人性化的考虑。例如，有没有无障碍通道，过道、墙面、卫生间等有没有扶手，桌椅、仪器有没有锋利尖角存在使他人受伤的潜在危险，座椅是否舒适，有没有保护隐私的设施和条件等。一些发达国家对急危重症病人以及冬天就诊的病人使用的毛巾、床单、被子都是37℃的，输液用0.9%氯化钠注射液也是37T，避免给病人增加寒冷的感觉，充分考虑重症病人体温问题和体内各种酶的活性需要适宜温度。

3. 以人为中心的服务方式

全科医疗的服务方式更要体现周到、便捷、温暖、有效等优质服务，才能吸引和留住服务对象。预约或者上门服务、电话或面谈的语音语调、解释问题的沟通方式与技巧、服务时间与地点、医疗费用等方面均要体现为病人所想、为服务对象全面考虑的策略，从而得到对方的充分信任，为今后继续服务奠定坚实基础。

（二）综合性服务

综合性服务（comprehensive care）是全科医学综合性、整体性的表现，体现全科医疗提供全方位的、整体性的、立体化的服务。具体表现在以下几方面。

1. 服务对象综合

不分年龄、性别、健康状况与疾病类型。从理论上讲，全科医生不能拒绝责任范围内任何人、任何问题的医疗保健服务要求。

2. 服务内容综合

包括预防、医疗、保健与康复。需要强调的是，这些服务的一体化提供既要有机结合，又要融合于对健康与疾病问题的处理中。

3. 服务层面综合

包括生理、心理和社会。要重视服务的个性化，要以“整体人”的角度，不仅要掌握其生理上的问题，还要熟悉其心理特质与个性类型，以及生活、工作、社会背景和环境等状况，并全面、综合考虑这些因素在影响与解决健康问题中的作用。

4. 服务手段综合

根据病人需求可提供现代的也可提供传统的各种医学方法，如中医药、针灸等。

5. 服务范围综合

涉及个人、家庭和社区，提供以个人为中心、家庭为单位、社区为范围的全方位服务，同时要注重这三方面在健康与疾病管理上的相互关系与作用。

（三）连续性服务

连续性服务（continuing care）是全科医疗非常重要的原则和特点，也是区别于临床医学其他二级学科的主要特征。在连续性服务中，留住病人是连续性的关键，能否留住病人是全科医疗的责任，也是连续性的核心。

1. 连续性服务的内容

通常包括以下三个方面：①针对生命周期各阶段的服务。全科医疗提供婚育、出生、婴幼儿、儿童、青少年、中老年直到死亡的人生各个阶段的医疗卫生服务；②疾病周期（健康—疾病—康复）各阶段的服务。全科医疗为服务对象提供不间断责任的一、二、三级预防，从健康促进、危险因素的监控，到疾病的早、中、晚各期的长期管理；③任何时间地点的服务。无论何时何地，包括服务对象出差或旅游期间，甚至住院或会诊期间，全科医疗对服务对象都负有持续性责任，依据服务对象的需要，事先或随时提供服务。

2. 连续性服务的基础和保证条件

（1）固定的服务关系。全科医生要与个人或家庭签订服务协议或合同，以明确服务的内容与双方的职责、义务等关系。

（2）顺畅的联络渠道。有健全的预约、随访制度，良好的应急服务体系等。

（3）完整的健康档案。全科医疗健康档案有个人健康档案、家庭健康档案和社区健康档案三种类别，主要包括个人和家庭基本情况，医疗保健记录，转诊与会诊记录，个人、家庭及医生或医疗机构联系的信息等内容。长期累积记录的档案对实现连续性服务具有重要价值，即使医患双方的合约服务关系发生改变，只要完整的档案能够及时传递到新的全科医生，同样能起到承上启下的作用，保持服务的连续性。

（四）可及性服务

可及性照顾（available care）指全科医疗服务在地理位置上接近服务人群，使用方便，关系亲切，结果有效，价格比较便宜，是社区居民触手可及的基层医疗卫生服务方式，是奠定“老百姓能够看病、看得起病、看得好病”的基础。

地理位置接近通常指步行或者使用交通工具在15分钟内可以到达目的地，交通工具通常指当地居民经常使用的方式，可以是汽车，也可以是自行车。

可及性的含义还包括全科医疗主要采用基本的医疗技术，包括问诊、叩诊、触诊、听诊等方式、方法，尽量少用高新技术手段，其优势是费用比较低，减少不必要的支出，避免过度医疗，降低全社会医疗成本开支，这方面已经是发达国家多年实践的成功经验。

（五）协调性服务

全科医疗并非“全能医疗”，全科医生也不是“万能医生”。要承担好“健康代理人”“守门人”的角色，以及持续性和综合性保健服务的责任，就必须以协调性照顾（coordinated care）为依托。如果没有协调性照顾，持续性和综合性照顾的实施也非常困难。由于全科医生是民众进入医疗保健系统的“守门人”和桥梁，自然有责任根据对象的不同需要，提供或安排适当的医疗卫生资源，包括动用家庭、社区及各有关医疗保健的资源，以更好地服务于人群和家庭。

协调性服务是指全科医生协调各级各类资源帮助病人及其家庭的服务，是医疗卫生等资源的协调人和枢纽。需要协调的资源有：①协调医疗资源，比如提供会诊、转诊的医疗机构和医疗专家的信息；②协调社区资源，联系社区相关机构、组织或人员，帮助病人获得支援或支持；③协调病人家庭资源，帮助病人家属了解病情、理解病人状况，指导病人家属看护和照顾病人，获得其家庭的支持。

全科医生有效协调的前提是：①对问题或疾病有较准确、及时的判断，才能尽量避免可能的漏诊、误诊，甚至延误或错误的治疗与处理；②充分掌握有关的资源信息，如相关专科医生与机构，家庭和社区的情况；③调动资源的能力与渠道，具有专科医生和医疗机构等关系储备，有健全的双向转诊机制等。

会诊与转诊是协调性服务的常用方法，善用转、会诊符合医患双方的利益。对病人来说自然能得到必要的诊治，对医生而言也是一种职责。另外，转诊资料应完整（包括目的、过程和结果），尤其是要对病人及家庭进行必要的说明，转诊只是将病人特定问题的照顾责任暂时转移给其他医生，全科医生仍负有连续性照顾的责任。

第四节　全科医学研究

一、全科医学研究的目的与研究范畴

（一）全科医学研究的目的与意义

（1）确定和修订全科医疗服务的内容和范围，并为教学服务。

（2）发展和完善全科医学的理论体系，提高全科医疗的效率和品质。

（3）巩固全科医学的专业地位和专科地位，不断提高学科地位。

（4）确定和拓展全科医疗的学科领域，完善全科医疗的学科体系。

（5）指导全科医学教育与服务的开展，为持续改进提供科学支撑。

（6）评价全科医学教育和培训的质量和效果，满足对全科人才的需求。

（二）全科医学研究的范畴

1. 全科医学研究中科学问题的分类

全科医学研究的领域很广泛，既可以针对某个健康问题、某种疾病或某类人群的健康状况开展调查，也可以针对社区卫生的服务模式、管理职能、运行机制、绩效考核等内容开展研究。按照研究的内容划分，可以分为以下六类。

（1）全科临床问题研究。包括全科医疗中常见疾病的预防、诊断、治疗、康复以及临床病例报告等。

（2）流行病学研究。

①全科医疗中常见问题的现况调查、回顾性和前瞻性研究。

②与疾病发生及流行相关的情境、个人及家庭的功能状态及环境因素的研究。

③常见疾病诊断和治疗效果的评价。

④常见疾病危险因素的分析以及干预效果研究。

⑤全科医疗效率和效果研究。

（3）卫生服务研究。医疗保健服务需求和需要评估、卫生人力资源及设施的管理模式、病人对医疗服务的满意度、成本—效益分析、转诊与会诊情境及效果以及有关健康管理与政策的研究等。

（4）全科医学教育研究。包括全科医学的课程设置、教学方法与成效，全科医学教育的投入、产出分析，医学生及住院医师对全科医学的认知与态度，全科医学继续教育以及自学评估的方法等。

（5）社会学、行为学、心理学、经济学以及健康教育方面的研究。如社会与健康、居民健康行为、疾病行为、医患关系、沟通技巧、家庭动力学研究以及费用控制、疾病负担研究等。

（6）人类学研究。如全科医生工作的压力来源、全科医生如何利用家庭内外资源维护病人健康等。

2. 全科医学研究的内容

（1）人及其健康问题。以人为中心来理解病人作为完整的人的特征和需要；研究病人各类常见症状、疾病和健康问题的诊断、治疗、康复、预防和管理。

（2）家庭的健康问题。即以家庭为单位，理解家庭和个人之间的关系对健康的影响，进行家庭干预和居家照顾。

（3）社区健康教育与健康促进。有效利用社区健康资源，营造有利于居民健康的社区环境和文化氛围，加强社区重点健康问题的防治与管理。

（4）全科医学服务管理。主要包括对全科医疗提供者的培养教育、全科医疗服务机构内部（或工作团队）的组织与管理、服务运行（营销）管理、服务质量管理等方面的研究，还包括全科医学教育研究等。

（三）全科医学研究的学科基础

科学研究是学科建设的前提条件与驱动力。高质量、高水平的研究成果，会使学科水平得到提升，从而使该学科在学术界和社会上产生影响，使学科建设落到实处。而全科医学在学科建立之初就已经明确了它是一个学术型的临床学科，在全科医生的培养过程中强调了科研能力的培养，为开展全科医学研究奠定了良好基础。

二、全科医学研究的常用方法

全科医学覆盖的范围很广，开展全科医学的研究可能会涉及基础医学、临床医学、预防医学、社会学、教育学、心理学、社区医学、医学人类学、卫生经济学、卫生法学和管理学等相关理论和研究方法。

从全科医学临床实践需要和学科特性来看，全科医学研究更多地需要临床流行病学（clinical epidemiology）、卫生经济学（health economics）、社会医学（social medicine）、循证医学（evidence based medicine）等学科的理论、知识和研究方法。

（1）临床流行病学研究方法。流行病学研究方法是医学研究最基本的方法和工具，能够在很大程度上帮助全科医生科学地进行临床思维、临床决策、诊疗工作的评价。全科医学临床流行病学研究可以运用在：①病因和发病因素的研究；②诊断性试验效果评价的研究；③临床疗效的评价研究；④预后的判定研究等。

（2）卫生经济学评价方法。全科医疗服务的基本宗旨之一是使社区居民能够得到价格低廉的优质服务，如何充分合理地利用卫生资源，控制卫生费用过快上涨，成为发展社区卫生服务的核心思想。作为医疗保障的“守门人”，全科医生应参与医疗保健费用的管理，依靠三级预防，通过卫生经济学评价控制不合理的、重复的、过度的临床医疗和服务，以节约卫生费用。常用的卫生经济学评价方法主要有：最小成本分析、成本—效率分析（cost-effectiveness analysis）、成本—效用分析（cost-utility analysis）、成本—效益分析（cost-benefit analysis）等。

（3）社会医学研究方法。立足于社区是全科医学有别于其他医学专科的显著特点之一。社区医学或社会医学均是社会学与医学相结合的交叉学科，通过综合研究人群健康和社会因素的关系，提出社会和社区存在的主要卫生问题，制定有效的防治措施，以促进社区人群健康。在全科医学研究中，常需要借助相应的社会学研究方法，通过定性研究与定量研究相结合的方式开展调查研究工作。常用的社会学定量研究方法，如流行病学方法；常用的定性研究方法，如观察法、访谈法、小组讨论等。

（4）循证医学方法。以循证为基础的全科医疗近些年来成为促进全科医学发展的新趋势。传统医学以个人经验为主进行临床诊疗活动，致使一些实际无效甚至有害的治疗方法被长期广泛使用。20 世纪 90 年代开始，循证医学开始在临床医学领域得到快速发展，尤其是在疾病的治疗过程中，循证医学是有意识地、明确地、审慎地应用当前所能获得的最佳研究证据，结合医生个人的临床经验与专业技能，在临床背景下，充分考虑病人的价值观和现有资源，进而和病人共同做出临床决策。系统评价（systematic review）通常在循证医学领域中被认为是临床决策的最佳证据，而 Meta 分析是系统评价中常用的统计学方法。全科医学的学科宗旨除了强调人性化服务外，更强调对病人健康问题处理的科学性，在全科医生的培养中，循证医学的理念和方法不断被强化。

三、全科医学研究中的定量研究

全科医学的定量研究多采用流行病学的研究方法。流行病学的研究方法可以分为观察性研究和实验性研究。

1. 观察性研究

观察性研究是指在不干预研究对象的情况下，研究者观察是否存在多种可能的暴露因子，随后评价这些暴露因子对健康的影响以及影响程度。在目前的研究中，观察性研究所占的比例较大。观察性研究又分为描述性研究和分析性研究。

分析性研究（analytic study）分为病例对照研究和队列研究。

（1）病例对照研究（case-control study）。是一种分析性研究方法，又称回顾性研究（retrospective study），是将人群中患有某种疾病的病人作为病例组，随机选取与病例组性别年龄等条件相似的非该病病人作对照组。在两组对象中用同样的方法，如询问、实验室检查或复查病史，回顾被调查的病人有无暴露在预调查的危险因素中及其暴露程度，对比两组的暴露状况，计算该因素与疾病是否存在统计学意义上的关联。病例对照研究是“由果推因”的研究过程。

优点：①特别适用于罕见病的研究，往往是罕见病病因研究的唯一选择；②较容易组织和实施，相对更省力、省时和省钱；③不仅可以应用于病因的探讨，也可广泛用于其他方面，如疫苗的免疫效果评估。

局限性：①不适用于研究人群暴露比例很低的因素，需要足够多的样本量；②选择研究对象时，很难避免选择偏倚；③暴露与疾病的时间先后难以判断；④获取既往信息时，难以避免回忆偏倚。

（2）队列研究（cohort study）。是将特定人群按是否暴露于某因素分成两组：暴露组和非暴露组；观察一定时期两组人群中某病的发病率和病死率并进行比较，以确定该暴露因素与疾病的联系。队列研究的特点是“由因及果”，其研究得到的结果比病例对照研究更为可靠。队列研究可分为回顾性队列研究（retrospective cohort study）和前瞻性队列研究（prospective cohort study）。

优点：①由于是前瞻性的，有可能使测量暴露的方法标准化，以减少观察者、观察对象和技术变异而引起的误差，又由于事先不知道谁将发病，回忆偏倚较小；②可以直接计算暴露组和非暴露组的发病率，从而计算出相对危险度（relative risk，RR）和归因危险度（attributable risk，AR）等反映疾病危险关联的指标，可以充分而直接地分析暴露的病因作用；③有助于了解人群疾病的自然史，有时还可能获得多种预计以外的疾病结局资料；④有可能观察到暴露和疾病在时间上的先后；⑤可按暴露水平分级，从而有可能观察到剂量—反应关系。

局限性：①不适用于发病率很低的疾病的病因研究，由于这种情况下所需要的样本量大，难以达到；②需要长期随访，容易产生各种各样的失访偏倚；③研究费时费力，其组织与后勤工作相当艰巨；④研究者虽然可预先根据暴露与否分组，但有时难以控制暴露以外的其他特征在两组中的分布而造成混杂偏倚。

2. 实验性研究

实验性研究（experimental study）与观察性研究不同，它是在研究者直接控制条件的情况下进行的群体实验研究。实验性研究是将一组随机抽取的实验对象随机分配到两种或多种处理组（实验组与对照组），实验组人为地给予或控制某因素，而对照组不给予该因素或给予安慰剂，然后观察比较不同处理因素的效应（或结果）。例如，添加某营养元素促进生长发育的实验研究，随机抽取若干同一年级的小学生分配到甲、乙两组，甲组课间餐中添加营养元素，乙组仅给予正常课间餐，追踪观察一段时间后，比较两组学生身高、体重的增长情况。良好的设计是顺利进行实验和统计分析数据结果的先决条件，也是使实验研究获得预期结果的重要保证。

实验性研究的特点：首先，研究者能人为设置处理因素。其次，受试对象接受何种处理因素或水平是由随机分配而定的。这两个特点使实验研究和调查研究相比，组间具有较好的均衡性。例如，在小学生课间餐添加营养元素的实验中，通过随机分配使甲、乙两组的性别、家庭经济状况和心理状况一致，来研究某营养元素对儿童生长发育的影响。

实验性研究的分类方法很多，常根据研究对象进行分类，可分为动物试验、临床试验和社区干预试验。

（1）动物试验（animal experiment）。很多试验首先在动物身上进行，取得肯定结果后再逐步过渡到人体。动物试验持续的时间一般不长，多在一年以内。

（2）临床试验（clinical trial）。临床试验通常局限在患病人群中，持续的时间可以较长，目的是了解某种治疗措施的效果，如研究某种新型化疗药物治疗肺癌的效果。

（3）社区干预试验（community intervention trial）。社区干预试验往往在某个地区的所有人群中进行，持续时间一般较长，目的是通过干扰某些危险因素或施加某些保护措施，然后了解它们在人群中产生的预防效果。例如，在饮用水中加碘预防甲状腺肿的人群试验。由于社区干预试验中难以贯彻随机分配，故又有人称它为类实验（quasi-experiment）研究。

实验性研究是较为理想的研究方法，有许多优点，但也存在不足之处。

（1）优点：①条件易齐同，可比性好；②研究对象能保证符合要求，研究者可据研究要求制定严格的纳入和排除标准，保证研究对象符合研究要求；③观察结果客观可靠，在结果观察中可制定反映实验效应实际的观察指标，加之盲法的应用使观察的结果可靠。此外，治疗方法给予人为控制，能使治疗法的给予时间、方式、剂量等做到标准化。

（2）缺点：①与一般临床观察性研究相比，实验研究所需时间较长，特别是长期临床效果的观察或预后的研究；②研究设计严格，实际应用中有一定难度；③临床选择病例多是典型的入院病例，对总体的代表性有局限性。

第二章　全科医学的基本工作方法

第一节　以家庭为单位的照顾

一、家庭的定义、结构与功能

（一）家庭的定义与要素

1. 定义

迄今为止，给家庭下一个定义还很难，也未统一。传统的家庭定义为“在同一处居住的，靠血缘、婚姻或收养关系联系在一起的，由两个或更多的人所组成的单位”。但是随着社会的发展与变迁，家庭的定义也进行了延伸：“家庭是能提供社会支持，其成员在遭遇躯体或情感危机时能向其寻求帮助的，由一些亲密者所组成的团体。”这个定义更加强调了家庭的功能，几乎涵盖了这些年来社会上所出现的各种各样形式的家庭，包括同性恋家庭、同居家庭、单亲家庭等，但似乎忽略了家庭的法律特征。随后又有学者提出了一个被现代大多数人所认可的家庭定义：“家庭是通过生物学关系、情感关系或法律关系连接在一起的一个群体。”

2. 要素

婚姻、血缘和经济是构成家庭的三个基本要素。

（1）婚姻。婚姻是家庭的基础，这是家庭和其他社会组织的重要区别之一。

（2）血缘。家庭结于血缘。家庭以婚姻为基础，家庭成员之间靠着特定的血缘亲属关系相互联系构成一个稳定的社会共同体。

（3）经济。家庭立足于经济。如果一个家庭的经济无法维持其成员间的经济供养关系，那么这个家庭也将难以维持。

除了以上三个主要因素外，其他如情感、文化因素等也是家庭产生和存在的重要因素。

（二）结构

家庭的结构是指家庭组成的类型和家庭各成员之间的相互关系，包括外部结构（家庭类型）和内部结构两部分。

1. 外部结构

（1）核心家庭（nuclear family）。核心家庭的特点是人数少、规模小、家庭关系简单；只有一个权力和活动中心，便于做出决定；便于迁移，适合现代化、城市化的社会。核心家庭对亲属关系网络的依赖性比其他类型的家庭要小，所受的控制和影响也小；但同时可利用的家庭内、外资源也有限，成员可获得的支持也少，而且家庭关系具有亲密和脆弱双重性，一旦夫妻间出现情感危机，常常会陷于危机而难以自拔，最终导致家庭解体。

（2）主干家庭（linear family）。是指由一对已婚子女同其父母、未婚子女或未婚兄弟姐妹组成的家庭，包括父和（或）母和一对已婚子女及其孩子所组成的家庭，以及一对夫妇同其未婚兄弟姐妹所组成的家庭。

主干家庭在我国仍是一种主要的家庭类型。调查显示，我国这种类型的家庭占家庭总数的 35% ~ 55%。主干家庭的特点是除了有一个权力和活动中心外，还有一个次中心存在，在决定家庭事务时容易造成权力分散，意见不一致，但家庭关系没有联合家庭那样复杂。

（3）联合家庭（composite family）。联合家庭的特点是多代多偶，同时存在一个或几个权力和活动中心及几个次中心，家庭结构相对松散、不稳定，关系错综复杂，决策受多方面影响，出现问题常引起连锁反应。这种几代同堂的大家庭曾是我国传统的类型，而现在这种家庭已成为一种为数很少的家庭类型。

联合家庭和主干家庭统称为扩展家庭（extended family）。虽然这种家庭类型具有人口多、结构复杂、关系不易相处等缺点，但这种家庭也有其优势，因为家庭内、外资源丰富，所以在家庭遇到压力和危机时，易于应付压力和渡过危机。

（4）家庭的其他类型。包括单亲家庭、同居家庭、同性恋家庭、单亲家庭、群居体等形式。这些家庭虽不属于传统家庭范畴，但其功能、所出现的问题及解决的方法均与传统家庭类似，具备家庭的主要特征。

2. 内部结构

家庭的内部结构是指家庭成员之间的相互作用和相互关系。这种相互关系表现为家庭角色、家庭权力结构、沟通方式和家庭价值观四个方面。家庭成员之间的相互关系决定着家庭的内部结构。

（1）家庭角色。家庭角色是指个人在家庭中的地位和其在家庭关系中的位置，这种地位和位置决定了个人在家庭中的权利、义务和责任。家庭角色也同其他社会角色一样，要按照社会或家庭为其规定的特定模式规范其角色行为，这些特定模式的行为称为角色期待。家庭成员要实现角色期待，就要通过不断的学习来完成相应的角色行为，包括学习角色的责任与特权，学习角色的情感与态度。当一个家庭成员适应不了角色的转变或实现不了家庭对其角色期待时，便会在内心产生角色冲突。角色冲突常常会导致个人心理功能的紊乱，严重时会出现躯体功能障碍，甚至影响到家庭正常的功能。

家庭角色功能的优劣是影响家庭功能的重要因素之一。全科医生在进行以家庭为单位的照顾时，应考虑到家庭角色的问题。全科医生在作家庭评估时，应判断家庭成员的家庭角色功能是否充分，可以依据下列五个标准：①家庭对某一角色的期望是一致的；②所有家庭成员都能适应自己的角色模式；③家庭的角色模式符合社会规范，能被社会所接受；④家庭成员的角色能满足成员的心理需要；⑤家庭角色具有一定的弹性，能适应角色转换，并承担各种不同的角色。

（2）家庭权力结构。家庭权力结构反映了权力在家庭内部的分布情况，即谁是家庭的决策者，以及做出决定时家庭成员之间相互作用的方式。家庭的权力结构可分为以下四种类型。①传统权威型：由传统文化“规定”而形成的权威。例如，父亲通常是一家之主，家庭成员都认可他的权威，而不考虑他的社会地位、收入、职业、健康和能力等；②工具权威型：把负责供养家庭、掌握经济大权的人看作家庭的权威人物；③分享权威型：家庭成员权利均等，共同协商做出决策。这是一种比较理想的家庭权利形式，现代社会比较推崇这一类型；④感情权威型：由家庭感情生活中起决定作用的人担当决策者，其他的家庭成员因对他（她）的感情而承认其权威。

（3）家庭成员的沟通。沟通是家庭成员间相互交换信息、沟通感情、调控行为和维持家庭稳定的有效手段，也是用来评价家庭功能状态的重要指标。很多时候，家庭缺乏沟通或家庭沟通不良可成为家庭出现问题的根本原因。全科医生了解家庭沟通的意义在于通过它了解家庭功能的状态，是处于家庭功能不良的早期还是家庭功能障碍已经相当严重。

（4）家庭价值观。家庭价值观是指家庭判断是非的标准，以及对某件事情的价值所持的态度。家庭的疾病观、健康观直接关系到成员的就医、遵医行为以及不良行为的改善等方面，因此全科医生必须了解家庭的价值观，如此才能确认健康问题在家庭中的地位，才能同家庭成员一起制定健康问题解决的方案。

（三）家庭的功能

家庭功能是指家庭作为社会的一个基本单元本身具有的或应该发挥的效能。总体来说，家庭的功能可归纳为以下六个方面。

1. 抚养和赡养的功能

抚养指夫妻间或家庭同代人之间及对下一代人的供养和照顾。赡养指子女对家庭中长辈的供养和照顾。目前，我国农村老年人在经济上对子女仍有较强的依赖性，随着核心家庭的增多，子女越来越少，又缺乏社会福利的支持，因此子女在老年人的生活照顾和精神慰藉方面负担有所加重。

2. 满足情感需要的功能

家庭能满足其成员爱与被爱的需要。家庭成员间以姻缘和血缘为纽带生活在一起，通过成员间相互关怀和支持、相互理解和交流深层情绪及感受等满足情感的需要。

3. 生育和调节生理需要的功能

生儿育女是自家庭产生以来就持有的功能。生育包括“生殖”和“抚育”两个方面，使种族和社会得以延续。同时它还满足了人对性的需要，并借助法律和道德的约束力限制了家庭之外的性行为。

4. 社会化和经济的功能

家庭具有引导其成员学习社会规范、树立正确的生活目标，传授给成员社会和家庭生活的知识和技能，把其培养成合格的社会成员的社会化功能。家庭的经济功能体现在家庭必须为其成员提供充足的经济资源，如金钱、生活用品、居住空间等，才能满足家庭成员的医疗保健、健康促进等需要。

5. 赋予家庭成员地位的功能

父母的合法婚姻本身就给予其子女一个合法的社会地位或身份。

6. 健康照顾的功能

家庭不仅有维护和促进成员健康的功能，更有在其成员患病时提供各种所需照顾和支持的功能。

二、家庭与健康

家庭对于个人健康和疾病的发生发展有着重要的作用，反之，家庭成员的疾病也会影响家庭的功能。所以，了解家庭与健康之间的关系对于全科医生来说是非常重要的，虽然全科医生提供的服务是以人为中心的，但这种服务常常是在一定的家庭背景下进行的。

（一）家庭资源

家庭资源（family resource）是指家庭为维持基本功能、应付紧急事件或危机状态所必需的物质和精神方面的支持。家庭资源可分为家庭内资源、家庭外资源两种。

全科医生可通过和患者及其家属访谈等方式，了解患者的家庭资源状况，并对其能利用的家庭内外资源做出评估和判断，必要时将资料整理并记录下来。当家庭内资源不足时，全科医生应充分发挥其协调能力，帮助患者和家庭积极寻找及利用家庭外资源，以应对家庭压力事件或渡过危机。

（二）家庭生活压力事件

家庭是家庭成员获得支持的重要来源，但同时家庭也是绝大多数人遭遇压力的来源。许多生活压力事件都发生在家庭里，其对健康有着不容忽视的影响作用。通常生活压力事件可分为四类，不同生活压力事件的评分是不同的，说明不同压力事件对人产生的压力感不同。

家庭对于压力的调试和应对能力，取决于家庭对压力事件的认知程度及家庭资源是否充足。如果家庭资源充足，家庭可通过不断调试，恢复其正常功能，或达到一个新的平衡状态。相反，如果家庭资源不足或缺乏，则会出现家庭调试不良，最终会导致家庭失衡，即所谓的家庭危机。引发家庭危机的因素因家庭情况不同而有所不同，但常见原因有家庭成员的增加（如再婚家庭新成员的加入）、家庭成员的减少（如家人意外死亡）、不道德事件发生（如对配偶的不忠）和地位的改变（如失业）。家庭危机出现后，通过一段时间的病态调适，会暂时处于一种病态平衡状态。当一些压力事件持续不断地作用于个人和家庭时，其所造成的压力超过个人和家庭所能利用的资源限度时，家庭便进入危机状态。对于核心家庭来说，因其家庭资源较少，所以更易受到各种危机的严重影响。

（三）家庭对健康的影响

家庭对健康的影响主要表现在以下六个方面。

1. 遗传性影响

许多疾病可通过基因遗传，一些影响健康的生理或心理特征也受遗传的影响。全科医生虽然不是遗传病专家，但他应该知道适时地将易感家庭转给遗传专家，让家庭了解遗传专家的建议。

2. 对儿童生长发育的影响

家庭是儿童生理、心理、社会化成熟的必要条件，儿童（0 ~ 14 岁）生长发育最重要的阶段是在家庭内完成的。大量研究表明，不健康或病态的家庭环境与儿童躯体、心理和行为方面的疾病密切相关。

3. 对疾病传播的影响

疾病在家庭中的传播多见于感染和神经官能症。例如，细菌和病毒性感染在家庭中均有很强的传播倾向。另外，有神经性疾患的母亲，其孩子更有可能患上神经症。

4. 对发病率和死亡率的影响

很多疾病在发病前往往都伴有家庭生活压力事件的增多。有研究表明，年轻鳏夫多种疾病的死亡率都比普通组高 10 倍左右，如结核病高 12 倍，心血管疾病高 5 ~ 10 倍，神经性疾病高 8 倍。

5. 对疾病康复的影响

家庭的支持和照顾对患病成员（尤其是患慢性病和残疾）的治疗和康复有很大的影响。家庭的精心照顾可以使植物人苏醒；反之，家庭的冷漠可以使本能够治愈的患者失去对康复的渴望，甚至导致死亡。

6. 对就医行为、行为方式的影响

家庭成员的健康行为常常相互影响，一个成员的就医行为往往受到另一个成员的影响。

在同一个家庭中，其成员往往会有相似的生活方式及生活习惯，而一旦家庭生活习惯不好可能影响所有成员的健康。

三、家庭生活周期

家庭与个体一样，有其产生、发展和消亡的过程。大多数家庭都将按照一定的家庭生活规律发展，完成相应的家庭功能，同时也将面临一些共同的可预测的家庭问题。全科医生应能够预测和评估家庭不同时期可能出现的问题与危机，并通过健康教育与家庭咨询的方法为个人及其家庭提供照顾服务。

（一）家庭生活周期的概念

家庭生活周期（family life cycle）是指家庭遵循社会与自然的规律所经历的产生、发展和消亡的过程。通常经历结婚、怀孕、抚养孩子、孩子成家、父母独处（空巢）、退休等时期。

（二）家庭生活周期阶段划分及特点

在实际生活中，并非每个家庭都要一一经历上述阶段，家庭可在任何一个阶段开始或结束，如离婚和再婚，但这种家庭往往存在更多的问题，需要全科医生更多的关注。

在每一个家庭生活周期中，由于发生的家庭生活事件不同，所以对家庭系统及其成员的健康和心理产生的影响也不同。全科医生了解家庭生活周期中每一个阶段特定的发展内容和相应问题，将有助于辨别患者家庭是否处于正常发展状态；有助于预测和识别家庭可能或已经出现的问题，便于全科医生适时进行健康教育和提供咨询，采取必要的预防和干预措施。

四、家庭照顾

家庭照顾就是根据患者的客观病情和实际需要提供切实的医疗技术服务（包括全科医生提供的疾病诊断、病情评估和处置方案，社区护士提供的护理照顾和病情监测以及临床医生提供的功能训练和物理治疗等）和生活帮助（包括全科医生为患者寻求社区资源的支持、照顾临终患者及家庭等）。全科医生在提供以家庭为单位的照顾时，可根据家庭照顾目的和内容的不同，采取家庭访视、家庭咨询、家庭病床等一种或多种形式进行家庭照顾。

（一）家庭访视

家庭访视简称家访，是为了促进和维护个体与家庭成员的健康，在服务对象家中进行的有目的的访视活动，是全科医生开展家庭医疗保健的重要形式。家庭访视有利于促进医疗服务模式的根本转变，有利于新型医患关系的建立，有利于降低医疗费用和提高医疗效率。因此，以家庭访视的形式提供的医疗照顾服务越来越受到关注。

1. 家访的目的

家庭访视的主要目的是预防疾病，促进个人和家庭成员健康，其具体表现为以下五个方面。

第一，为居家的病、伤、残者提供各种必要的保健和护理服务。

第二，建立有效的支持系统，鼓励家庭充分利用各种健康资源。

第三，促进家庭成员的正常生长发育，并提供有关健康促进和预防疾病的健康知识。

第四，充分发挥家庭功能，促进家庭成员间的相互关心和理解。

第五，消除家庭环境中的不安全、致病因素，确保家庭环境的健康。

2. 家访的分类

根据家访的目的不同，可将家访分为三个类别。

（1）评估性家访。是对照顾对象的家庭进行评估，通常是一次性的，常用于有家庭问题或心理问题的患者，以及年老体弱患者的家庭环境考察。

（2）连续照顾性家访。是为患者提供连续性的照顾，常定期规律地进行，主要用于患有慢性病或行动受限制的家庭病床患者，以及临终患者。

（3）急诊性家访。是对临时发生的患者或家庭紧急情况的处理，多为随机性的。

3. 家访的适应人群

家访的适应人群包括：

第一，某些急症患者。

第二，行动不便的特殊人群和患者。

第三，新成为服务对象的、患有多种慢性病的老年人。

第四，有心理社会问题或不明原因不遵医嘱的患者。

第五，临终患者及其家庭。

第六，有新生儿的家庭。

第七，有需要作家庭结构和功能的评价者。

第八，需要实施家庭咨询和治疗的家庭。

（二）家庭咨询

1. 家庭咨询的概念

家庭咨询是一种面对面的交往过程，咨询者在这个过程中需要运用自己的交往技巧和相关知识来帮助人们认识问题，做出正确的决定，从而最终能有效地解决问题。

当家庭处于功能障碍状态时，家庭自身就无法有效地解决家庭问题，会使家庭处于危机状态，处于危机中的家庭便需要全科医生提供必要的帮助，这种帮助可以是家庭咨询，也可以是家庭治疗。家庭咨询需要全科医生具备一定的相关知识和交往技巧才能够完成，因此，家庭咨询不仅是一种综合性的服务，更是一种艺术性的服务。

2. 家庭咨询的主要内容

在全科医疗中，家庭咨询的对象一般是整个家庭，而不是家庭中的某个或某些人，所以家庭咨询的内容往往是所有成员共同面临的家庭问题。我国引入全科医学相对较晚，所开展的家庭咨询主要包括以下内容：

（1）家庭保健知识。如家庭遗传学问题、家庭生活周期各阶段的保健问题及营养指导。

（2）家庭成员间的关系问题。如婚姻关系、婆媳关系、父子关系问题等。家庭关系问题的核心通常是交往方式问题、角色扮演问题等。

（3）疾病的治疗、照顾与康复问题。如各种恶性肿瘤及其他各种慢性病等的继续治疗、照顾与康复问题等。

（4）家庭生活事件适应与应对。如各种突发的家庭生活事件发生后家庭角色的转换、适应、应对处理办法及家庭内外资源的利用等。

（三）家庭病床

家庭病床是医疗单位对适合在家庭条件下进行检查、治疗和护理的某些患者，在其家庭就地建立病床，并坚持中西医结合原则，强调以人为中心和以家庭为单位，将生物治疗和心理行为干预结合起来，提供医疗、预防、保健、康复相结合的一种照顾服务。

家庭病床服务因具有降低医疗成本、避免医院住院中的交叉感染、弥补专业医疗机构病床相对不足、方便老年人和残疾人等获得连续性医疗服务、缓解看病难及利于患者康复等优点，越来越受到患者和家属的欢迎。

1. 家庭病床的建床类型和收治范围

（1）治疗型：诊断明确，需要且适合在家中进行治疗、护理的患者。

（2）康复型：出院后恢复期仍需继续康复的患者。

（3）连续照顾型：包括疾病晚期，需进行支持疗法的患者；自然衰老，主要是脏器衰竭、生活不能自理者；肿瘤晚期，需姑息治疗和减轻痛苦的患者。

2. 家庭病床的主要任务

（1）对建床患者提供基本的医疗服务，包括老年病、常见病、多发病、出院后恢复期患者。

（2）对患者进行个体化的健康教育与指导，宣传预防保健知识。

（3）开展家庭条件下的康复训练与指导。

（4）对疾病晚期的患者提供连续性照顾服务。

3. 家庭病床设置的原则与注意事项

家庭病床是全科医生开展以家庭为单位照顾的一种重要形式，但其设置应遵循需要与适合相结合的基本原则。同时，家庭病床的设置需具备医院、家庭和社会环境三方面的条件，包括医疗技术与水平、家庭条件与配合、社会认知与相关政策等。

家庭病床在设置时，除了要严格遵守建床的适应证外，还需注意以下三方面问题：一是加强对家庭病床科学管理，严格遵守家庭病床的各项管理制度，包括建床结床、病志书写、巡诊查房、转会诊、医嘱、护理、抢救、隔离消毒、疫情报告、死亡报告、差错事故登记制度等；二是要制定和完善家庭病床疾病诊治、护理常规和各项技术操作规程，并严格贯彻执行；三是家庭病床照顾应取得家庭的积极配合，将家庭纳入患者的治疗及护理工作中，充分调动家庭的主观能动性。

第二节　以社区为基础的照顾

一、社区及以社区为导向基层医疗

（一）社区的定义与要素

1. 社区的定义

社区是若干社会群体（家庭、氏族）或社会组织（机关、团体）聚集在某一地域里所形成的一个生活上相互关联的大集体。我国的社区原则上是按行政区域来划分的，在城市是指街道、居委会，在农村是指乡镇、村。社区又可划分为地域型社区（如街道、乡、镇、村）和功能型社区（如机关、企事业单位、军队等）。

2. 社区的构成要素

构成社区的基本要素有人群、地域、服务设施、文化背景和管理机构。

（1）一定数量的人群。是社区的主体，了解社区首先要明确社区的人口学特征和社会关系特征。WHO 认为，一个有代表性的社区，其人口数在 10 万 ~ 30 万人。

（2）一定范围的地域。是社区成员的活动场所，是人群生存的必要条件，为社区及其成员提供了自然环境背景与资源。

（3）一定的生活服务设施。是社区存在的物质基础，是衡量社区发展程度的重要标志。社区生活服务设施有学校、医院、文化市场、商业网点、交通、通信等，可以满足居民的物质需要和精神需要。

（4）特定的文化背景和生活方式。每个社区都有其历史传统和社会条件，形成特有的文化、生活方式，社区人群具有情感上和心理上的认同感及其对社区的归属感。

（5）一定的社会制度和管理机构。社区有一定的生产、生活制度和相应的管理机构，能协调各种社会关系，维护社区生活秩序。

（二）社会因素与健康

健康的影响因素包括自然环境因素、社会环境因素、卫生服务及社区组织机构因素等。

1. 自然环境因素

无论是地域型社区还是功能型社区，其成员均有一定的生活或生产的地域范围和环境，其健康受环境中的物理、化学和生物等因素影响。自然环境因素包括空气、水、土壤和食物等，特别是区域内生产排放的有毒、有害物质。目前，由于不良的作业环境和（或）缺乏防护设施，导致群发性职业病危害事件频发，严重损害了劳动者健康的问题值得广泛关注。

2. 社会环境因素

影响健康的社会因素有经济、文化、公共政策等。经济发展水平提高可为居民带来丰富的物质文明，如提供生活所必需的营养、较好的工作和生活环境、必要的卫生保健费用的投入等。

社区人口因素也属于社会因素之一。社区人口的数量、构成、密度、迁移情况和质量是重要的社区特征。尽管教育因素影响健康的机制十分复杂，但有研究表明，具备正确的健康知识和态度的人倾向持有良好的行为和生活方式。

3. 卫生服务及社区组织机构因素

高质量的卫生服务对维护和促进健康的重要作用毋庸置疑，社区内卫生服务机构的数量、种类、质量和配置情况等与社区整体的健康水平密切相关，发展社区卫生服务是实现人人享有基本医疗卫生服务的重要保障。社区卫生服务团队的服务理念与模式、服务能力与水平等影响社区公共卫生与基本医疗服务的水平，从而影响个人、家庭和社会的健康水平。

社区组织机构包括社区的领导或管理机构、社区活动机构、文化教育机构、社区团体（协会、工会、宗教团体等）、生活服务机构、医疗保健机构和福利慈善机构等，这些机构不仅是维护和促进健康的重要资源，也是全科医生提供协调性服务的重要资源。随着我国人口老龄化进程的加剧、经济和社会管理体制改革的不断深化，社区组织提供服务的质量、数量和方式等对社区成员健康的影响越来越重要。

（三）以社区为导向的基层医疗

以社区为导向的基层医疗（community oriented primary care，COPC）是全科医生实施以社区为基础的健康照顾的主要方法，也是当前我国推进全科医疗服务与家庭医师责任制服务的重要特征。

1. COPC 的定义和基本要素

（1）COPC 定义。COPC 是基层医疗的一种服务模式，是一个将社区和个人医疗保健结合在一起的系统服务策略。COPC 重视社区环境和行为生活方式等因素与健康的关系，将以个体为单位的诊疗服务和以群体为范围的卫生干预有机地结合起来。

（2）COPC 的基本要素。第一，一个提供可及性、综合性、协调性、连续性和负责性卫生服务的基层医疗机构。第二，一个特定的社区或人群，目标社区可以是地域型社区，也可以是功能型社区。第三，一个 COPC 的实施过程，主要包括确定社区和目标人群、社区诊断、实施社区卫生干预和监测评估，社区参与是核心。COPC 是一个动态的、周而复始的循环过程，下一个循环开始的起点也是上一个循环的终点，通过持续的质量改进和提高，不断改善社区健康水平。

2. COPC 的实施步骤

实施 COPC 的基本步骤包括确定社区和目标人群、确定 COPC 工作团队、社区诊断、实施社区卫生干预、监测并评估干预效果、社区参与。是一个环状的结构，由 COPC 工作团队在社区参与的基础上，不断实现一个比一个更高的目标。

（1）确定社区和目标人群。COPC 实施过程的起点是定义社区和目标人群。开展 COPC 的社区可以是地域型社区或功能型社区，如确定某个街道、居委会、乡镇为一个社区。目标人群可根据年龄、危险因素、健康问题或地域来确定，如老年人、吸烟人群、患高血压的人群或学校的学生。全科医生在确定目标人群后，需要描述他们的人口学特征、文化水平、健康相关行为。

（2）确定 COPC 工作团队。提供 COPC 需要一个多学科的工作团队，社区及其居民是团队的重要成员，基层医疗机构是主体，政府机构、相关非政府组织、医学院校或其他学术组织在经费和技术等方面提供相应的支持，协调好主要利益相关者是实现完善 COPC 服务的重要条件之一。可以通过分享共同的目标，以及在质量、公平性、相关性和成本—效益等方面的共识来弥补合作者之间的裂痕。团队的服务能力与水平会影响服务范围和效果。

（3）社区诊断。一旦目标人群确定后，全科医师要运用流行病学、社会医学等方法评价社区人群健康问题和主要危险因素、卫生服务状况和可利用的卫生资源。这一环节主要采用社区诊断（详见下文）。社区诊断涉及信息收集、社区资源评估、了解社区卫生服务需求，旨在确定社区主要健康问题及其影响因素、利用社区资源以及提供 COPC 的能力和水平，确定需要优先解决的健康问题。

（4）实施社区卫生干预。社区卫生干预是为解决社区需优先解决的健康问题而有组织、有计划开展的一系列活动，是 COPC 的目的。干预计划包括确定目标、干预的目标人群、干预的时间、干预的措施以及实施干预的单位和负责人等。干预是一个综合化、一体化的过程，又是一个系统工程，需要多部门的密切协作、调用现有的组织和资源、社区居民和社区管理机构的认可，以便取得支持，保证干预计划的落实。社区健康干预计划应尽可能地详尽，目标明确具体，方法易于操作，责任落实到位。

（5）监测并评价干预效果。建立一个监测与评价系统是保证 COPC 工作质量的重要措施之一，需要明确监测与评价的活动、指标、方法、时间、执行人和负责人，并确定监测与评价的计划。监测是指根据预先设定的工作目标和操作标准等观察计划执行的情况，可以随时了解工作最新进展，为评价收集资料、提供依据，必要时可适当调整。实施活动一旦开始，监测工作随即启动。评价贯穿于COPC整个过程，通过收集信息，采用客观可行的方法，来科学地说明计划和实施的价值。评价一般包括形成评价、过程评价和效果评价。

（6）社区参与。社区参与是实施COPC全过程的核心，意味着社区居民权利与责任的分享，考虑目标人群的期望、关注的焦点和能力水平等，以提高实施COPC项目的成功率。通过社区参与不仅能赢得社区对COPC的支持，达到资源共享，而且能提高干预的效益，有助于保证COPC符合社区居民的需求，适合社区的具体情况以及可持续发展。社区居民卫生需求和医疗机构以及工作团队的需求可能不一致，因此只有社区充分参与，才能准确地掌握社区居民与组织机构对卫生服务的需求信息，充分协调，制订适宜的卫生服务计划，满足社区居民的需求。

3. COPC的实施阶段

实施COPC是一个渐进的、不断发展完善的过程，尤其需要全科医生转变观念，更新知识和服务技能。根据COPC实施情况，一般把COPC分为五个发展阶段或等级。

0级：无社区的概念，不了解所在社区的健康问题，只对就医者提供非连续性的照顾。

1级：对所在社区的健康统计资料有所了解，但缺乏社区内个人健康问题的资料，根据医生个人的主观印象确定健康问题的优先顺序以及解决方案。

2级：对所在社区的健康问题有进一步的了解，有间接调查得到的社区健康问题资料，具备制订计划和评估的能力。

3级：通过社区调查或建立个人健康档案，能掌握所在社区90%的居民的个人健康状况，针对社区内健康问题采取措施，但缺乏优先的干预策略。

4级：对社区内每一居民均能建立个人健康档案，掌握个人健康问题，采取有效的预防保健和疾病治疗措施，建立收集社区内健康问题的正式渠道和评价系统，具备解决社区健康问题的能力和协调管理社区资源的能力。

4. COPC实施中的困难与障碍

COPC的实施需要团队合作，需要社区参与，充分体现了全科医疗的综合性和协调性的服务，是全科医生提供完整的社区健康照顾的重要手段。COPC作为改善以社区为基础卫生服务质量的一种较为理想的方法，在全科医学的教育、研究和实践中不断得到发展，但也遇到了诸多困难和障碍，主要体现在资金、技能和合作等方面。

（1）COPC服务的补偿缺乏可预测性，实施需要提供较为充分的外部资金，现有的社区公共卫生经费还不能满足开展COPC的实际需要。

（2）在COPC实施者、管理者和教育者中，对COPC的认识仍然存在概念不清或难以理解和实施的问题，提供能力不足。

（3）在社区范围内不同利益相关方缺乏认同感，如政府行政管理部门、医疗卫生服务机构、社区管理部门、社区居民等对COPC还缺乏统一的、明确的认识。

近年来，随着我国医药卫生体制改革的不断深化和社区卫生服务的深入发展，为COPC的发展带来了新的机遇。

二、社区诊断

（一）社区诊断的概念

社区诊断（community health diagnosis）又称社区卫生诊断，是运用流行病学、社会学等定性和（或）定量的方法收集并分析资料，明确社区及其与健康相关特征的过程。社区诊断是社区卫生工作者主动利用科学的方法收集社区内居民健康状况、社区内可利用的卫生资源，以及卫生资源的利用情况等资料来对社区健康状态进行描述，并确定社区内主要优先的卫生问题的过程。

（二）社区诊断的目的与意义

社区诊断的目的是了解社区人口学、社会与自然环境的特征、社区资源状况和社区解决卫生问题的能力；掌握社区的健康问题及其影响因素；明确社区居民的卫生服务需求以及卫生服务的供给和利用情况，明确社区需要优先解决的卫生问题及其影响因素。

社区诊断是社区卫生服务工作的一个重要环节，是制订社区卫生干预计划的主要依据。社区诊断不仅是社区卫生工作的基础，也为制订干预计划、评价干预效果提供基础资料，同时为政府及卫生行政部门等制定社区卫生相关政策、配置卫生资源提供重要依据。因此，社区诊断对促进社区卫生服务的健康、可持续发展，构建新型城市卫生服务体系，推进公共卫生服务均等化，实施全科医生制度，缓解“看病难、看病贵”问题，进一步提高社区居民健康水平等均具有重要意义。

（三）社区诊断的主要内容

对不同地区和层次的居民，社区诊断的内容是有差异的，但通常应包括以下几个主要方面。

1. 社区基本特征

社区基本特征包括社区类型、家庭基本资料和自然环境特征。社区类型一般指居民社区、企业社区、城市社区、农村社区；生活社区、功能社区等。家庭基本资料包括家庭户数、家庭类型、家居环境与条件等。自然环境包括地理位置、地形地貌、气候、空气、水、土壤等。

2. 社区人口学特征

社区人口学特征包括人口数量、结构和健康素养能力与水平等，如年龄构成、性别构成、职业构成、婚姻状况、教育程度、出生率、人口自然增长率以及人口构成变化和发展趋势、自我保健与卫生知识水平等。

3. 社区经济状况与生活服务设施

社区经济状况主要包括人均生产总值、家庭与人均收入、消费支出构成、医疗费用支付方式、疾病负担等。社区生活服务设施主要包括公共设施、交通状况、休闲场所和环境卫生状况等。

4. 社区政策环境

现有社会经济发展政策；现有社区卫生及发展政策，慢性病防治政策和管理状况；现有卫生政策的受益面及实际覆盖面，政策的受损面及可能性；现有社区卫生服务的组织与管理能力；卫生防病资源及可利用的状况分析。

5. 社区人群健康状况

社区人群健康状况包括社区人群健康、疾病、伤残和死亡等情况，如社区整体人群及重点人群常见的健康问题；当地居民中存在的传染性疾病和慢性非传染性疾病的病种及其各病种的发病率、患病率、死亡率等问题；社区居民对卫生服务的期望和满意度等。

6. 健康相关危险因素

主要包括与健康相关的行为与生活方式，影响健康的危险因素存在或消失的因素（又称使动因素）一般分为三类，即倾向因素、促成因素和强化因素。如常见与慢性病有关的危险因素分布现况：吸烟、饮酒、超重、不参加体育锻炼、不合理膳食结构、高血压、高血脂、生活与工作的紧张度、性格特征等。

7. 社区资源

社区资源是指社区内能促进社区发展的各种要素的总和，是社区赖以生存和发展的基础，社区资源及其可利用性与居民健康水平密切相关。一般来讲，社区内可用于解决健康问题的资源主要包括：

（1）经济资源。指社区经济状况、公共设施、产业结构、交通状况等。

（2）机构性资源。包括医疗保健机构、社会福利机构、社会慈善机构、文化教育机构、社会团体如工会、协会等。这些机构的功能及其可利用性、可及性有助于社区卫生服务的连续性与协调性发展。

（3）人力资源。包括各类医疗卫生及相关人员，如行政人员、居民委员会人员、宗教人员等。

（4）社区动员的潜力。社区动员的潜力是指社区内可动员并能为医疗卫生保健服务的所有人、财、物、信息、技术等资源。包括居民的社区意识，社区组织的活动，社区居民对社区卫生事业的关心程度，社区人口的素质与经济能力等。

社区卫生工作者首先要了解社区内卫生服务人力和机构状况及其利用情况，还要了解其他非卫生人力与组织机构的数量、质量、可利用性、功能状况以及协作程度等，积极争取社区有关组织和机构的理解与支持，并与其建立友好的关系，为患者提供协调性服务，促进社区卫生服务水平的提高。

（四）社区诊断的步骤

1. 确定社区诊断的目的，界定目标社区和人群

社区诊断的目的可以是普遍性的，也可以是特异的。在不同时期、不同社区，工作目标可有不同，如在甲社区急需解决儿童早期生长和发育问题，而在乙社区需要解决儿童的营养失衡问题。因此，目标人群和所需了解的信息会有所差异。

2. 收集资料

资料的收集是进行社区诊断的基础。只有在完整、可靠的信息基础上才能发现社区存在的问题，做出正确的诊断。根据社区诊断目的收集特定社区和人群的相关资料。资料来源有两个：现有资料的收集和专题调查获得。

（1）现有资料。主要包括各个部门和系统的常规报表，如卫生系统的疾病统计资料、病例档案以及公安部门的人口资料和统计部门的经济资料等。资料来源的渠道通常有卫生部门、统计部门、医学院校、医疗机构、地方政府的计划部门以及相关组织（如世界卫生组织、世界银行、联合国儿童基金会、联合国开发署等）。在利用现有资料前要对其可信性、完整性、可比性以及实用性等进行评价。

（2）专题调查。在现有资料不足以满足社区诊断要求时，要开展专题调查研究以获得所需的资料，并进行质量评价，具有可靠性、代表性的合格资料才能进行整理分析。

收集定性资料：多采用访谈、专题小组讨论、地图分析、信访、个案调查等方法，了解当地的基本情况、居民的愿望和需求、对卫生服务的满意度、生活质量或幸福感等资料；推动社区参与 COPC 的计划、组织、运作和管理。定性调查的对象可选择社区领导、专业人员、专家、有声望的关键人物或志愿者、高危人群、患者或一般人群等。

收集定量资料：一般采用流行病学横断面研究方法，可以普查，也可以进行抽样调查。一般采用问卷调查、体格检查和生理指标等测量方法来收集资料。问卷调查首先需要编制调查表（调查问卷），然后通过面访、信访、电话访问等实施调查。根据调查目的来确定调查问卷的内容，体格检查和生理指标等测量的内容同样取决于调查目的，如体重、身高、腰围、血压、血糖、血脂等。

3. 整理和分析资料，确定需优先解决的健康问题

经过流行病学和统计学等方法对资料进行整理和分析后，获得开展 COPC 所需的重要信息，明确社区的主要健康问题、影响因素、使动因素、可利用资源以及不利因素等，明确卫生服务的需求和供给，确定需要解决的卫生问题。一个社区或一个人群，在同一时期所面临的卫生问题往往是众多的，研究者必须根据以下几个基本原则，从中决定优先解决的问题，

只有这样才能集中资源和精力达到预期的目标。

确定优先解决的健康问题是社区诊断的重要目的之一。一般遵循以下原则：

（1）重要性。需要优先解决的健康问题应该是在社区居民中普遍存在的、危害较为严重、花费较高、急待解决的问题。

（2）可干预性。在符合重要性的健康问题中，选择有明确预防和控制措施的健康问题；而且，这些措施是可以被测量和评价的、易于被大多数居民所接受、适合于社区卫生服务机构等基层医疗机构、有足够的能力和资源解决问题。

（3）效益性。确定优先干预的问题或因素所需的费用低，并能获得明确的健康效益。

4. 撰写诊断报告

社区诊断的结果需要以诊断报告的形式进行表达。社区诊断报告的基本框架一般包括题目、摘要、正文、参考文献等部分，其正文内容一般包括背景与目的、对象与方法、结果、讨论、结论与附录。

第三节　以问题为导向的健康照顾

一、社区常见健康问题及特点

（一）社区常见健康问题

健康问题是指需要诊断或处理的与健康相关的任何事情，或患者感受到会干扰其健康与生活质量的事件。包括自身觉察到的、担心可能出现的或者希望避免出现的各种问题，可以是明确的或不明确的诊断，有待解释的症状、体征、实验室检查结果，有关的处理方法、治疗、疗效评价及预后，以及与患者的疾病和健康有关的心理、行为、社会、经济、文化等方面的问题。如心理、精神问题或疾病，个体、群体预防，患者的需求、患病行为、就医行为、遵医行为及行为干预，与健康有关的家庭、社会环境、自然环境，与解决现实健康问题相关的社会与经济问题，社会保障制度、法律法规等。

全科医生需关注的健康问题的范围主要包括：①疾病问题：病患、患者健康问题；②健康相关问题：健康人、亚健康人群、生命周期变化及其伴随的健康问题、健康危险因素（不良行为和环境等）、高危人群及其健康问题、主要健康问题及影响因素等；③导致疾病和健康问题产生的环境因素及其问题：家庭、单位、社区人群、家庭结构、功能及家庭生活周期相关的健康问题，职业不良环境及其健康问题，社区常见的健康影响因素及问题等。

根据持续时间长短，健康问题可分为：①主要问题：长期或尚未解决的问题；②暂时性问题：急性、一次性或自限性的问题。虽然健康问题的种类繁多，但常见的问题却相对集中。

1. 常见症状

全科医生接诊的患者常表现为某种症状而非某种疾病，不同症状反映不同的疾病与问题，一个症状可以在诸多疾病或健康问题中出现，可能反映多个器官、系统的或更多层面的问题，同一个疾病或健康问题又可产生多种不同症状。所以，扩大对症状的临床思考是正确做出诊断和处理的首要前提。据统计，全科诊所最常见的30个症状有咳嗽或咳痰、流鼻涕、咽痛、发热、耳朵不适或疼痛或耳鸣、消化不良、腹痛、腹泻、便秘、肩部疼痛、腿痛或痉挛、腰背痛、胸痛、皮疹、皮肤瘙痒、白带增多或瘙痒症、月经异常、眼部疼痛或不适、心悸、失眠、头昏或眩晕、头痛、便血、气短、视力降低或视力模糊、泌尿道症状、疲劳（乏力）、体重减轻、指（趾）甲问题、局部肿块，约占社区常见症状的85%，其中前20个症状约占常见症状的75%。

2. 常见疾病

全科医生所遇到疾病的种类和分布取决于其服务的人口特征和该社区的环境。下列全科医疗中各系统最常见的疾病覆盖了基层医疗保健中诊断的80%。

（1）呼吸系统和耳鼻喉：上呼吸道感染（病毒性或细菌性等）、过敏性鼻炎、哮喘、慢性阻塞性肺病、耳道炎（急性、慢性、浆液性等）、咽鼓管功能紊乱、鼻窦炎。

（2）心血管系统：高血压、缺血性冠心病、充血性心功能不全、脑血管意外。

（3）消化系统：胃肠炎（病毒性、细菌性、寄生虫性等，急性、慢性）、便秘、应激性肠道综合征、消化不良、溃疡性或非溃疡性结肠炎、痔疮。

（4）泌尿生殖系统：尿道感染、阴道炎（真菌性阴道炎、萎缩性阴道炎等）、功能性子宫出血、更年期综合征、前列腺肥大。

（5）内分泌系统：糖尿病、甲状腺病、骨质疏松症。

（6）神经系统：头疼（偏头痛、紧张性头痛等）、头晕或眩晕、压迫综合征（如腕管综合征）。

（7）眼：结膜炎（细菌性、病毒性、过敏性等）、流泪问题（包括鼻泪管阻塞）、眼睑问题（眼睑炎、睑板腺囊肿、睑内翻或睑外翻）、白内障、结膜下出血。

（8）皮肤：感染（细菌性、病毒性、真菌性、疥疮）、湿疹（遗传性过敏症、接触性湿疹）、过敏（如风疹、药物反应等）、病毒疹（如水痘、蔷薇疹）、痤疮。

（9）肌肉骨骼系统：肌肉及软组织扭伤拉伤、关节炎（膝关节和肩关节的骨关节炎、风湿性关节炎、痛风）、脊柱退行性疾病（颈椎关节强直、腰椎关节强直、椎间盘问题）、肩部综合征（如肩周炎、疼痛性弓形综合征）、腱鞘炎（网球肘、扳机指）、足底筋膜炎。

（10）精神及心理问题：抑郁、焦虑（包括恐慌症）、心理失调、依赖（包括烟草依赖、酒精依赖、药物依赖、赌博依赖、互联网依赖等）。

3. 常见问题

如吸烟、酗酒、毒品问题、性乱问题、各种家庭暴力（虐待儿童、妇女、老年人等）、文化低与健康知识贫乏、营养不良、记忆力减退、避孕问题、青少年怀孕问题、儿童早期智力开发问题、一般医疗检查、计划免疫、难对付的患者问题、预防保健、健康教育、宗教问题、经济、社会、家庭的其他问题等。

国外专家统计了全科医生诊所最常见的15种就诊目的及常见的15种诊断，约占全科医生日常工作量的60%。其中，15种就诊目的是腿部不适、咽喉痛、腰痛、咳嗽、要求做体格检查、关于药物的咨询、感冒、手臂问题、腹痛、妊娠检查、头痛、疲劳、血压高、体重增加、创伤；15种诊断是一般医疗检查、急性上呼吸道感染、高血压、软组织损伤、急性扭伤、出生、抑郁或焦虑、缺血性心脏病、糖尿病、皮炎或湿疹、退行性骨关节病、泌尿系统感染、肥胖、急性下呼吸道感染、非真菌性皮肤感染。

这就要求全科医生不仅要懂得躯体问题的诊疗技术，还要懂得心理和社会问题，以及与个人、家庭、社区健康问题相关的预防、保健和康复服务的知识和技能，能正确识别和诊断这些疾病与健康问题，并妥善解决和处理。

（二）社区常见健康问题的特点

与专科医生相比，全科医生所面对的疾病与健康问题的内涵和外延更加广泛和多样化，涵盖了从健康到疾病动态转变过程中可能出现的一系列问题。为了更好地实施以问题为导向的健康照顾，全科医生需要熟悉和了解日常工作中所面临的各种常见健康问题的临床特点。

1. 多数健康问题尚处于疾病早期和未分化阶段

在基层卫生保健服务过程中，很多人是以症状或健康相关问题而不是以疾病来就诊。在疾病和健康问题早期，多数人只是感觉不适，或只有些轻微症状和不典型的体征，还未出现明确的疾病证据；有时仅表现为情绪低落、性情暴躁、记忆力减退、疲倦等一些生活方面的问题。这时，患者极少主动就医，更不可能去找专科医生。全科医生在社区工作，与居民关系密切，接触这些早期未分化健康问题的机会要比专科医生多得多，应主动去发现这些问题。

常见的情况有：①存在健康问题不等于就患有生物学方面的疾病，有的问题可能仅是某种症状而已，不属于疾病范畴，不能做出明确的疾病诊断；有些症状是一过性的，往往无须也不可能做出病理和病因学诊断；②某些疾患可能会处于未分化阶段达很多年；③有些疾患出现了可逆性的功能障碍，但很快就完全消失，未留下可建立一种诊断假说的任何证据；这种疾患可能是自限性或一过性的，存在的时间很短，但也可以存在几个月、几年，但最终还是没有被诊断就消失了；④有些问题则可能是一些慢性病和严重疾病的早期症状，或因处于疾病范畴的边缘或中间状态，尚未被医生所认识。值得注意的是，通常的疾病范畴也无法包含所有的健康问题，患者主诉的许多健康问题在传统的国际疾病分类的病种中是找不到的，因而世界家庭医生组织又研发出了基层医疗国际分类（international classification of primary care，ICPC）。

这一时期往往是全科医生实施治疗和干预的最佳时机，能以最小代价取得最好的效果，预后也最理想。因此，全科医生应该掌握认识和处理早期未分化的健康问题的基本技能，其中最重要的两种技能是：①在疾患的早期阶段将严重的、威胁生命的疾病从一般问题中识别出来并及时处理和转诊。值得警惕的是，少数居民虽然表现出的是一般症状，但却可能预示着严重的危险问题，由于本人缺乏相关的医学常识而不以为然，这需要医护人员主动去发现有危险问题的患者并妥善加以管理，同时要加强居民自我保健知识和能力的培养；②能对疾病或健康问题从生理、心理、社会三个维度进行诊断，确认与健康有关问题的性质是生物源性的，还是心理、社会源性的，并进行有效干预。

2. 健康问题具有多维性、多层次性和广泛性

社区健康问题的成因和影响因素常是多维的，可涉及生物、心理、社会等方面的多种因素，如个人、家庭、社区、人际关系、文化、宗教、政治、经济、医生与医疗保健组织等，这些因素间错综复杂地相互作用，使健康问题的性质呈现出多因多果的关系。躯体疾病可伴随大量的心理、社会问题，精神疾患也可伴随许多躯体症状，心理、社会问题既可是躯体疾病的原因，又可成为躯体疾病的表现，反之亦然，两者常互为因果。

与专科医疗服务关注微观层面的躯体疾病不同，全科医疗服务提倡对多层面健康问题的同等重视，即不仅关注微观层面躯体、系统、器官、组织、细胞的异常，还要关注个人、家庭、单位、社区等更多层次和范围的健康问题，将宏观和微观的健康视野有机地结合起来。因而全科医生必须掌握广泛的知识、系统的方法和扎实的技能，明确多种因素间的相互关系和相互影响，更好地把握问题的整体特性，从而全面、有效地解决这些问题。

与专科医生诊治相对固定的疾病不同，社区健康问题的多维性和多层次性以及全科医生的职能定位决定了其关注的疾病和健康问题具有广泛性和多样性特点。它不分年龄、性别，不分疾病部位，涵盖了从生理、心理到社会，从患者、亚临床、亚健康人到健康人，从个体到群体，从微观到宏观，从疾病的治疗、预防、保健、康复到健康教育、健康促进等各个方面的健康问题，其管理的是多样化、多层次、多维度的健康问题。

3. 健康问题具有很大的变异性和隐蔽性

社区健康问题因人而异，具有很大的变异性；很多人因处于健康危险因素暴露阶段或疾病潜伏期，症状和疾病的未分化程度比较高，健康问题具有潜隐性；且社区中出现的心理、社会问题还常常带有明显的隐蔽性。主动来就诊的占所有患者的 1/4 ~ 1/3，还有更多的患者没有来就诊。有时来看病的可能不是真正的患者，真正的患者可能是家庭的其他成员或整个家庭。患者提供的线索可能不是真正的原因，而与问题的性质有关的重要线索往往未被提及，关键性的问题可能隐藏在更深的层次之中。许多患者有十分痛苦的体验，却没有明显的阳性体征和实验室检查结果，因而经常令医生感到困惑，难以做出明确的诊断。这些患者的问题多是由心理、社会方面的因素引起的，而以躯体方面非特异性的症状表现出来。我们通常把这些患者称为躯体化者。由于这类患者不会主动带着“心理、社会问题”的主诉来就诊，这就要求全科医生必须对这些问题保持高度的敏感性，掌握识别和解决这类问题的知识和技能，

在诊疗过程中充分关注就医者的认知、动机、需要、情感、意志、人格特征以及社会适应等方面问题，学会透过现象看本质，善于在纷繁复杂的假象中辨别问题的性质和原因，以有效应对潜隐、充满变异和不确定性的健康问题。

4. 健康问题的系统性和联系性

与健康问题相关的个人、家庭、社区、社会都可以构成一个完整的系统，每个系统又由很多子系统构成，各子系统有各自的结构和功能，子系统之间又是相互关联、密不可分的。如人的躯体和精神就是密切联系的统一体。全科医生关注的视角不仅仅局限于某个器官或系统疾病，而是重视各系统之间，身体与精神之间，生理、心理、社会问题之间的相互关联，以及个人的健康问题与其家庭、工作环境、社区环境之间的密切联系。

5. 急性问题、一过性或自限性疾患出现的比例较高

这些问题往往起病急、病程短，患者常常紧急求治于社区医生。其中一部分问题是一过性的功能失调，未经明确诊断或未经任何处理便已缓解；还有一些是自限性疾病，如感冒、一般腰痛，经适当处理后，1 ~ 2 周内多可痊愈；另有一些可能是急危重症疾病，需要即刻处理并转诊。

6. 慢性疾患多，持续时间长，对健康影响大

慢性非传染性疾病已成为威胁我国居民健康最主要的卫生问题，其发病率和患病率一直在快速增长。慢性病患者就诊频繁，干预难度大，涉及广泛的心理、行为、社会问题，需要长期、连续性、综合性的医疗保健服务。中老年人是慢性病的患病主体，但防治工作要从儿童做起，社区、家庭是慢性疾患防治、康复的重点和最佳场所。

7. 处理社区常见健康问题的基本策略不同于专科医生

全科医生对社区常见健康问题的诊治目标不仅是缓解症状或治愈疾病，更注重预防疾病、满足患者的需要；利用的资源也不只是医疗资源，还包括广泛的社会资源；医患之间的交往也不只局限于患者就诊时，而是一种不受时间、空间、疾病类型、患病与否、是否就诊等因素限制的、伙伴式的、连续性的频繁交流。

（三）实施以问题为导向的健康照顾的意义

所谓以问题为导向的健康照顾，是指以发现和解决个人、家庭、社区的疾病和健康问题为导向，综合运用临床医学、预防医学、心理学、社会学等学科的知识与方法，对各种问题进行分析、诊断，了解其产生的原因和影响因素，明确健康需求，制定并实施相应的诊疗处理措施，从而实现对各种疾病和健康问题的有效治疗与照顾。它将以问题为导向的工作思维贯穿于整个服务过程中，并强调以发现和诊断疾病与健康问题为出发点，以妥善处理问题和实现个体与群体的健康维护、健康促进目标为落脚点。同时也对全科医生的知识和技能提出新的挑战。

在基层医疗服务过程中，面对众多纷繁复杂的生命现象，实施以问题为导向的健康照顾，有助于全科医生围绕“问题”这个中心环节，以之作为联系和贯穿治疗、康复、健康教育、健康促进和健康管理等多种活动的主线和焦点，确保在发现、分析、诊断和处理问题的整个过程中不会受各种因素的干扰而偏离目标。

由于全科医疗实践的工作范围大、内容多、服务方式多样，全科医生的工作必须有所侧重，不能陷入问题堆中而精疲力竭，甚至出现诊疗不当。强调以问题为导向指明了全科医生工作的思路和流程，有助于全科医生集中精力收集与患者健康需求密切相关的重要资料和信息，更好地提高服务的目标性、针对性和有效性。使其在满足多元化健康需求服务的过程中，不会因任务繁杂而失去工作重心和方向，能够了解和区分不同的健康问题，学会筛选本质问题、关键问题、重点问题并实施优先干预措施，避免“眉毛胡子一把抓”。

实施以问题为导向的健康照顾，不应只盯着问题，而还要关注导致问题产生的内在、外在环境因素以及患者本身。否则，若医生眼中只有患者的一系列具体而详尽的问题，机械地看待问题的诊断和治疗时，患者很容易被淹没在这一系列问题的诊断和治疗活动中，医生也会陷入对具体问题处理的泥潭而不能自拔，忽视了对人的整体性和目标性的关注，出现只见疾病不见人的现象。因此，我们必须强调任何疾病问题都是人的问题，必须将人作为整体和目标，整合所有的方案，采取综合处理策略来帮助患者全面恢复健康。

全科医生与患者及其家庭乃至社区的人群有良好的关系，存在持续性的照顾关系，能了解患者就医的目的和期望，尽可能准确地掌握患者“问题”之所在，而不机械地追求准确的生物学诊断或在明确诊断基础上才开始的治疗。对拟采取的处理方法、目标、效果和可能出现的问题能向患者妥为解释，并取得同意，并认真审视和观察经处理后“问题”是否已经真正解决。

二、以问题为导向的健康照顾的实施

（一）常见健康问题的诊断策略

与专科医生不同，全科医生关注的视角已从疾病的临床表现扩展到与居民生活行为方式、生活背景等相关的诸多健康问题，作诊断时不再只停留于疾病范畴的划分，而已经扩展到健康问题的性质或类型的鉴别。能够跨学科、多视角地诊断疾病与健康问题，是全科医生必备的技能。而为了能够做出敏感的诊断，必须掌握各种疾病的诱因、流行病学、自然过程和不同的临床表现方面的知识。在进行健康问题诊断时也应遵循一定的策略。

1. 常见健康问题诊断的一般策略

（1）耐心询问和倾听、充分交流与沟通是获得健康问题正确诊断的关键。全科医生既要关注躯体健康问题，也要关注疾病范畴以外的心理、社会健康问题，这些问题的产生与个人生活行为方式密切相关。学会从生物学、心理学、人文与社会学视角来诊断疾病已成为全科医生必备的技能。与专科医生能依赖高科技诊疗设备诊断疾病不同，全科医生面对的健康问题多发生在疾病前期或无症状期，多数社区服务站和全科医生诊所也没有可依赖的高精尖设备，且很多心理、行为问题等也很难用仪器检测出来，因而全科医生对心理、社会维度问题的诊断更大程度上依赖医生与患者间的良好沟通，只有充分地交流与沟通，才能准确掌握服务对象的健康问题及其相关背景，做出正确判断。

（2）充分利用个人、家庭、社区的连续性健康档案，为诊断提供全面、系统、动态的依据和背景资料（家族史、生活行为方式、高危因素等）。

（3）警惕严重病症，维护患者的安全。全科医生最重要的任务就是对产生症状的最可能病因做出诊断，同时识别或排除可能会威胁患者生命的严重疾病。要警惕任何症状均可能指示着一种严重的病症，还要警惕疾病发展过程中的新问题——并发症的发生。开展基层医疗服务，维护患者的安全是第一位的，虽然全科医生日常处理的问题中，常见病多于少见病及罕见病，健康问题多于疾病问题，但面对患者的主诉和临床症状，首先要及时识别或排除少见但可能会威胁患者生命的问题。掌握那些不能漏诊的严重疾病是全科医生充当首诊医师时必须具备的基本功，必须给予高度重视。尤其是对持续了数周甚至几个月的症状必须首先注意排除一些严重的疾患，换句话说，数周内自行消除的症状或者已经持续了几年的症状则较少可能由严重的疾病引起。

（4）掌握对健康问题进行初步诊断分类的基本技能。进行初步分类的意义在于：当人们无法清晰地勾勒和描述一个事物时，可先勾勒出事物的大致轮廓，直到人们获取事物更多的特征信息后，再对其作进一步的描述。同样，当收集到的证据和资料尚无法对健康问题做出明确而具体的诊断时，应尝试对其进行初步分类，即尝试把现存问题划分到健康范畴还是疾患、疾病范畴，并对疾病可能的性质和类型进行初步判断，分清表象问题和本质问题、普通问题和重点问题、一般问题和关键问题。目的在于：①对问题作初步定性；②进一步了解问题的成因和来龙去脉；③进行鉴别诊断；④明确采取进一步行动的基本思路和方向；⑤推测未经治疗的疾病预后；⑥为对症治疗、试验性治疗方案的制定提供依据。

疾病的发生、发展常遵循一定的规律，最终确定或排除诊断也往往依赖某个关键性环节。在诊断过程中，找出这些关键环节对明确诊断很重要。对于某一具体疾病来说，医生可以根据诊断所涉及的关键环节来设计诊断或鉴别诊断的思路，并据此决定下一步诊断或处理的原则和方法。

（5）建立诊断假设，运用流行病学方法进行病因推断及排列诊断假设。一组临床症状可能与一种或几种疾病高度相关，全科医生可以收集、利用相关资料建立初步诊断假设，并运用流行病学方法，根据每种假设成立的可能性大小来对几种疾病假设进行排序，然后尽量收集相关信息对某些假设进行排除。排序的参照标准是：①假设成立的可能性大小，可能性大的排在前面；②疾病的严重性和可治疗性，最严重但又可治的或不进行及时治疗将产生严重后果的疾病诊断排在前面，而把病情较轻、属自限性或无治疗手段的疾病诊断排在后面。

（6）掌握验证诊断假设的基本方法。专科医生常习惯“撒大网”，开一大沓检查单来检验诊断假设是否成立。而全科医生的工作性质使之应从以下方面着手进一步检验诊断假设：①进一步询问病史。尤其针对几种需鉴别的疾病假设，要有目的、系统而深入地收集有助于鉴别诊断的相关信息，特别是疾病自然史和症状出现的规律、特征性等方面的信息。同时还应了解完整的个人背景、既往与目前的健康状况、家庭成员的主要疾患及所在社区的疾病情况等；②依据需鉴别的疾病假设，有针对性地开展体检，以便发现那些隐藏的体征；③适当开展一些试验性治疗并对其干预效果进行跟踪观察；④继续密切观察，等待更有价值的临床表现出现；⑤必要时，建议患者去上级医疗单位做必要的特殊检查。结合这些检查的灵敏度、特异性、预测价值和危险效益比率，尽量选择危险小、无创伤、费用低且预测价值高的检查项目；⑥如有需要，寻求医生会诊。

（7）充分利用全科医疗动态性、连续性服务的优势，实现对健康问题的动态观察，进一步修正与完善诊断。很多疾病和健康问题在就诊初期常因出现的症状非特异、不典型，缺乏足够的证据而难下结论。究竟是一个暂时性的问题，还是某种疾病的初期症状？我们知道多数疾病的产生和发展过程常遵循一定规律，在某种疾病最特异性症状出现之前匆忙下结论和处置，可能会导致误诊、误治。区别于专科医生，全科医生不是为患者提供一次性服务，而是要实施连续性服务。这就使全科医生能充分熟悉和了解患者及其家庭、社区背景，有较充分的时间对尚未显现的典型症状及诊断依据进行追踪和动态观察，或可尝试试验性治疗，从而对疾病与健康问题的认识也不断深入，并根据动态观察、跟踪和随访收集的新证据来修正最初的判断，从而达到减少误诊、提高诊断准确率的目标。

2. 出于患者的安全考虑，针对患者提出的就诊问题（症状主诉）的五步诊断法

（1）什么是最可能的诊断？

（2）哪些是不能漏诊的重要疾病？

（3）哪些是经常被漏诊（盲点）的疾病？

（4）这位患者是否患有能伪装（故意的或非故意的）成其他病情的疾病？

（5）该患者就诊是否还有其他原因？

（二）以问题为导向的处理原则

全科医生面对的健康问题广泛而多样，对各类问题的管理以及对群体健康问题的诊断和处理都是全科医生亟待学习和掌握的技能。全科医生在实施以问题为导向的健康照顾过程中，应注意下列原则。

1. 遵循动态性、渐进性的处理原则，尽可能准确掌握问题之所在

许多疾病和健康问题在就诊初期往往很难定性，尤其社区卫生服务中遇到的很多问题是尚未转化为疾病的健康问题，游移在健康和疾病两个端点之间（亚健康状态），其表现形式和程度各不相同，可呈现活力降低、适应性减退、反应能力减弱等，主要症状亦常有多个（如慢性疲劳综合征、信息过剩综合征、神经衰弱等）。那些处于疾病潜伏期或初期人群的问题

常表现出潜隐性和高度不确定性，需要通过对问题演变进程的动态观察、追踪、随访或试验性治疗，来进一步明确和修正疾病问题的诊断，并不断完善处理措施。而准确识别患者的疾患，给予相应的正确的处理正是医生最基本的任务。比照专科医生，全科医生需处理的问题所涉及的范围与层面更广：一是服务对象范围广，不论性别、年龄，不分患者的患病器官和系统，甚至包括只是需要获得健康照顾的人，而非一般意义的“患者”；二是考虑问题的层面广，是采用生物、心理、社会等多维角度以及微观、宏观等多层次角度来综合分析患者的问题，从而准确把握各种问题的成因，并采取适宜的干预策略。因而，全科医生要不断培养和提高对常见问题的识别与处理能力，准确掌握问题之所在，并通过分析个体过去的健康状况、目前的健康问题和危险因素，推测其将来可能出现的健康问题及其危险程度。

2. 处理疾病时应遵循全面性、系统性和联系性的原则

疾病本身的复杂性使其表现形式多种多样。同一症状可源自多种疾病，同一疾病也可呈现多种症状。有的疾病可表现出典型症状，而有的疾病则表现出非典型症状，甚至是假象。因此，全科医生必须以全面、系统和联系的观点来分析、诊断和处理疾病问题。例如，有的急性心肌梗死患者发病时，并无胸痛、胸闷、心悸等症状，而是以头颈部痛或腹痛为主要症状；有些突发持续剧烈胸痛的患者却并非心肌梗死，而可能是主动脉夹层动脉瘤破裂。如果全科医生对各种疾病所表现出的典型与不典型征象缺乏全面的了解，不能识别真相与假象，只是从疾病的局部表象来看待问题，不能全面、系统、联系地分析问题，则很容易被患者所表现出的症状所迷惑，从而丧失对患者进行抢救的宝贵时机。

3. 寻求问题的根本性解决，遵循急则治标、缓则治本、标本兼治的原则

全科医生要辩证地看待症状治疗与病因治疗的关系，妥善处理好治标和治本的关系，确保从根本上解决问题。当某些疾病引发的症状危及患者的健康和生命，或给其带来很大的痛苦，或病因不清，或对病因无有效治疗方法时，治标无疑具有重要的意义。但是，解决疾病问题的根本手段还是要根除病因。经常有些患者在症状缓解后就中断了治疗，结果导致疾病迁延不愈，甚至错过了最佳的治疗时机，从而使疾病问题无法从根本上得到解决，治疗目标难以达到。例如，结核耐药菌株的不断产生和流行，使中国耐药结核病患者人数超过全球耐药结核病患者总人数的1/4。患者坚持服药的依从性比较差是耐药结核病产生的主要原因之一。一些患者在症状改善以后就擅自停药，治一段、停一段，使结核杆菌产生了耐药性，导致结核病迁延不愈。因此，在治疗过程中，全科医生需十分小心地审视问题是否已经从根源上得到解决。

4. 遵循以人为中心的健康照顾原则

全科医疗“以人为中心”的服务模式要求医生必须首先站在维护患者最高利益的立场上来思考问题和进行临床决策，医患之间建立互动式、合作式的伙伴关系，共同参与诊断和治疗的决策。“以人为中心”既是疾病诊断过程中个体的影响因素，也是临床诊疗的资源。具

体包括：

（1）充分了解他们就医的目的和期望、对疾病或健康问题的感受和担忧、对自己存在问题的解释与看法，对患者心理、社会问题的探察可给全科医生提供许多潜在的线索。

（2）详细解释和说明医师对这些问题的看法，拟采取处理的方法、目标与可能的结果，获得知情同意，使患者更好地参与和配合疾病治疗。

（3）在针对疾病进行治疗的同时，还应对导致问题产生的各种健康危险因素实施干预，包括为患者提供健康教育、心理指导，帮助他们采取各种措施纠正不健康行为和生活方式，指导他们实施自我健康保健和自我照顾，教会他们各种改善健康的策略和方法。既看病又看人，实现现代生物—心理—社会医学模式下的多维服务，体现全人照顾服务的基本要求。

5. 临床重要问题和不确定问题的处理原则

（1）重要的问题先处理，已明确或怀疑有危险问题自己又无法处理的患者要及时转诊。

（2）对于留下来继续观察和治疗的患者，应当做到：①让同事和患者均知道此问题；②告知患者病情可能的（发展）结果；③确认患者已明白，为了进一步确定诊断，连续认真观察病情；④在此过程中，一定注意不可漏掉重要的检查项目或拖延了宝贵的时间，防止患者的健康甚至生命受到损害和威胁。同时注意克服临床诊断过分依赖各种诊断试验、检查项目的不良习惯。

（3）适时实施转诊：在实施向专科医院转诊时首先要明确转诊目的，常规转诊的目的是：①完善实验室及辅助检查；②明确诊断；③进一步治疗；④专科复诊、随访；⑤规定的转诊项目（如公共卫生、某些传染病、地方病等）；⑥患者自身的要求等。针对不同的疾病应制定明确的转诊指征，做好转诊前的必要准备，如创伤的固定、加压止血、包扎，心肺复苏（电击死亡、溺死者持续 2 小时以上），农药中毒的院前抢救，其他院前急救（如心绞痛、胎盘滞留、窒息等），与转诊的上级医院或急救中心及时取得联系等。

第四节　以预防为导向的健康照顾

一、预防医学概述

（一）预防医学的概念

预防医学（preventive medicine）是医学的一个分支。它是研究自然和社会环境多种因素对健康的影响及其作用规律，制定疾病防控策略，并通过有效的干预措施，达到预防疾病或伤害、保护和促进个体及人群身心健康、延长寿命、提高生命质量的目的科学。

健康与疾病之间是一个由量变到质变的过程，根据疾病自然史的几个发展阶段，将疾病的预防分为三个层次，通过三级预防策略实现对个体或群体疾病的全方位预防。

（二）三级预防的策略

1. 第一级预防

第一级预防（primary prevention）又称病因预防或发病前期预防。是在有致病因子存在，但疾病尚未发生时，针对病因和健康危险因素所采取的预防措施，即无病防病，这是最积极、最根本的预防。其主要内容包括增进健康和特殊保护两个方面，要求采取综合性的社会卫生措施，针对引起疾病发生的物质环境、心理和社会因素，提出经济有效的预防措施，维护良好的生产、生活环境，消除各种致病因素对人体的作用。

通常采用的措施包括预防接种和计划免疫、改善不良行为和生活方式、生长发育评估、健康教育、婚育咨询、高危人群保护、职业病预防以及卫生立法、改善环境卫生等。

2. 第二级预防

第二级预防（secondary prevention）又称临床前期预防。此时机体已有病理改变，但尚未出现有确诊意义的临床表现，如果能采取有效的措施早期发现、早期诊断、早期治疗（“三早”），就可能使疾病尽早治愈或避免加重。尤其慢性病是多种致病因素长期作用的结果，早期诊断是遏制慢性病发展的关键环节。针对传染病，还要做到早报告、早隔离，即“五早”。二级预防是极其重要的临床预防手段，是全科医生必备的临床技能。

常用的措施有筛检、病例发现、周期性健康检查等。

3. 第三级预防

第三级预防（tertiary prevention）是在疾病的“临床期”及“发病后期”采取的预防措施。此期患者已有明显的症状、体征，及时有效的治疗及护理能防止疾病恶化、减少并发症和后遗症；康复及终末期照顾有助于恢复其功能、预防病残，最大限度地提高患者的生命质量和延长寿命。

预防措施包括积极有效的临床治疗、功能康复、心理康复、家庭护理指导等。

（三）临床预防的概念及特点

1. 临床预防的概念

临床预防（clinical prevention）是预防医学的一个分支，又称个体预防，是指在临床环境下，由临床医务工作者向健康人、无症状患者及患者提供预防保健服务。

目前慢性非传染性疾病和传染病共同威胁着我国居民的健康，而且前者尤为突出。这些疾病由生物、心理、社会、环境多方面因素所致，因此传统的群体预防难以奏效，只有个体化、综合性、防治结合的临床预防方能取得较好的效果。

2. 临床预防的特点

临床预防有公共卫生的理念，但更多使用的是临床医学的方法，它将预防和治疗有机地结合在一起，弥合了以往预防医学与临床医学的裂痕，是最有效的预防疾病的方式。概括起来有如下特点：

（1）适合于临床场所，以医生为主体，以患者为导向。

（2）预防对象主要是健康人和无症状的患者。

（3）采用第一级和第二级预防措施。以个人主动负责为主。

（4）针对个人生命周期、家庭生活周期开展预防。

（5）是个体化的、预防和治疗相结合的服务。

（6）强调患者、家庭、社会共同参与。

（四）全科医生提供临床预防的优势

与其他专科医生相比，无论从工作性质还是服务范围，都决定了全科医生是提供临床预防服务的最合适人选。因此要求全科医生要有预防的理念和基本技能，把每一次与患者及其家庭接触的机会都看作提供预防保健服务的时机，充分发挥自己独特的优势。

（1）全科医生工作在社区，经常与社区居民密切接触，不仅有患者，还有健康人，甚至未就诊者，因此有更多的机会提供预防服务。

（2）全科医生提供的是“从生到死”的连续性服务，因此了解居民从健康到疾病的演变过程，能根据生命周期、家庭生活周期和疾病周期为其制订个性化的预防保健计划。

（3）全科医生提供长期负责式的照顾，与居民建立了良好的医患关系，彼此的信赖有助于医生真正了解其个人、家庭及社会背景，能从生物、心理、社会、环境等各方面寻找病因及危险因素，为个人及其家庭制订个性化的预防保健计划，帮助其改变不良的生活方式和行为习惯；良好的医患关系还有利于改善遵医行为，使医疗保健效果更好。

（4）全科医生的教育、训练背景和接诊方式最适合提供防治相结合的临床预防服务。他们以人的健康为中心，更重视没病防病，有病早发现、早诊断、早治疗。

（5）全科医生具有较强的协调能力，有利于调动社区各方面力量促使个人、家庭、社区共同参与疾病的预防。

二、全科医疗中常用的临床预防服务

临床预防的基本方法包括患者教育、筛检、免疫接种、化学预防等。

（一）患者教育

1. 患者教育的概念

患者教育（patient education）又称患者健康教育，是一种有计划、有目的的健康信息传播和行为干预活动，可以帮助患者、高危人群和健康人群掌握卫生保健知识和技能，使他们自愿改变不良的生活方式和行为习惯、加强遵医行为，最终达到预防疾病、促进健康、提高生命质量的目的。

2. 患者教育的方式

（1）个体健康咨询。

（2）群体专题讲座及小组讨论。

（3）形象化教育：展示实物或示范表演等。例如，用多年吸烟的肺标本警示烟民，讲解吸烟的害处及戒烟的必要性。

（4）文字教育：利用宣传橱窗、宣传板、健康宣传册、报刊、书籍传播医疗保健知识等。

（5）电子化教育：在候诊区播放专题片、科普录音、录像等。

患者教育实施过程中，需要注意要用通俗易懂的语言，内容的选择要有针对性、个性化，对不良生活方式和行为习惯的改变应循序渐进，所推荐的方法要实用、可行、便于操作。逐渐使患者树立健康意识、养成良好的行为习惯和健康的生活方式，掌握自我保健的知识和技能。科学的自我保健能够帮助社区居民降低患病风险，逆转机体功能低下的亚健康状态，有效地防治慢性病，促进健康的自我完善。

（二）筛检

筛检（screening）又称筛查，是指应用简便、快速、经济的测试、体格检查、实验室检查、影像检查等方法，从外表看似健康的人群中发现可能的患者或有健康缺陷的人。筛检只是一种初步检查，而不是诊断，筛检阳性仅提示可能患某病或有某种缺陷，若想确诊需要做进一步的检查。

1. 筛检的原则

（1）筛检应针对危害严重的疾病或缺陷，如常见病、多发病或易致残、致畸的问题。

（2）拟筛检的疾病应该病史明确、有较长的可识别的潜伏期。

（3）拟筛检的健康问题或疾病要有有效的治疗方法。

（4）筛检方法的灵敏度、特异度较好。

（5）筛检方法和技术安全、简便、效果可靠、价格低廉，易被居民接受。

2. 筛检的途径

（1）定期体格检查。我国许多单位为全体职工或一定年龄以上的职工安排定期体格检查，每 1 ~ 2 年一次，称年度健康体检。定期体检的项目统一，包括病史、体格检查、血尿便常规、血脂、血糖、乙肝表面抗原、肝肾功能、心电图、胸透或胸片等。

许多国家对定期体格检查的效果和效益进行了分析评价，认为这种筛检虽然可以早期发现疾病，但存在个体针对性差、人群覆盖面窄、资源浪费等缺点。他们认为，不同年龄、不同性别的人群存在的健康危险因素和易患的疾病不同，筛检项目也应不同。为此，20 世纪 70 年代末，北美一些国家卫生部门对定期健康检查的必要性、可行性、方法、手段和各年龄组、不同性别、不同疾病的定期筛检项目进行了系统的研究和讨论，提出了周期性健康检查的概念，得到医学界广泛认可。

（2）周期性健康检查。周期性健康检查（periodic health examination）是针对来就诊患者的性别、年龄、职业等健康危险因素，医生为其个体设计的健康检查计划。

周期性健康检查不同于定期体检，具有如下优点：①有针对性、个体化的设计，效果好、效率高；②普及性强，能应用到社区的每一位居民；③利用患者就诊时实施，省时、省力、省钱；④全科医生与患者关系密切，如果发现问题，便于以最快的速度和最恰当的方式告知患者或家属；⑤检查结果丰富了患者的病史资料，便于后续保健及治疗，特别适于慢性病的防治。

（3）病例发现。病例发现又称机会性筛检，是指医生对来就诊的患者实施一种检查、测试或问卷调查，以期发现患者就诊原因以外的其他健康问题或疾病。例如，为因上呼吸道感染就医的女性患者触诊乳腺，检查是否有乳腺肿块。病例发现在日常门诊中易于执行，这是早期发现、早期诊断疾病的有力措施，而且事半功倍，全科医生应该培养这种思维方法和诊疗习惯。

（三）免疫接种

免疫接种（immunization）又称预防接种，是利用预防性生物制品（疫苗）使机体获得对某种疾病的特异性抵抗力，以达到保护易感人群、预防和控制相应传染病发生和流行的目的。

免疫接种使全球天花灭绝，脊髓灰质炎几近消灭，控制了许多重大传染病，被公认为是最有效、最可行、特异性的一级预防措施。

1. 儿童免疫接种

我国婴幼儿及儿童从出生开始按照国家计划免疫接种，已经形成服务规范。

2. 成年人免疫接种

随着有些传染病在成年人中的发病率增加及新疫苗的使用，成人免疫接种项目逐渐增多，免疫接种可以有效地减轻成年人尤其是老年人的发病与死亡。目前常用如下疫苗。

（1）麻疹、腮腺炎、风疹（MMR）疫苗：凡 50 岁以上者应注射 MMR 1 针、50 岁以下者注射 1 ~ 2 针；卫生保健机构工作者、大中专学生、出境旅游者等高危人群应接种第 2 针 MMR；对于风疹免疫史不清又缺乏具有免疫力的实验室证据的妇女接种 1 针 MMR；计划怀孕的妇女应尽早接种风疹疫苗。

（2）破伤风和白喉（TD）疫苗：无明确全程初次免疫接种 TD 的成年人，都应该全程补种；如果已经完成了初免全程接种且最后一针接种时间在 10 年前，需要加强 1 针；对有破损伤口者需要注射破伤风疫苗。

（3）水痘疫苗：所有易感成人和青少年均须接种。

（4）肺炎球菌多糖疫苗：预防肺炎球菌性疾病如肺炎等。接种对象主要为65岁以上人群及慢性心、肺疾病、糖尿病、慢性肝病、艾滋病感染者、免疫缺陷者、长期吸烟者等。

（5）流行性感冒疫苗：接种对象为两岁以上所有人群，尤其50岁以上人群、慢性心、肺、支气管疾病、糖尿病、慢性肾病患者、免疫功能低下者等。每年最佳接种时间为9～10月。

（6）乙肝疫苗：接种对象为所有成人，特别是高危人群如医护人员、血液透析者、频繁接受输血者、同性恋者、乙型肝炎病毒携带者的性伴侣及其家庭成员等。

（7）甲肝疫苗：接种对象为所有想获得甲肝免疫力的人、慢性肝病及凝血功能障碍患者、甲肝高危人群如同性恋者、与甲肝患者接触者等。

（8）脑膜炎球菌多糖疫苗：预防流行性脑膜炎。接种对象包括大学新生、入伍新兵、前往流脑疫区的人员等。

（9）狂犬病疫苗：被狗、猫、猪等家畜咬伤者及兽医、驯兽师等应接种。

（10）其他疫苗：环卫及污物处理人员应接种白喉、破伤风二联疫苗；畜牧兽医、皮毛加工、屠宰人员应接种炭疽疫苗；交通运输及餐饮从业人员应接种伤寒、霍乱疫苗；疫区的林业工人、水利工地民工、野外宿营人员等应接种流行性出血热疫苗等。

（四）化学预防

化学预防（chemoprevention）是对无症状的人使用药物、营养素、生物制剂以及其他天然物质等作为一、二级预防为主的措施，以提高机体抵抗力、防治某些疾病。

化学预防的对象不包括已有临床症状正在使用药物治疗的患者，但既往曾患病目前使用药物预防疾病复发则属于化学预防之列。例如，脑卒中复发率很高，临床治愈后用药物预防再复发已经成为脑卒中患者提高生命质量、防残、防过早死亡的关键。

日常生活及临床服务中化学预防的应用很多，但有些化学预防方法尚缺乏临床证据，全科医生在推荐使用时要针对具体患者分析利弊，由患者参与决策，并注意随访和监测其效果和副作用。下面介绍几种常用的化学预防方法。

（1）育龄或怀孕的妇女和婴幼儿补充含铁物质来降低患缺铁性贫血的危险。

（2）孕前及怀孕早期妇女补充叶酸预防婴儿神经管缺陷。

（3）妇女尤其绝经后妇女补充钙及维生素D预防骨质疏松症。

（4）用阿司匹林预防脑卒中、心脏病。研究显示，阿司匹林有抑制血小板聚集、抗血栓形成的作用，能够降低缺血性脑卒中和冠心病的发生风险，建议高血压及糖尿病患者、40岁以上男性、绝经后女性等使用低剂量阿司匹林。阿司匹林的主要副作用是导致出血，使用时要注意其禁忌证及用药剂量，并做好随访。

（5）绝经后妇女使用雌激素预防骨质疏松症和心脏病。有严重更年期症状以及绝经后骨质疏松症的妇女，单独使用雌激素或雌、孕激素联合应用，能有效地改善骨密度、降低骨质疏松性骨折和缺血性心脏病的患病率。要注意有如下情况者禁忌使用：①已知或可疑乳腺癌患者；②已知或可疑患有性激素依赖性恶性肿瘤；③原因不明的阴道出血；④活动性血栓性静脉炎等。

三、社区人群疾病预防服务提供

慢性病管理是全科医生的日常工作，体现了全科医疗中以预防为导向的工作原则和方法。在慢性病的防治中，全科医生主要负责患者的综合管理，并根据社区各类人群的特征和需要开展疾病的筛检，实施慢性病的三级预防服务。

目前，脑卒中是我国第一位的死亡原因，发病率仍在逐年上升，而且呈年轻化的趋势。脑卒中幸存者75%遗留残疾，给家庭及社会造成了严重的经济及护理负担。脑卒中一旦发病，尚无特效或令人满意的治疗方法，因此，积极预防就显得尤为重要，特别是第一级预防和第二级预防。预防是有效降低脑卒中发病率、致残率和致死率的根本措施。下面以脑卒中为例，介绍社区人群慢性病的三级预防管理。

全科医生首先要对服务对象进行脑卒中发病风险评估，依据评估结果分类，再按照不同类别采取不同的管理方案。

（一）第一级预防

1. 人群预防，减少脑卒中高危人群

国内、外研究表明，社区居民普遍预防不仅能直接降低脑卒中的发病风险，而且是减少脑卒中高危人群的唯一途径。通过讲座、放录像、发放宣传手册、书刊、板报、成立脑卒中干预俱乐部等形式进行健康教育，改变社区居民不健康的生活方式和行为习惯，如吸烟、酗酒、缺乏运动、高盐高糖饮食、心理不平衡等，可以减少高血压、心脏病、糖尿病、脂代谢紊乱和肥胖症等慢性病的发生，而这些患者都是脑卒中的高危人群。

2. 筛检发现高危人群并及早干预

高血压、心脏病、糖尿病、房颤、脂代谢紊乱和肥胖症等是脑卒中的高危因素，全科医生首先要通过问卷调查、体格检查、生化检测、影像学检查等手段筛检发现上述患者，之后对其进行重点管理。这些慢性病控制的效果是脑卒中临床预防成败的关键。

（1）监控高血压：研究显示，高血压是脑卒中的独立危险因素，因此，要对高血压患者施行社区三级管理：①所有高血压患者：坚持服用降压药，使血压控制在140/90 mmHg以下；②2级高血压患者：每周随访一次，随时调整治疗方案；③3级高血压患者：服药后不能控制者，尽量住院治疗；④35岁以上人群首诊免费测血压。调查发现，无症状高血压患者发生脑卒中的风险是有症状高血压患者的4倍，因此必须加强高血压的筛检，发现新发病例，及时纳入社区高血压三级管理。

（2）对高血压、糖尿病、心脏病、房颤、肥胖症、高脂血症进行积极的个体化治疗，可以有效地预防脑卒中。

（二）第二级预防

（1）评估脑卒中的发病风险。若想早期发现、早期治疗脑卒中患者，就需要做脑血管病筛检，可以选用颈动脉B超、磁共振、脑CT、经颅多普勒等作为筛检方法，但认为都不理想，即靠筛检早期发现脑血管病尚不容易，因此最现实的还是筛检上述疾病，发现高危人群，对高危人群进行脑卒中危险度评估，之后根据评估结果采取个体化的监控、治疗，以此作为脑卒中的早期干预措施。

（2）积极治疗短暂性脑缺血发作（TIA）。TIA不是脑卒中，但常常是脑卒中的前期，要高度重视，积极治疗。

（3）预防脑卒中复发。调查显示，脑卒中复发率很高，而且70%～80%的患者常因脑卒中复发严重致残或死亡。早发现、早诊断脑卒中复发，对早期治疗和控制疾病发展、改善预后均有重要意义。对于已经发生过脑卒中的患者，要寻找脑卒中的原因、治疗可逆性病因，纠正所有可干预的危险因素，以避免复发。脑卒中发生后需要终身接受第二级预防。

（4）早发现、早诊断、早治疗脑卒中复发者。大约50%的患者复发前有一些前驱症状，如肢体无力及麻木、眩晕、轻度意识障碍等，这些有助于识别复发。全科医生应告知患者及其家属，一旦出现前驱症状及时就医。

（三）第三级预防

（1）脑卒中急性期的救治对提高治愈率、减少致残率、降低死亡率、提高生命质量至关重要。因此全科医师要积极抢救患者并及时转诊。

（2）康复训练防残疾，综合服务提高生命质量。脑卒中致残率很高，对于脑卒中后遗症患者，要有计划地实施康复训练，综合运用现代康复技术及传统康复手段（针灸、推拿等），最大限度地恢复或补偿其功能；要指导患者家属护理患者、帮助患者康复；对于卧床患者，应防止发生压疮、肺部感染、泌尿系统感染、静脉血栓等并发症。此外，还应对患者及其家属进行心理疏导，最大限度地提高患者的生命质量。

第三章　垂体疾病

第一节　垂体瘤

一、分类

（一）病理学分类

按传统光镜检查，临床上将垂体腺瘤分为嫌色性垂体腺瘤、嗜酸性垂体腺瘤、嗜碱性垂体腺瘤、混合性垂体腺瘤与垂体腺癌。随着电子显微镜在临床的广泛使用，以及免疫细胞学技术的发展，已可识别腺垂体的各种细胞的亚细胞结构，区分细胞的来源。据 Kavacs 等人的分型，可分为生长激素细胞腺瘤（浓密颗粒型、稀疏颗粒型）、催乳素细胞腺瘤（浓密颗粒型、稀疏颗粒型）、促皮质激素细胞腺瘤（功能型、静止型）、促甲状腺激素细胞腺瘤、促性腺激素细胞腺瘤、无功能性细胞腺瘤（非瘤样细胞型、瘤样细胞型）、多激素腺瘤（生长激素 + 催乳素、细胞混合型、嗜酸性干细胞型、催乳生长激素细胞型）及未分类型等。这些分型对后续治疗是有帮助的。

（二）影像和手术分类

根据肿瘤扩展情况、部位可分为鞍内、鞍外和异位三种：根据肿瘤大小可分为微腺瘤（直径＜ 10mm）和大腺瘤（直径≥ 10mm）两种；根据肿瘤的生长类型可分为扩张型和浸润型两种，后者极为罕见。此种分类对决定垂体瘤的治疗方案和估计预后相当重要。

（三）内分泌功能分类

根据肿瘤细胞有无合成和分泌激素的功能将垂体肿瘤分为功能性垂体瘤和无功能性垂体瘤。前者可按其分泌的激素命名。后者一般不出现激素分泌过多的临床症状，但在肿瘤体积生长到一定大小时，因压迫垂体或脑组织而出现相应症状，如视觉损害及腺垂体功能减退。

二、病因和发病机制

垂体瘤的病因和发病机制未明。

（一）病因

垂体瘤的病因可能与下列因素有关：

（1）遗传性因素：如 MEN1 突变、垂体瘤转录因子 prop-1 过量、Carney 复合症等。

（2）下丘脑因素：如 GHRH 过量、CRH 过多、某些下丘脑激素受体的活化性突变等。

（3）垂体因素：如某些信号转导分子（gsp，CREB）突变，或 FGF-2、EGF、NGF 等生长因子过多，癌基因激活。

（4）环境因素：如 EZ、放疗。

（5）靶腺（甲状腺、性腺、肾上腺）功能衰竭。

（二）发病机制

近年来，对功能性垂体瘤的发病机制学说主要有二，即垂体细胞自身缺陷学说和下丘脑调控失常学说。现基本统一起来，认为垂体瘤的发展可分为起始阶段和促进阶段。在起始阶段，垂体细胞自身缺陷是起病的主要原因；在促进阶段，下丘脑调控失常等因素发挥了主要作用。即某一垂体细胞发生突变，导致癌基因激活和/或抑癌基因的失活，然后在内外因素的促进下单克隆的突变细胞不断增殖，逐渐发展为垂体瘤。

1. 垂体细胞自身的缺陷

例如，部分垂体瘤细胞中有非整倍体，则提示有原发细胞变异。又如，肢端肥大症患者对促甲状腺激素释放激素（TRH）兴奋或促性腺激素释放激素（GnRH）刺激有异常的生长激素（GH）升高反应，提示腺瘤细胞上有非特异下丘脑激素受体的存在；生长激素分泌瘤无论在体内还是在体外，对 GHRH 的反复刺激能持续分泌 GH，无脱敏现象。这说明生长激素腺瘤细胞失去了正常的自稳机制，则提示腺瘤细胞受体及受体后功能异常。部分生长激素瘤的 GHRH 受体的 Gs 蛋白变异，导致 GH 分泌过多，也支持原发性缺陷。

2. 继发于中枢神经和/或下丘脑对垂体分泌功能的控制失调

例如，生长激素腺瘤，有人提出可能系下丘脑分泌 GHIH 不足或 GHRH 过多，使垂体 GH 细胞受到持久的刺激，形成肿瘤。又如，在部分原发性甲状腺功能减退中，由于甲状腺合成和分泌甲状腺激素不足，反馈抑制下丘脑分泌 TRH 功能减弱，从而使垂体促甲状腺激素细胞发生增生，久致形成肿瘤，且常可伴有高泌乳素血症。

三、临床表现

（一）肿瘤压迫症状

1. 头痛

以双颞侧或前额侧为多见，痛时伴有眼部不适或伴有头晕，随肿瘤的生长而加重，可伴有恶心、呕吐。若肿瘤长入Ⅲ脑室及侧脑室内，亦可出现颅内高压症及其他神经症状，如有以癫痫发病者；有的肿瘤自颅底向脑干发展，病情十分严重；尚有因肿瘤由颅内穿入蝶窦、鼻腔，突出鼻前庭内，致鼻阻塞，术前误诊为鼻息肉。

2. 视神经通路受压

根据垂体的解剖位置及其与周围邻近组织的相互关系，垂体上方正好有视神经通过，左右视神经在此交叉后通向眼球。当肿瘤压迫视神经、视交叉与视束时出现视力、视野障碍症状。一般病程在中、晚期，先出现视野象限性缺失，继而出现典型的双颞侧偏盲，最后至全盲。在视野障碍同时，可出现视力减退，甚至全盲。若肿瘤旁向发展或侵入海绵窦，亦可累及Ⅲ、Ⅳ、Ⅴ、Ⅵ脑神经，引起眼肌麻痹。因视神经直接受压，可致视神经乳头苍白、缩小，呈视神经原发性萎缩。

（二）内分泌障碍症状

1. 垂体激素分泌减少

垂体瘤患者的垂体激素分泌减少的表现一般较轻，进展较慢，直到腺体有3/4被毁坏后，临床上才出现明显的腺垂体功能减退症状。有时肿瘤还可影响下丘脑及神经垂体，引起尿崩症。

伴腺垂体功能减退症的垂体瘤患者可出现乏力、眩晕、皮肤干燥或月经不规则等表现，性腺功能减退约见于3/4的患者。甲状腺功能减退不如性腺功能减退常见，但亚临床型甲状腺功能减退较为多见。如不出现严重的应激状态，肾上腺皮质功能通常可以维持正常，但在应激时可出现急性肾上腺皮质功能减退（肾上腺危象）。伴腺垂体功能减退症患者面容苍白，皮肤色素较浅，可能与促黑激素（MSH）的分泌减少有关。男性患者稍肥胖，其脂肪分布类似女性体型。腋毛、阴毛稀少，毛发稀疏、细柔，阴毛呈女性分布。生殖器萎缩，睾丸较软、较小。体重减轻或增加，此与下丘脑功能紊乱有关。女性患者有闭经或月经稀少，性欲减退。智力一般不受影响。应激（如感染、手术）时，易于发生危象甚至昏迷。

垂体瘤有时可因出血、梗死而发生垂体急性出血征群（垂体卒中），其发生率为5% ~ 10%。垂体卒中起病急骤，表现为额部或一侧眶后剧痛，可放射面部，并迅速出现不同程度的视力减退甚至失明。

2. 垂体激素分泌增多

由于不同的腺瘤分泌的垂体激素不同，临床表现各异。

（1）催乳素腺瘤：男性患者，早期表现性欲减退、阳痿、胡须稀少、泌乳、乳房肿大，后期外生殖器变小、睾丸萎缩变小、不育。女性患者，表现为月经不调、稀少、闭经、泌乳、不孕，称Forbes-Albright综合征。全身皮下脂肪增多、肥胖、性功能低下甚至丧失，称为肥胖性生殖器退化症。

（2）肢端肥大症：典型症状是颅骨增厚，颧骨、鼻窦、乳突增大，下颌突出，牙齿稀疏，手足粗大，肤色变黑，关节酸痛、肢体屈伸不便，皮肤粗糙，毛发增多，鼻、唇及舌增大，声带肥厚、声音低沉，可有糖尿及血压升高。在青春期少年中，骨骼过度生长而呈巨人症。

（3）Cushing 综合征：其表现呈向心性肥胖，如水牛背，四肢瘦小，脸圆如满月、红润多脂，且出现粉刺，腹部及大腿出现紫红色萎缩纹，血压升高，出现糖尿病等。

（三）神经内分泌变化

一般认为，腺垂体可分泌促肾上腺皮质激素（ACTH）、黑色素细胞刺激素（MSH）、生长激素（GH）、催乳激素（PRL）、促甲状腺激素（TSH）及促性腺激素（LH 及 FSH），不同类型肿瘤及不同年龄者其改变水平不同。

1. GH

可因年龄、性别的不同而有较大的变化。正常值，青年为 0 ~ 11.6μg/L，少年为 1.0 ~ 88μg/L，而巨人症或肢端肥大症患者中可高于正常值数十倍。

2. PRL

正常值，女性为 30μg/L，男性为 20μg/L。若催乳激素高于 200μg/L，可以肯定有垂体瘤。

3. ACTH

血浆中正常值为 25 ~ 100ng/L（晨 8 时）。若发生 ACTH 腺瘤，血中皮质醇含量升高，昼夜节律消失。或查尿中皮质醇，以作诊断的参考，正常是 30 ~ 276nmol/24h，高于 276nmol/24h 有诊断意义。

4. TSH

正常值为 2 ~ 10mIU/L，$T_3$0.5 ~ 1.3nmol/L，T_4 65 ~ 155nmol/L。测定患者血浆 TSH 与 T_3、T_4 浓度均有增高。

5. 促性腺激素

有两种，即尿促卵泡素（FSH）与黄体生成素（LH），FSH 可促使卵泡发育成熟，与 LH 协同作用，使雌激素分泌引起排卵，与睾酮协同作用促使精子生长。正常值，LH 男性 6 ~ 23IU/L，女性 5 ~ 30IU/L（卵泡期）；FSH 经前期前 4 ~ 30IU/L，排卵期 18 ~ 90IU/L。

6. 黑色素刺激素（melan stimulating hormone）

正常值为 20 ~ 110μg/L。在增生型皮质醇增多症与垂体前叶功能减退症中，黑色素刺激素不升高；而肾上腺皮质腺瘤所致皮质醇增多症中黑色素刺激素低于正常。

（四）影像学的变化

1. X 线片

只能提供一个间接诊断依据，或对诊断大的腺瘤有帮助。即见蝶鞍扩大、鞍底倾斜、鞍背及鞍底骨质侵蚀变薄或双鞍底、前床突下缘凹入，这些只表现于中等或大的垂体腺瘤中，而蝶鞍的厚薄（2 ~ 3mm）梅花型体层 X 线片，对垂体微腺瘤的诊断具有重要意义。鞍结节角（tuberculum angle）的变化是早期垂体腺瘤征象之一。在标准矢状位分层片上，此角正常为 110°，随垂体腺瘤的生长，此角会渐渐变小，可由钝角变为直角或成锐角，且可见鞍背及鞍底骨质吸收。

2. 造影

海绵间窦造影可能对早期肿瘤的发现有帮助。脑血管造影、MRA 有助于肿瘤的诊断与鉴别诊断。气与碘水脑造影对诊断与鉴别空泡蝶鞍亦有所帮助。

3. 用高分辨率多层面 CT 扫描

能直接显示垂体本身轮廓。位于鞍内的垂体腺瘤可以通过 CT 检查，再加上显影剂的应用，效果就更好，若遇有低密度区或高密度区，则提示囊性变、坏死或出血。若增强不出现局限性低密度区，提示可能有微腺瘤存在；有高密度区的增强，一般可诊断为垂体腺瘤。

4. MRI 成像

在 T_1、T_2 加权成像中，肿瘤的信号与脑灰质为同步变化或略低，其形态呈圆形、椭圆形或不规则形，且向鞍上或鞍旁生长，或可以看清与毗邻关系。微腺瘤则为高或等信号区，囊变为低信号区，出血时可为高信号区。

四、垂体腺瘤的诊断与鉴别诊断

垂体瘤患者的早期症状往往轻微，容易漏诊或误诊。如老年无功能性垂体瘤导致的垂体功能低下，视力下降；儿童及青春期垂体腺瘤出现视力下降或生长发育迟缓；男性泌乳素腺瘤所致阳痿；女性泌乳素腺瘤所致月经紊乱等。这不仅需要神经外科、内分泌科医生重视，而且需要相关科室如眼科、妇产科等的重视，应加强各科对相关疾病与垂体腺瘤的鉴别诊断。

（一）诊断依据

1. 临床表现

一般根据临床表现和影像学检查的结果诊断，结合必要的内分泌功能，以明确肿瘤类型和垂体激素储备功能的状态。

2. 实验室检查

可根据患者的临床表现选择相应的垂体激素基础值测定及其动态试验。一般应检查 6 种腺垂体激素水平，当某一激素水平有变化时应检测其靶腺或靶器官、组织激素的水平；当诊断尚有疑问时，可进行动态试验协助诊断。肿瘤细胞的激素分泌呈自主性，除血循环激素水平升高外，在早期就开始有昼夜分泌节律紊乱。由于腺垂体激素分泌的影响因素多，呈脉冲式释放，一般单凭 1 ~ 2 次激素测定的结果难以明确诊断，需多次测定，有时需结合动态试验综合评价垂体内分泌功能状态。例如，对于血 GH 水平增高的患者，应做葡萄糖 GH 抑制试验；对于皮质醇增高者，应做地塞米松抑制试验，以协助明确诊断。

3. 影像学检查

（1）常规 X 线体层摄片：如果垂体瘤已达到一定大小，常规 X 线体层摄片即可达到诊断目的。典型垂体瘤的 X 线表现为：蝶鞍扩大，鞍壁变薄，鞍底变阔，前后床突变细，甚至缺损，有时肿瘤稍偏于一侧，鞍底明显下陷（双鞍底）。蝶鞍的骨质改变对垂体瘤有重要的诊断意义。

（2）CT 和 MRI：普通 X 线检查不能诊断者需要进行高分辨率 CT，MRI 及其增强显像或三维构像才能做出诊断。影像学检查一般宜首选 MRI，因其能更好地显示肿瘤及其与周围组织的解剖关系。MRI 检查肿瘤＜ 1cm 为微腺瘤，肿瘤＞ 1cm 而＜ 3cm 为大腺瘤，＞ 3cm 为巨大腺瘤。

临床症状、内分泌及影像学检查典型者，诊断垂体瘤并不难，而且可以按多数作者的意见将垂体瘤分为不同级别，这对选择手术入路有较大的参考价值。但有时在鞍区病变中，遇有相似症状的不同肿瘤和 / 或邻近的病变，就需妥善做出鉴别诊断。需与以下几种疾病鉴别。

（二）鉴别诊断

1. 肿瘤

（1）颅咽管瘤：多发生在儿童及年轻人，发病缓慢，除视力和视野障碍外，还有发育停滞、性器官不发育、肥胖和尿崩等垂体功能减低和丘脑下部受累的表现，体积大的肿瘤出现颅内压增高症状。影像学表现多数病例肿瘤有囊变、钙化。肿瘤多位于鞍上，垂体组织在鞍内底部。

（2）鞍结节脑膜瘤：多发生在中年人，病情进展缓慢，初发症状为进行性视力减退伴有不规则的视野缺失、头痛，内分泌症状不明显。影像学表现肿瘤形态规则，增强效果明显，肿瘤位于鞍上，垂体组织在鞍内底部。

（3）拉司克裂囊肿：发病年龄年轻，多无明显临床表现，少数出现内分泌紊乱和视力减退。影像学检查可见，体积小的囊肿位于垂体前后叶之间，类似“三明治”馅饼；大型囊肿垂体组织被推挤到囊肿的下、前、上方。该病最易被误诊为垂体瘤。

（4）生殖细胞瘤：又称异位松果体瘤，多发生在儿童，病情发展快，多饮多尿、性早熟、消瘦。临床症状明显。影像学表现病变多位于鞍上，增强效果明显。

（5）视交叉胶质瘤：多发生在儿童及年轻人，以头痛、视力减退为主要表现。影像学表现病变多位于鞍上，边界不清，为混杂信号，增强效果不明显。

2. 炎症

（1）垂体脓肿：反复发热、头痛，视力减退明显，同时可伴有其他颅神经受损症状，一般病情发展迅速。影像学表现病变体积一般不大，与临床症状不相符。蝶鞍周边软组织结构强化明显。

（2）嗜酸性肉芽肿：症状近似垂体脓肿，而且发展更快，除头痛、视力减退外，经常发生多组颅神经受损，多伴有垂体功能低下。病变累及范围广泛，如鞍内，蝶窦内，鞍上，前、中、后颅等部位。影像学表现病变周边硬膜强化明显。

（3）淋巴细胞性垂体炎：尿崩为主要临床表现。部分伴有垂体功能低下。影像学表现垂体柄明显增粗，垂体组织不同程度地增大。

（4）霉菌性炎症：症状近似垂体脓肿，多有长期使用激素和抗生素史。部分病例其他颅神经受损。

（5）结核性脑膜炎：多见于青年或儿童，头痛、发热，有脑膜炎史，影像学显示有粘连性脑积水。

3. 增生

（1）生理性：青春发育期生长激素细胞分泌活跃，孩子有暂时的嘴唇变厚，手脚比例大；运动员训练运动量大时出现皮质激素和其他荷尔蒙激素分泌旺盛，出现毛发多，皮肤粗糙等。怀孕及哺乳期的妇女，PRL 分泌增多，出现血清 PRL 增高，孕妇有泌乳，哺乳期妇女出现暂时闭经。该时期 MRI 检查可见垂体膨大，少数体积增大 2 ~ 3 倍，常被误诊为垂体瘤。

（2）药物性：以治疗精神性疾病的镇静安眠药物最为明显。部分中成药如六味地黄丸也可以造成垂体组织增生，血清 PRL 明显增高。

（3）代偿性：甲状腺功能低下，肾上腺皮质功能低下反馈造成垂体增生，特别是甲状腺功能低下所引起的垂体增生，当补充甲状腺素后，垂体增生现象很快消失。

（4）病理性：原因不明的因素造成垂体组织的增生，部分转变为肿瘤。

4. 其他

（1）鞍内动脉瘤：多见于中老年人，突发起病，头痛，很少出现视力障碍。血管造影可证实病变性质。

（2）蛛网膜囊肿：多见于中年人，头痛，少数有视力减退，病情发展缓慢，影像学显示鞍内低密度。

（3）原发性空泡蝶鞍：多见于中年人，发病慢，缓慢发展，头痛、视力减退、管状视野缺损。晚期出现鞍底骨质破坏，并有脑脊液漏。影像学显示蝶鞍轻度扩大，鞍内为低密度脑脊液影。

（4）球后视神经炎：主要表现为视力障碍，进展快。

五、垂体腺瘤的治疗

垂体瘤的治疗应根据患者的年龄、一般情况、肿瘤的性质和大小、扩展和压迫情况及以往的治疗等统筹安排。目前，垂体瘤的治疗方法主要有三种：手术治疗、药物治疗和放射治疗。

（一）治疗方法选择

主要依据垂体瘤的类型而定，大多数 GH 瘤、ACTH 瘤、TSH 瘤以及无功能大腺瘤首选手术治疗。术后血 GH、IGF-1 仍持续升高的 GH 瘤应给予奥曲肽或多巴胺受体激动剂辅助治疗；对药物治疗效果不佳者可考虑辅以放射治疗。ACTH 瘤、TSH 瘤及无功能大腺瘤手术效果欠佳者也可辅以放射治疗。ACTH 瘤可给予酮康唑或其他肾上腺皮质类固醇合成酶抑制剂治疗。PRL 瘤一般首选药物治疗，PRL 瘤女性经药物治疗恢复生育能力后，可安全怀孕，临床观察未发现溴隐亭对胎儿的不良影响和肿瘤增大。

（二）治疗方法和疗效

1. 手术治疗

由于近代显微外科技术的发展，手术照明及显微器械的革新，各型垂体腺瘤均可选用经蝶窦手术切除垂体腺瘤。但因肿瘤位置不同或条件所限，亦可选择其他术式。

（1）经蝶窦手术：手术适应证。①各种鞍内肿瘤，如微腺瘤、Cushing 病、肢端肥大症、催乳素腺瘤等分泌性垂体腺瘤；②无分泌性垂体腺瘤，位于鞍内或向鞍上生长者；③垂体腺瘤自鞍内扩展生长者；④垂体腺瘤伴有囊性变者；⑤垂体腺瘤伴有脑脊液漏者；⑥视交叉前方固定，而又因开颅术易损伤视神经者；⑦垂体腺瘤患者，视力急剧下降，为肿瘤压迫视交叉之故，经蝶窦垂体瘤切除术，可解除压迫，改善视力；⑧蝶鞍扩大并向鞍上发展，亦可首选本术式手术，以观效果；⑨为了取得鞍内肿瘤处理标本，以确定诊断者；⑩垂体卒中无颅内血肿或蛛网膜下腔出血者；⑪对不适于开颅手术，而又需行垂体瘤切除者，如年迈体弱、视力下降极度严重、肿瘤有广泛浸润者；⑫其他如晚期乳腺癌、前列腺癌、黑色素瘤转移及糖尿病眼疾，亦可选择经蝶入路行垂体切除肿瘤。

手术禁忌证。①凡患有急性或慢性鼻炎、鼻窦炎者；②明显的侧方扩张侵犯海绵窦肿瘤；③蝶窦气化不良者。

（2）经额开颅术：目前仍较常用，尤其是在一些尚无条件开展经蝶手术的医院中，此术式用得较广。其进路经额部骨瓣成形术或取冠状瓣切口入路，沿蝶骨嵴渐进，显露鞍区，找到肿瘤切除。对于向鞍上发展，凸入Ⅲ脑室或影响下丘脑的肿瘤，可采用本术式与经蝶手术联合应用。

（3）经侧裂翼点入路：若垂体腺瘤向鞍上扩展生长，且蝶窦气化不良，鼻腔条件不满意，又遇垂体瘤向鞍旁侧方或后方生长，经额进路不能达到目的，且又有开展显微手术条件者，则可采用本术式。

2. 药物治疗

（1）溴隐亭是一种半人工合成的麦角生物碱的衍生物，为多巴胺受体激动剂，能有效抑制 PRL 的分泌，并能部分抑制 GH 的释放。女性患者服药 2 周后溢乳可减少，服药约 2 个月后可恢复正常月经及排卵，可以受孕。男性患者服药 3 个月后血睾酮浓度增加，1 年内恢复正常，精子数目增多。溴隐亭不但降低 PRL 水平，并且可缩小肿瘤，使患者头痛减轻，视野改善。溴隐亭的缺点为停药后肿瘤易复发。用法：每日常规用溴隐亭为 7.5mg，但也有报道多达日用量 20 ~ 30mg 者。其不良反应有恶心、呕吐、乏力、直立性低血压等，从小剂量开始及晚间服用可减少上述不良反应。

（2）奥曲肽是生长抑素（SS）的衍生物，能较特异地抑制 GH 的合成和分泌，其抑制 GH 分泌的活性比 SS 强 20 倍。该药皮下注射的血浆半衰期为 120min，可使 2/3 以上的肢端肥大症患者的血 GH 恢复正常，20% ~ 50% 的患者肿瘤缩小，同时对 TSH 腺瘤和 LH/FSH 瘤亦有一定治疗作用。该药的不良反应较小，可出现注射部位疼痛、腹部痉挛性疼痛、胆石症和暂时性脂肪泻。由于此药需每日 3 次皮下注射，患者难以长期坚持，目前长效奥曲肽的应用更广泛。

（3）对于 Cushing 病药物治疗可采用酮康唑、美替拉酮（甲吡酮）抑制皮质类固醇的合成，缓解症状。伴有腺垂体功能减退者可用靶腺激素代替治疗。

3. 放射治疗

垂体放射治疗可阻止肿瘤进一步生长并最终使增高的激素水平下降，但是放疗取得疗效所需的时间较长，并发症（如垂体功能减退症）多。放射治疗的类型较多，可选择常规 X 线放疗、直线加速器 X 刀、γ 刀等。近年由于在照射部位，照射总量和单次剂量的精确估计、安排等方面都大大地减少了误差，提高了放射治疗效果。在美国，有应用质子或小粒子治疗垂体腺瘤的报道，效果亦好，但尚未广泛应用。

常规垂体放疗原则上与手术或药物配合应用。大腺瘤切除不彻底，易复发，再次手术的危险性高，故术后常辅以放疗。总之，放疗在治疗与防止术后复发中是有效的，但也有放疗后产生胶质瘤的报道。

六、垂体卒中

垂体卒中的并发率为 3% ~ 7%。文献报道，绝大多数发生在垂体嫌色性腺瘤中，其次为肢端肥大症。一般多见于大腺瘤，男性患者多见，男女比为 2 ∶ 1。其之所以发生，是垂体腺瘤生长过程中，瘤体生长过快，瘤内压递增引起血供障碍，致使发生退变，血管破裂，瘤内出血，造成瘤体突然膨大，引起突发性鞍区压迫综合征。其典型症状是突然剧烈头痛、呕吐、视力障碍，且伴有脑膜刺激症状、复视、眼肌麻痹，重者可伴有意识障碍，甚或猝死。Bill 等报道，垂体卒中头痛占 95%、呕吐占 69%、眼肌麻痹占 78%、视力障碍占 64%。CT 检出率仅占 46%。一般在既往有垂体腺瘤病史或有典型临床表现者诊断不难。文献报道，垂体卒中总死亡率为 30%，故一旦确诊，外科手术减压应该是越快越好。若迟于 1 周后再行治疗，可能会延误视力功能的恢复。

第二节　巨人症与肢端肥大症

一、病因

（一）GH 分泌异常

由 GH 及其靶激素 IGF-1 持续过度分泌所致。GH 分泌受下丘脑激素的双重调节，GH 释放激素（GHRH）刺激 GH 分泌，而生长抑素（SS）抑制其分泌。许多 GH 分泌性垂体腺瘤中存在 SS 受体（SSTRs）表达，瘤细胞的 SSTRs 密度与其对 SS 类似物的分泌反应有关，但奥曲肽抑制 GH 分泌的作用依赖于 SSTR 亚型及腺苷环化酶的活性。

（二）GH 细胞增生

GH 细胞数目增多，其中主要由多分泌颗粒或少分泌颗粒的 GH 细胞或 PRL/GH 细胞构成。一般来说，多分泌颗粒的 GH 细胞及 PRL/GH 瘤生长缓慢，而少分泌颗粒的 GH 细胞腺瘤生长迅速，易发生局部浸润，GH 细胞癌十分罕见。GH 细胞增多的病变可位于下丘脑、垂体甚至颅外。

二、发病机制

（一）体细胞突变

最常见的由于兴奋性 G 蛋白的调节 α 亚单位发生点突变，而使腺苷酸环化酶自动激活，通过 cAMP 使蛋白磷酸化及细胞生长和分化，导致生长激素分泌瘤的发生。

（二）垂体瘤转化基因（PTTG）的作用

PTTG 编码是一种含 199 个氨基酸残基的蛋白质，在正常垂体组织中不表达，但在体内及体外均显示较强的肿瘤转化作用，提示 PTTG 可导致 GH 分泌瘤的发生。

（三）GHRH 和生长因子的作用

下丘脑 GHRH 瘤及异位 GHRH 瘤能引起垂体 GH 细胞增生或 GH 的生长和侵袭有关，但有的临床不表现为肢端肥大症，这与肿瘤恶性度高、患者寿限大为缩短、尚未能达到充分表现，以及所合成的 GHRH 量尚不足以刺激垂体分泌过多的 GH 有关。胰腺、肺、肾上腺、乳腺、卵巢和神经节肿瘤可伴有肢端肥大症。手术切除这些肿瘤后，GH 过度分泌状况以及由此产生的临床表现随之缓解。在罕见的先天性垂体增生的巨人症患者中，也可检测出GHRH。故GHRH是产生垂体肿瘤的病因之一。

垂体肿瘤细胞产生多种生长因子，在肿瘤形成中起重要作用。转化生长因子α（TGF-α）可能导致垂体GH分泌及GH细胞增生。GH瘤也有上皮生长因子（EGF）和TGF-α。受体的过度表达，可能与GH瘤的生长和侵袭有关。

三、临床表现

多数患者起病缓慢，半数患者的病程在5年以上，最长者可超过30年。临床表现因性别、发病年龄、肿瘤大小、激素分泌等不同而异。病情活动一段时间后可出现非活动期，但亦有少数病例病情自幼发生，缓慢进展而导致肢端肥大性巨人症。

（一）GH瘤和GH过度分泌表现

1. 身高

过度分泌的GH促进骨骼生长发育，长骨的纵向生长加速。GH瘤如发生于骨骺融合前，身高明显长于同龄儿童，超过正常范围的2个标准差以上，一般至青春期发育完成后，达到1.8m（女性）及2.0m以上。据记载，最高的男性巨人症为3.0m，女性为2.47 m，可伴有McCune-Albright综合征、继发性糖尿病、继发性骨质疏松及性腺功能减退症。

2. 软组织与皮肤变化

开始表现为面部、手足等部位的软组织增厚。最初，患者自觉鞋、帽、手套嫌小，随后全身皮肤及软组织增生肥大，皮肤变厚变粗，真皮结缔组织及皮下组织增多。皮肤改变以头面部最明显，与骨骼改变共同形成肢端肥大症的特殊面容。患者头皮过度增生，并有深褶呈回状。颜面皮肤及软组织增厚，额部有深皱褶，皮肤线纹减少。鼻肥大，鼻内组织增生可引起呼吸受阻或嗅觉减退。唇厚舌大、舌刺肥大、声带厚长，扁桃体、悬雍垂及软腭增厚。声音低沉，女性声音变粗，睡眠时出现打鼾。外耳肥厚、鼓膜增厚，可使咽鼓管阻塞，偶伴耳鸣、耳聋。皮脂腺增生肥大，皮肤多油脂。汗腺肥大，出汗多（为病情活动的重要指征）。毛囊扩大，女性多毛。部分患者伴皮赘及多发性神经纤维瘤。

3. 骨关节系统

患者的外貌变化明显，眶上裂、颧骨及下颌骨增大突出，额骨增生、肥大，前额斜度增长，眉弓外突，下颌突出致牙齿分开、咬合错位。鼻旁窦及额窦可显著增大。枕骨粗隆凸出。咽喉增大增宽。胸骨凸出、肋骨延长且前端增宽呈念珠状、胸廓前后径增大呈桶状。椎体延长、加宽、增厚，其前部增生较两侧为甚，呈明显后弯和/或侧弯畸形。椎间孔四周骨质增生压迫神经根而致腰背痛。骨盆增宽，四肢长骨变粗。手脚掌骨宽厚如铲状，手指、足趾增宽，指端呈簇状，平底足，此在X线片上具有诊断特征性。

骨关节症状常见，按其发生顺序为腕管综合征、背痛及周围关节痛。四肢端肥大症关节软骨增厚，手指关节骨增生，可伴少量非炎症性渗出液。

4. 心血管系统

心血管系统病变是肢端肥大症患者的主要死因之一。肢端肥大症所致的心脏病属于典型的高动力型肥厚型心肌病（肢端肥大症性心肌病），其病因和发病机制与以下因素有关：① GH 和 IGF-1 的致心肌肥大作用；②糖代谢异常（主要是高血糖和显著的胰岛素抵抗）；③血容量增多；④弥漫性血管病变（主要是外周阻力血管）；⑤动脉粥样硬化。

（1）高血压：发生率较正常人高 30% ~ 63%，但高血压一般较轻，并发症少，对降压药有较好反应。高血压的发病机制是多因素的：①血浆肾素活性低，类似于低肾素性原发性高血压；②伴水钠潴留，但不是盐皮质激素分泌过多所致，而血中地高辛样物增加动脉平滑肌张力而产生高血压；③细胞外液容量增加时，血浆心钠素的代偿性增高受阻；④尿儿茶酚胺排量正常；⑤个别肢端肥大症为 MEN 的一种表现，同时伴有嗜铬细胞瘤或醛固酮瘤时亦可引起高血压。经治疗后，其可交换钠、总体钠、血浆容量及总体水分减少，少数患者的血压降至正常。

（2）心脏肥大及左室功能不全：活动性肢端肥大症患者多有心脏肥大和心肌肥厚，经治疗后可减轻。心肌损害多无自觉症状，31% ~ 51% 患者有左心室射血分数降低，少数患者可发展为心力衰竭。由于心脏扩大比其他全身脏器增大更明显，因此不能用 GH 促进蛋白质合成来解释。研究提示，心脏改变不是高血压、动脉硬化或糖尿病的后果，因此提出“特异性肢端肥大性心脏病”的见解。

（3）冠状动脉硬化性心脏病及心律失常：由于 GH 对糖类及脂质代谢的作用，患者过早有动脉粥样硬化。病期 10 年以上者可发生心肌梗死或心律失常，心电图异常约见于 50% 以上的患者。血管疾病是肢端肥大症致死的主要原因之一。

5. 呼吸系统

呼吸系统疾病也是导致肢端肥大症患者死亡的重要原因之一。死于呼吸系统疾病者可比常人高 2 ~ 3 倍，大约与上呼吸道结构改变导致功能异常有关，如黏膜增厚增粗，口咽部及声带间孔狭窄，气道不畅以致容易引起上呼吸道阻塞。另外，与脊柱的后侧凸以及腰肋部的关节病变有一定的关系。肢端肥大症患者支气管黏膜增生增厚，肺泡增大，气道变狭，肺弹性下降，肺活量降低进一步造成肺的顺应性下降，早期仅有上呼吸道阻塞的实验指标改变；慢性上呼吸道阻塞者表现为声音嘶哑和活动后呼吸困难；麻醉、气管插管、拔管或急性上呼吸道病毒感染时发生急性上呼吸道阻塞或阻塞性睡眠呼吸暂停，患者白昼嗜睡、打鼾、憋气，睡眠时可出现严重的呼吸困难和心律失常。

6. 能量代谢的影响

生长激素对能量代谢影响广泛，既影响生长，又能影响糖、蛋白质、脂肪的代谢。就蛋白质而言主要是促进其合成；对脂肪主要是促进外周脂肪分解，并动员至肝脏进行氧化，以致体脂减少、血脂成分改变、HDL减少、LDL和胆固醇增加，这些都促使动脉粥样硬化的形成。脂肪酸被动员至肝脏，经过降解，最后形成酮体。在大量生长激素的作用下，由于肝脏产生的酮体超过了外周组织利用酮体的能力，因而总的来说，机体有酮体积聚的趋势。但在胰岛素存在的情况下，酮体积聚现象不会出现；对年轻的肢端肥大症/巨人症患者的糖代谢异常多是GH过多的并发症，但年老患者还可能合并2型糖尿病。长期GH过多所并发的血糖升高引起胰岛β细胞增生，如代偿不足，则导致血糖升高。GH升高血糖，促使胰岛素分泌。糖耐量减退（IGT）的发生率可高达35%～50%；部分患者糖耐量正常，重者出现继发性糖尿病，发生率为9%～23%。肢端肥大症所致的继发性糖尿病的特点是：①病情多为轻度或中度，病情受进食量、体重、电解质、体重及体力活动等的影响而变化；②偶见糖尿病酮症酸中毒及糖尿病高渗性昏迷；③糖尿病慢性并发症，包括视网膜、肾及神经病变，不多见；④显著胰岛素抵抗；⑤成功治疗GH瘤可使继发性糖代谢紊乱明显改善或消失。

7. 胃肠道系统

肢端肥大症可使内脏普遍性肥大，机制不明。肢端肥大症患者胃肠道息肉和癌症发生率增加，可能与生长激素及IGF–1使细胞增殖有关，有人报道用结肠镜观察到能证实的腺瘤性息肉在本病患者可达30%，也有报道认为肢端肥大症患者结肠癌或息肉癌变的危险性可比一般人群增加4～5倍，包括结肠、胃、食道和黑素瘤（melanoma）在内的恶性肿瘤的发生率可达10%左右。对有皮赘的患者要高度警惕结肠息肉产生的可能，有多个皮赘的患者更应被重视。因此，年龄超过50岁的男性患者，如病程在10年以上，同时有多个皮赘者，更要警惕结肠息肉或腺癌发生的可能。

8. 泌尿生殖系统

生长激素分泌过量，可引起肾脏肥大，肾小球和肾小管的体积均增大，随后是肾脏高滤过，并伴有肾小球入球血管的舒张。男女两性的外生殖器官都增大，男性睾酮分泌增加以致在疾病早期性欲可增强，随着病程的延长性欲逐渐减退，生精减少，生殖能力下降；女性性欲也减退，月经紊乱，闭经不孕，溢乳。男女两性性功能减退发生率分别为46%和70%。总之，肢端肥大症患者性功能减退的原因一方面可能与部分患者伴有高催乳素血症有关，另一方面也可能是由于垂体肿瘤压迫了正常腺垂体的促性腺激素分泌细胞。闭经与肾上腺雄激素分泌增多亦有关，溢乳可能与GH大量分泌有关。部分患者PRL增高，但不一定伴溢乳。

9. 外周神经和神经肌肉组织

肢端肥大症表现出明显的肌无力和感觉异常。其原因可能与骨和软组织增生致神经根受压有关。肌电图和肌肉活检都能说明有肌病和肌萎缩的存在，但肌酸激酶浓度可正常。神经肌肉系统表现可有情绪不稳定、发作性睡病、暴躁易怒、多汗、精神紧张、肌无力、神经肌肉疼痛及腕管综合征等表现。

10. 垂体卒中

垂体GH大腺瘤生长迅速，较多发生出血、梗死或坏死。垂体卒中可自动发生，也可有诱因，如垂体放射治疗（20% ~ 57%）、颅内压增高、糖尿病、抗凝治疗等。

垂体卒中的临床表现依出血和水肿的速度、程度和范围而定，可分为暴发型及隐匿型两类。暴发型的出血量大，发病突然，可有以下三组症状：①垂体瘤迅速扩大，产生压迫症状，如剧烈头痛、呕吐、视野缺损，侵入海绵窦而有动眼神经麻痹等；②瘤内容物或血液进入蛛网膜下隙，引起发热、颈项强直等脑膜刺激征，甚至昏迷；③垂体其他细胞被破坏引起暂时性或永久性靶腺功能减退症。隐匿型可有多次小量出血，每次发作时可无症状，但在垂体组织破坏达到一定程度后，出现垂体功能减退的相应表现。

（二）肿瘤压迫表现

垂体GH瘤对蝶鞍附近结构的压迫方向和程度与蝶鞍的大小、形状及鞍膈完整情况有关。GH瘤压迫正常垂体组织，发生腺垂体功能减退和高PRL血症，女性患者常有闭经、溢乳。高PRL血症可能是由于肿瘤压迫垂体柄及垂体门脉系统，使PRL抑制素不能到达腺垂体而导致腺垂体分泌PRL增加，也可能是由于同时合并PRL瘤所致。另外，GH的分子结构同PRL存在一定的同源性，故GH有溢乳活性。有的患者有多发性内分泌腺肿瘤综合征1型（MEN1）的家族史，尽管MEN1肢端肥大症的发病率不高，但若患者发生低血糖、血钙显著升高应高度怀疑本病的存在。甲状腺可呈结节性或弥漫性肿大，甚至可发生甲状腺功能亢进症。

1. 头痛

头痛为常见症状之一，但其严重程度并不一定与肿瘤的大小成比例，如鞍内肿瘤向上生长时，由于鞍膈的膨隆，可引起头痛；肿瘤侵犯至鞍旁甚至鞍外时，脑膜和血管膜受压时也可出现头痛。晚期肿瘤累及第三脑室及室间孔致颅内压升高，可有全头痛，并伴有恶心、呕吐、视盘水肿等。

2. 视力障碍

由于垂体肿瘤对视神经或血管的压迫，视神经萎缩导致视力障碍。视力阻碍发展慢，可先发生于一侧，继而另一侧也被波及。个别患者因视交叉附近出血水肿，视力骤然下降，甚至失明；若卒中病情缓解，出血水肿吸收，视力也可好转。视力检查的主要表现如下。

（1）视野缺损：因肿瘤生长方向及视交叉位置而不同，病变常不对称，先有一侧障碍，或一侧的病变较重。一般彩色视野的改变比白色视野出现得早。最常见的视野缺损为双眼颞侧半盲（视交叉中心受压）、单眼颞侧半盲或全盲，久之另眼颞侧半盲（视交叉前方受压）、双眼同侧半盲（视交叉后方受压）等。

（2）眼底改变：当视神经持续被压时，视神经乳头变浅苍白（单纯性视神经萎缩）。不伴视神经萎缩的视盘水肿在垂体瘤患者中很少见。

（3）动眼神经麻痹：当垂体肿瘤增大向外上扩展至海绵窦累及海绵窦外侧壁的第Ⅳ、第Ⅵ及第Ⅴ脑神经的1、2支时，临床上表现为复视、斜视，眼球活动失灵、睑下垂、瞳孔散大或光反应迟钝，一般仅在垂体卒中患者中见到。

（三）垂体功能减退

垂体大腺瘤压迫正常组织所致。一般受影响的首先是性腺，成年女性有闭经，成年男性有性功能减退，青少年青春期不发育；甲状腺和肾上腺受影响较少见。

四、实验室检查和特殊检查

（一）血清GH水平的测定

一天中血清GH的水平波动极大，可在0.01 ~ 2.82nmol/L之间波动，正常人的血清GH水平可被高血糖抑制。而病情活动期的肢端肥大症患者血清GH水平持续升高且不被高血糖所抑制。因此，肢端肥大症患者病情是否得到控制或治愈，不仅要看空腹或随机的GH水平，主要是用葡萄糖负荷后血清GH水平是否被抑制到正常来判断。

葡萄糖负荷试验的方法：如果患者体重≤80kg，75g（或100g）口服葡萄糖耐量试验（OGTT），0min、30min、60min、120min及180min分别取血测定血糖及GH水平，如果患者体重＞80kg，按每千克体重给予葡萄糖1.25g。结果判断，如果血糖峰值超过空腹值的50%，且GH水平≤0.05nmol/L，判断为被抑制。对已有糖尿病的患者可以用进餐代替葡萄糖，只要血糖峰值未达到要求，试验需重做。

空腹或随机血清GH水平或一天多次血清GH的水平≤0.05nmol/L时可判断为GH水平正常；若＞0.05nmol/L时须行葡萄糖负荷试验确定诊断。建议选用灵敏度≤0.002nmol/L的GH检测方法。

（二）血清IGF-1水平的测定

GH的作用主要经IGF-1介导来完成。早在1979年已经发现，血清IGF-1水平与肢端肥大症患者病情活动的相关性较血清GH水平更密切，因此，反映肢端肥大症患者病情活动指标，血清IGF-1水平比GH水平更灵敏。

由于血清IGF-1水平的正常值随人的性别和年龄不同而变化，因此，测定结果应与性别和年龄匹配的正常值相对照。当患者血清IGF-1水平高于同年龄、同性别的正常人均值2个标准差以上时，判断为血清IGF-1水平升高。另外，由于血清中99%的IGF-1与其结合蛋白（IGFBP）结合，血中IGFBP会干扰IGF-1的检测，所以，在进行血清IGF-1水平测定时，对血样品的保存（应该在取血后1 h内分离血清冻存或测定）及操作步骤全过程要严格，需按操作说明进行，以保证测定结果的准确性。

当血清 GH 水平和 IGF-1 水平不一致，其中 1 项正常时，要重复这 2 项指标的测定，并要密切随诊观察，定期测定二者水平。

（三）GHRH 兴奋试验

静注 GHRH 100μg，分别于注射前 15min 和注射后 0min、15min、30min、45min、60min、75min、90min、105min 及 120min 测血 GH。一般将血 GH 高于其基础值 2 倍作为阳性依据。多数垂体性肢端肥大症患者对 GHRH 兴奋反应与正常人相似，大多数异源 GHRH 过度分泌的患者对小剂量 GHRH 无反应。这些患者的靶腺可能存在活化性 Gsa 突变。GHRH 兴奋试验结合岩下窦采血测定可用于确诊隐匿型 GH 瘤。

（四）TRH 兴奋试验

正常人对静脉注射 TRH 200 ~ 500μg 时无 GH 分泌反应，但肢端肥大症患者多有反应。静脉注射 TRH 200 ~ 500μg，分别于注射前 15min，注射后 0min、15min、30min、45min、60min、75min、90min、105min 及 120min 检测血 GH（以 TSH 或 PRL 作为内对照），GH 上升 50% 或 GH 浓度高峰值达到 5μg/L 为阳性反应（75%）。患者的 GH 分泌能被 TRH 兴奋，表明有残留肿瘤组织，故可用来预测手术后复发的可能性。但 TRH 在一些非肢端肥大情况下可刺激 GH 分泌，如未控制的糖尿病饥饿、肝肾衰竭、抑郁症、精神病及一些健康年轻妇女。对血 GH 正常而 IGF-1 升高患者的诊断有一定帮助。注射 TRH 后的 GH 升高反应为非特异性。本试验偶可诱发垂体 GH 瘤出血，亦不能鉴别 GH 瘤和异源性 GHRH 瘤。

（五）促性腺激素释放激素（GnRH）兴奋试验

有些肢端肥大症患者出现 GnRH 诱导的 GH 分泌。静脉注射 100μgGnRH，分别在注射前 15min，注射后 0min、15min、30min、60min、75min、90min、105min 及 120min 测血 GH。部分患者在注射后 15min 或 30min 出现 GH 分泌反应。

（六）多巴胺抑制试验

正常情况下，多巴胺（通过下丘脑）间接促进 GH 分泌，GH 瘤患者在应用多巴胺后，GH 分泌受抑制，大概是多巴胺直接作用于瘤细胞，抑制 GH 分泌所致。静脉注射用量为每分钟 5μg/kg，于注射后 0min、15min、30min、60min、90min、120min 采血测 GH（平均抑制率为 70%）。

（七）精氨酸抑制试验

精氨酸通过抑制生长抑素（SS）使 GH 分泌增加，肢端肥大症活动期可表现为无反应。试验前一天晚餐后禁食，次日早晨在空腹休息时静脉滴注 L- 精氨酸 0.5g/kg（溶于 250mL 生理盐水中），持续滴注 30min，于滴注 0min、30min、60min、90min 及 120min 采血测 GH。

（八）其他垂体功能的评估

血 PRL、尿促卵泡素、黄体生成激素（FSH、LH）、促甲状腺激素（TSH）、促肾上腺皮质激素（ACTH）水平及其相应靶腺功能测定。

五、影像学检查

（一）骨骼 X 线检查

主要用于蝶鞍和全身骨骼检查。

1. 全身骨骼

全身骨骼均匀性增长变粗，二次骨化中心出现及愈合均可延迟，在颅骨及手足骨具有较典型的 X 线表现，但骨皮质与骨松质密度及结构一般正常。内外板增厚，以板障增厚为著；下颌骨升支伸长、下颌角变钝、体部前凸，咬合时下齿在上齿之前，鼻窦及乳突均气化过度。末节指骨骨丛增生呈花簇状为其特征，可并有手足骨增粗、骨皮质增厚、关节间隙增宽、掌骨与近侧指骨头部小的外生骨。跟垫软组织增厚，椎体增大，椎体后缘呈贝壳样变形，胸椎体楔形变及脊柱后凸畸形。

2. 蝶鞍

正常成人蝶鞍长 7 ~ 9mm（平均 7mm），深 7 ~ 14mm。多数肢端肥大症患者蝶鞍显著扩大，鞍底呈双重轮廓，肿瘤巨大时可破坏鞍背和鞍底。

（二）MRI 和 CT

MRI 和 CT 扫描可了解垂体 GH 腺瘤的大小和腺瘤与邻近组织关系，MRI 优于 CT_3 对微腺瘤的观察，高分辨薄分层、增强扫描及动态增强 MRI 扫描等技术可提高检出率。对大腺瘤通过这些技术可了解腺瘤有无侵袭性生长，是否压迫和累及视交叉（鞍旁或鞍下等）。

若 MRI 未发现垂体腺瘤或术后垂体病理检查为垂体 GH 细胞增生时，应检查是否存在下丘脑、胸部、腹部或盆腔的分泌生长激素释放激素（GHRH）的肿瘤，有条件时可检测血清 GHRH 水平。采用核素标记的奥曲肽显像有助于诊断分泌 GHRH 的肿瘤。

六、病理诊断

垂体性的 GH 过度分泌以腺瘤为主，病理类型有致密颗粒型或稀疏颗粒型 GH 细胞腺瘤或增生、GH 和催乳素（Prolactin，PRL）混合细胞腺瘤、嗜酸干细胞腺瘤及多激素分泌细胞腺瘤等。

七、诊断

根据患者的临床表现、实验室检测以及影像学检查，不仅要做出肢端肥大症的诊断，更重要的是要根据上述方法对患者的病情活动性、各系统急慢性并发症及治疗后病情活动性的控制情况做出明确的判断。

（一）早期诊断线索

详细病史和体格检查是诊断的基本依据，实验室检查和特殊检查有助于确定疑难病例的诊断，为防止漏诊非典型病例，对所有的垂体瘤患者都要行血 PRL、GH 和 TGF-1 测定。下列表现有助于早期诊断：①身材过高或全身骨骼均匀性增长变粗、面貌改变、肢端肥大、多汗、关节及肌肉疼痛；②血 GH 和/或 IGF-1 明显升高；③PCOS 样表现，但生化检查不支持其诊断；④不明原因的血磷升高；⑤不明原因的糖代谢异常；⑥不明原因的视力障碍。

（二）诊断依据和内容

典型病例的诊断并不困难，一般根据患者的特征性外貌及其他典型临床表现，结合血 GH 和 IGF-I 测定结果，即可确立诊断。垂体 GH 微腺瘤的诊断较困难，多依赖于高分辨 CT 或 MRI 检查。肢端肥大症/巨人症的诊断应包括下列项目：①明确是单一的垂体 GH 瘤，或 GH/PRL 瘤，或其他导致 GH 分泌过多的病变（如 GHRH 分泌异常）；②判断 GH 瘤的良恶性特征以及肿瘤的活动性；③是否存在垂体功能减退、继发性糖尿病、视力障碍、肿瘤等并发症；④排除多发性内分泌腺肿瘤（MEN）和 G 蛋白病（如 McCune-Albright 综合征）可能。

（三）GH 瘤病情活动程度的判断

GH 瘤病情活动程度可从以下方面来判断：①肢端进行性增大；②视野进行性缩小；③头痛、多汗、关节和肌肉疼痛加重，或出现溢乳、高钙尿症、高磷血症或高磷酸酶血症；④继发性糖尿病症状加重；⑤血 GH 或 IGF-1 明显升高。

八、治疗

（一）肢端肥大症的治疗目标

（1）将随机血清 GH 水平控制到 < 0.12nmol/L，口服葡萄糖负荷后血清 GH 水平 ≤ 0.05nmol/L。

（2）使血清 IGF-1 水平下降至与年龄和性别相匹配的正常范围内。

（3）消除或者缩小垂体肿瘤并防止其复发。

（4）消除或减轻临床症状及并发症，特别是心脑血管系统、呼吸系统和代谢方面的紊乱。

（5）尽可能地保留垂体内分泌功能，已有腺垂体功能减低的患者应做相应靶腺激素的替代治疗。

国外研究表明，肢端肥大症患者糖负荷后 GH 谷值＜ 0.05nmol/L 时，患者生存概率与正常人相似。GH 水平介于 0.05 ~ 0.09nmol/L 时，患者的生存概率明显下降。因此，须将 GH 水平控制到随机 GH 水平＜ 0.12nmol/L，糖负荷后 GH 谷值低于 0.05nmol/L，才能使患者的存活率接近正常人。手术、放射治疗和药物治疗都是达到上述治疗目标可选择的方法。遗憾的是，要使患者达到全面的治疗目标，并尽量保全患者的垂体功能，目前的三种治疗方法各有利弊。

（二）肢端肥大症的治疗方法

1. 手术治疗

手术切除肿瘤是大部分垂体 GH 腺瘤的首选治疗方法。最新研究表明，经蝶窦手术切除垂体腺瘤对肢端肥大症患者安全有效，与其他手术方法（如开颅手术）相比，并发症更少，病死率更低。对于新诊断的肢端肥大症患者，经蝶窦手术的治愈率分别是微腺瘤的 80% ~ 91%、大腺瘤的 40% ~ 52%。

（1）方法

①经颅垂体瘤摘除术。可采用经额叶、经颞叶或经蝶骨翼（前外侧）入路方式。经额叶入路和经颞叶入路对微腺瘤和鞍内肿瘤切除不满意，经蝶骨翼（前外侧）入路适宜于垂体腺瘤向视交叉后上方、向旁发展者或侵入海绵窦者。

②经蝶垂体瘤切除术。已有多种改良术式，包括经口鼻蝶窦入路、经鼻（单侧或双侧）蝶窦入路、经筛窦蝶窦入路和上颌窦蝶窦入路，目前大多数采用 Hardy 改良的经口鼻蝶窦入路手术方法。手术并发症主要有脑脊液鼻漏、动脉损伤、出血、术后视力缺失、尿崩症、术后痴呆、鼻窦炎、鼻炎、鼻中隔穿孔等。

（2）手术治疗的优势及注意事项

①手术治疗的优势。手术治疗肢端肥大症的优势为 50% ~ 70% 病例可一次性治愈。成功的手术可以立即降低血 GH 水平，缓解肿瘤压迫。对巨大的 GH 腺瘤，肿瘤可能已侵犯周围组织，手术即使不能完全切除肿瘤，也可降低肿瘤危害，同时使用辅助治疗措施，如放疗、药物治疗或二者联用以获得最佳疗效。手术治疗的另一个优势是可以获得组织标本进行病理诊断和科学研究。

②手术治疗的并发症。虽然目前手术治疗肢端肥大症已取得了长足的进步，但仍然存在一定的风险和问题，如患者会有全身麻醉的风险，可能损伤颅内重要的神经、血管和脑组织，可能影响视觉，产生脑脊液鼻漏或脑膜炎。还有可能出现术后垂体前叶功能减低，其发生率在有经验的神经外科医生中为 3% ~ 10%。垂体腺瘤的手术应在拥有相应学科专家小组的治疗中心完成，以达到最理想的手术效果。这个小组应该包括内分泌学、神经外科学、放射治

疗学、病理学和放射影像学方面的专家。

③手术治疗的适用人群。有严重急性肿瘤压迫症状（如视功能进行性障碍或复视）及垂体功能减低的患者应及早手术治疗。凡确诊患者原则上皆适于手术治疗。有些患者不适合接受手术，此时应考虑药物治疗。包括：周身情况较差，难以承受手术的风险的患者；因气道问题麻醉风险较高的患者；有严重的肢端肥大症全身表现（包括心肌病、重度高血压和未能控制的糖尿病等）的患者。这些患者中有些经药物治疗后可适合手术，术前药物治疗可降低患者的手术风险，最终改善手术效果。

④手术禁忌证。主要为：鼻部感染、蝶窦炎、鼻中隔手术史（相对禁忌）；巨大垂体腺瘤明显向侧方侵入海绵窦、中颅窝，向额叶底、向鞍背后方斜坡发展者（相对禁忌）；有凝血机制障碍或其他严重疾病而不能耐受手术者。

开颅垂体腺瘤大部切除术只在少数情况下采用。内镜下手术是我国近年来应用的方法，适合切除中小垂体瘤，也可用于大腺瘤，手术应由经验丰富的神经外科医生实施。部分患者可在术前使用生长抑素类似物治疗，提高手术切除疗效。

2. 药物治疗

药物治疗主要适用于：①不能手术或不愿手术者；②不能放疗或不愿放疗者；③手术或放疗效果不佳或复发者；④辅助治疗。

肢端肥大症的药物治疗包括生长抑素受体配基（SRL）即生长抑素类似物（SSA）、多巴胺激动剂、GH 受体拮抗剂。生长抑素类似物目前是药物治疗中的首选。

（1）生长抑素类似物：人类生长抑素（SST）是由下丘脑分泌的 14 个氨基酸组成的环状多肽。天然的 SST 其血浆半衰期不足 3min，合成的 SST 类似物（奥曲肽、奥曲肽长效缓释剂 LAR、兰瑞肽）可以模拟 SST 的生理作用，抑制 GH 过度分泌。奥曲肽 LAR 每 28d 肌肉注射 1 次（10 ~ 30 mg），可以产生与每天 3 次皮下注射剂型相同的临床效果，从而提高了患者的依从性。

生长抑素类似物在肢端肥大症治疗中的 5 个阶段发挥作用：①一线治疗适用于出现并发症、代谢紊乱严重、不适于手术以及恐惧手术治疗的患者；②手术前治疗，缩小肿瘤术前体积，短期使用生长抑素类似物，大部分患者垂体肿瘤缩小，GH 水平明显降低或正常，可能提高手术效果。对有明显呼吸功能障碍和心功能不全的患者，术前药物治疗（生长抑素类似物配合其他内科治疗）降低血清 GH 水平，可以改善心、肺功能以降低麻醉和手术风险，同时可缩小肿瘤体积，故有可能改善手术效果。因此，在对使用生长抑素类似物治疗的最初反应评估后，应决定是否继续药物治疗或进行外科手术；③肿瘤切除后残余肿瘤的辅助治疗。研究表明，如果以糖负荷后 GH 谷值＜ 0.05nmol/L 为治愈目标，则约 10% 的微腺瘤和 55% 大腺瘤患者手术后需要辅助治疗；④放疗后的过渡治疗，由于放疗后血清 GH 和 IGF–1 水平下降缓慢，所以，在放疗充分发挥作用之前的等待期，可以用生长抑素类似物进行过渡期的治疗；⑤并发症治疗，生长抑素类似物治疗可改善高血压、心功能不全、呼吸功能障碍等肢端肥大症引起的并发症。

生长抑素类似物的疗效：①缩小肿瘤体积。生长抑素类似物的治疗可使 42% 的患者肿瘤缩小；超过 97% 患者的肿瘤生长得到控制；②控制血清 GH 和 IGF-1 水平。生长抑素类似物可有效控制术后和新诊断患者的血清 GH 和 IGF-1 的高分泌状态；③改善临床症状。生长抑素类似物通过有效控制血清 GH 和 IGF-1 水平，缩小肿瘤体积，从而全面控制肢端肥大症症状。

（2）GH 受体拮抗剂：GH 受体拮抗剂，如已上市的培维索孟（pegvisomant）是相对较新的一类药物，可与天然 GH 竞争性结合 GH 受体，直接阻断 GH 的作用，导致 IGF-1 的合成减少。此药在阻断 GH 的作用和降低血清 IGF-1 水平的作用上有效率高、起效快。缺点是 GH 不降低并有升高，部分患者肿瘤增大及肝酶增高，其临床长期使用的安全性尚未得到全面证实。

（3）多巴胺受体激动剂：多巴胺受体激动剂可以通过下丘脑的多巴胺受体而抑制 GH 的释放。常用的多巴胺受体激动剂包括麦角衍生物溴隐亭、卡麦角林等和非麦角衍生物如喹高利特等。这类药物在 GH 水平轻中度升高的患者中，有 10% ~ 20% 的患者 GH 和 IGF-1 水平降至满意水平，其剂量是治疗 PRL 瘤的 2 ~ 4 倍。目前国内仅有第一代多巴胺受体激动剂溴隐亭，国内使用经验表明，该药降低 GH 至满意水平的很少。

3. 放射治疗

（1）放疗的地位：考虑到血清 GH 水平下降缓慢及垂体功能低下等并发症，放疗通常不作为垂体 GH 腺瘤的首选治疗方案，而最常用于术后病情缓解不全以及残留肿瘤的辅助治疗。手术后仍存在 GH 高分泌状态的患者可进行放疗。不能手术的患者，放疗也可作为选择的治疗方法。

（2）放疗的方法：传统的分次放疗通常需要 6 个月至 2 年才能起效，部分需要 5 ~ 15 年才能完全发挥作用，过去用于控制肿瘤生长和达到生化缓解的目的。最近，有研究观察了对垂体残余瘤灶进行大剂量定位放疗（单次或多次）的效果。这些放疗方法包括立体定向放射治疗（伽玛刀及 X 线刀）和质子束治疗。

（3）放疗的并发症：放疗最常见的并发症为垂体前叶功能受损，发生率 30% 左右，通常需要激素替代治疗长期随访研究显示，传统放疗的垂体功能受损发生率较高。各种垂体瘤放疗方法较少见的并发症还有视觉受损、放射性脑坏死和继发恶性肿瘤。特别是对于有脑血管疾病和器质性脑病变的患者，放疗潜在的神经精神作用以及继发性肿瘤的发生率尚须进一步研究。放疗的缺点还包括传统放疗 GH 水平下降缓慢。

（三）治疗流程

肢端肥大症的治疗方案是根据下面两个因素确立的：①当地是否具备内分泌科、神经外科、放疗科和影像学专家组成的治疗小组；②患者是否能承受检查和治疗的费用。

但是无论如何，对 GH 分泌的抑制应控制在最佳水平。在决定哪种方法更有利于获得生化指标的控制和缓解肿瘤压迫效应时，治疗小组应该为每一位患者权衡风险和利益、治疗禁忌证和不良反应。需考虑的因素包括疾病的严重程度、肿瘤对周围结构的压迫效应、潜在的远期垂体损害，特别是对于年轻的生育期患者，垂体功能的保全应充分考虑。

多数患者将手术作为一线治疗，如果手术未能治愈，则可接受药物治疗。如果最大剂量的 SSA 或多巴胺受体激动剂或 GH 受体拮抗剂仍不能充分地控制病情，则应根据疾病的临床活动性和生化指标，考虑进行放疗，或者再次手术。也有部分患者先使用 SSA 药物治疗，如果血清 GH 和 IGF-1 生化指标仍异常，则使用 SSA 和 GH 受体拮抗剂治疗。

（四）诊治规范

1. 诊断流程

患者初诊时，首先应该做定性诊断（血清 GH 随机值、葡萄糖 GH 抑制试验、GH 谷值和 IGF-1 值），同时应做定位诊断（鞍区 MRI 或 CT）。另外，还应该对垂体功能进行全面评估［血 PRL、FSH、LH、肾上腺素（E2）、甲状腺素（T）、ACTH、皮质醇（F）、TSH、三碘甲状腺原氨酸（T_3）、甲状腺素（T_4）等］，同时进行并发症评估。经综合评判采取个体化的治疗方案（手术、药物或放疗）。治疗后，每 3 ~ 6 个月应定期随诊重新评价垂体功能，必要时做鞍区影像学检查。无论病情是否控制良好，都应该终身随诊。推荐常规每年检查 1 次，适时调整治疗方案及相关并发症的处理。

2. 术后监测与长期随访

（1）术后 1 天及出院时，测定血 GH、IGF-1 水平。

（2）患者出院时，强调健康宣教，嘱长期随访对其病情控制及提高生存质量的重要性，并给予随访卡，告知随访流程，患者每年将接受随访问卷调查，若有地址、电话变动时及时告知随访医师。

（3）术后 3 个月复查 OGTT4GH 试验。

（4）术后半年复查垂体 MRI、OGTT4GH 试验，对于有并发症的患者随访相应的检查项目。

（5）对于控制良好的患者，术后每年复查 1 次 OGTT4GH 试验及 IGF-1 水平，术后每年根据患者病情控制的程度复查鞍区 MRI；对于有并发症的患者应每年进行 1 次并发症的评估。

3. 并发症的管理

垂体 GH 腺瘤的并发症可由肿瘤局部压迫、血清 GH 和 IGF-1 水平过高以及其他垂体激素分泌减少引起。为了降低心血管疾病、呼吸系统疾病和恶性肿瘤导致的病死率，应积极控制危险因素和早期筛查，使肢端肥大症并发症的管理规范化。早期筛查需要医生和患者接受全面宣传教育，包括：对临床医生的疾病知识普及和“再教育”，要求临床医生在其他相关科室轮转；普及患者教育，避免患者就诊太晚影响预后的科普教育，以利于早就诊、早发现。

鉴于肢端肥大症是一种少见的慢性疾病，涉及多个学科、多个领域，容易延误诊断及治疗，患者的并发症和病死率相应增加。因此，规范肢端肥大症的诊疗，提高治疗水平，尽可能使我国的诊治规范与国际接轨，实属必要。肢端肥大症的治疗方案应由一个专家小组制定，根据每例患者的具体情况，权衡利弊，制定个体化治疗方案，以达到最理想的治疗效果。这个治疗小组应包括内分泌学、神经外科学、放射治疗学、放射诊断学和病理学等方面的专家。

近30年来，我国在肢端肥大症的诊断和治疗上已取得长足进步，但也存在许多不容忽视的问题。

（1）就诊率低，就诊不及时：医生和患者对该病缺乏足够认识，患者就诊于各科时，医生常未能及时发现该病。有些患者直到出现严重的糖尿病、高血压、心脑血管疾病等慢性并发症时才意识到需要就诊。

（2）各级医院的诊断、治疗以及随访监测水平参差不齐：主要表现为反映病情活动性的主要生化指标血GH及IGF-1的测定不普及。

（3）治愈标准不统一：我国肢端肥大症患者达到治愈标准的血清GH水平不统一：有些地区以葡萄糖负荷后血清GH $<$ 0.47nmol/L或$<$ 0.23nmol/L为标准；有的地区以基础血清GH $<$ 0.23nmol/L、葡萄糖负荷后血清GH $<$ 0.09nmol/L作为治愈标准；甚至有些医院仅以患者主诉、体征来判断患者是否需要治疗。

（4）未形成广泛的多学科干预体系，缺乏诊疗规范：肢端肥大症的治疗需要内分泌科、放射科、神经外科及放疗科等多科协作，才能达到全面、正确、个体化治疗患者的目的。

（5）疾病管理模式尚不完善：医生对疾病的全面管理和患者教育认识不够，缺少完整的长期随访计划，缺少患者生存状态的资料。

第三节　腺垂体功能减退症

一、病因与发病机理

腺垂体功能减退的主要疾病：

（一）原发性

1. 先天遗传性

腺垂体激素合成障碍可有基因遗传缺陷，如垂体先天发育缺陷、胼胝体及前联合发生异常、漏斗部缺失等。

2. 垂体缺血性坏死

妊娠期腺垂体增生肥大，血供丰富，围生期因某种原因引起大出血、休克、血栓形成，使腺垂体大部缺血坏死和纤维化，临床称为希恩（Sheehan）综合征。糖尿病血管病变使垂体供血障碍也可导致垂体缺血坏死。

3. 垂体区肿瘤

为成人最常见的原因，有原发于鞍内的如各种垂体腺瘤、颅咽管瘤，鞍旁肿瘤如脑膜瘤、视神经胶质瘤及转移性肿瘤等。肿瘤增大可压迫正常垂体组织和邻近神经血管组织，出现腺垂体功能减退和周围组织受压表现。

4. 垂体卒中

可见于垂体瘤内突然出血、瘤体突然增大，压迫正常垂体组织和邻近视神经束，呈现急症危象。

5. 医源性

糖皮质激素可抑制下丘脑 CRH- 垂体 ACTH，突然停用糖皮质激素后可出现垂体功能减退，表现为肾上腺皮质功能减退。

6. 其他

感染性疾病（包括炎性肉芽肿）、免疫性疾病、各种浸润性病变、海绵窦处颈内动脉瘤、原发性空蝶鞍征等也可压迫垂体引起垂体功能减退。

（二）继发性

（1）垂体柄损伤破坏。外伤性、肿瘤或动脉瘤压迫及手术创伤，使下丘脑分泌的激素不能输送至正常垂体后叶而出现除 PRL 外的多个垂体激素的缺乏，临床上可表现为腺垂体功能减退症。

（2）下丘脑或其他中枢神经系统病变、创伤、恶性肿瘤、类肉瘤、异位松果体瘤等可导致下丘脑功能受损，从而影响垂体功能。

二、临床表现

（一）基础病的临床表现

产后大出血引起的 Sheehan 综合征常由分娩时胎盘滞留、前置胎盘等原因所致，继而出现产后无乳汁分泌，并有闭经、怕冷、面色苍白等多个内分泌腺体功能低下的表现；垂体及鞍旁肿瘤引起者除有垂体功能减退外，还伴有占位性病变的体征，如头痛、视力障碍、视野缺损等。

（二）腺垂体功能减退的表现

腺垂体功能减退的严重度与垂体被毁的程度有关。据估计，约 50% 以上腺垂体组织破坏后才有功能减退的症状。一般来说，丧失 60% 为轻度，丧失 75% 为中度，垂体组织丧失达 95%，临床表现为重度。

腺垂体多种激素分泌不足的现象大多逐渐出现，一般先出现 PRL、LH/FSH、GH 不足的症状，继而 TSH，最后 ACTH，有时肾上腺皮质功能不足症状的出现可早于甲状腺功能减退。

1. PRL 分泌不足

引起产后无乳汁分泌、乳腺萎缩等。

2. GH 分泌不足

在儿童引起生长停滞、发育缓慢；在成人主要表现为容易发生低血糖，因为 GH 有升血糖作用。

3. LH/FSH 分泌不足，引起性腺功能低下

女性患者表现为闭经、性欲减退或消失、乳腺及生殖器明显萎缩，丧失生育能力。本病患者的闭经和一般绝经期妇女的区别是没有血管舒缩紊乱，如阵发性面部潮红等。男性患者表现为第二性征退化，如阴毛稀少、声音变得柔和、肌肉不发达、皮下脂肪增多，以及睾丸萎缩、精子发育停止、阴囊色素减退、外生殖器和前列腺缩小、性欲减退、阳痿等。

4. TSH 分泌不足，引起甲状腺功能低下

主要表现为怕冷、无力、皮肤干燥、表情淡漠、反应迟钝、记忆力下降，有时甚至出现幻觉、狂躁等精神失常症状。本病出现典型的黏液性水肿者较少，这是与原发性甲状腺功能减退所致黏液性水肿不同之一。另外，通常无甲状腺肿；心脏多不扩大，往往反而缩小，也可与原发性甲状腺功能减退相鉴别。

5. ACTH 分泌不足，引起肾上腺皮质功能减退

早期或轻症者症状不明显，常表现为容易疲乏、体力虚弱、机体免疫防御功能降低而容易感染，也可以出现厌食、恶心、呕吐等消化系统症状；由于血浆 ACTH 及皮质醇均低下，因而，患者面色苍白、乳晕色素减退，同时出现低血糖症和低血压症。

促肾上腺皮质激素缺乏时，糖皮质激素所受影响最严重，分泌明显减少，而盐皮质激素醛固酮所受影响不如糖皮质激素严重。在基础状态下，尚有一定数量（虽然较正常人为少）醛固酮的分泌，还可保存钠；在钠摄入减少时，肾上腺皮质尚能做出增加醛固酮分泌的反应，虽然反应不如正常人迅速，但可达正常的程度。潴钠作用较正常人稍差，但仍有一定的潴钠能力，因而腺垂体功能减退症患者，不像原发性肾上腺皮质功能减退症那样容易发生严重失钠。

6. MSH 分泌不足

MSH 和 ACTH 都有促使皮肤色素沉着的作用，本病患者由于此两种激素均缺乏，故肤色较淡，即使暴露于阳光之下亦不会使皮肤色素明显加深。正常色素较深部位，如乳晕、腹中线的颜色变淡更为显著。少数患者可有暗褐色斑点，边缘不规则，发生部位无特征性，与慢性肾上腺皮质功能减退症的色素普遍性沉着有明显区别。有时在指（趾）端可出现黄色色素沉着，可能与胡萝卜素沉着有关。

（三）垂体危象

值得引起注意的是垂体功能减退性危象（简称垂体危象）。在全垂体功能减退症基础上，各种应激如感染、败血症、腹泻、呕吐、失水、饥饿、寒冷、急性心肌梗死、脑血管意外、手术、外伤、麻醉及使用镇静药、安眠药、降糖药等均可诱发垂体危象。临床呈现：①高热型（＞40℃）；②低温型（＜30℃）；③低血糖型；④低血压、循环虚脱型；⑤水中毒型；⑥混合型。各种类型可伴有相应的症状，突出表现为消化系统、循环系统和神经精神方面的症状，诸如高热、循环衰竭、休克、恶心、呕吐、头痛、神志不清、谵妄、抽搐、昏迷等严重垂危状态。

三、实验室检查

腺垂体功能情况可通过对其所支配的靶腺功能状态来反映。

（一）靶腺内分泌功能测定

1. 垂体—性腺功能测定

测定血清基础促性腺激素（促黄体激素、促卵泡激素）及性激素（雌二醇、睾酮），可区别患者性腺功能低下为中枢性（继发性）或周围性（原发性）两大类。为了区别患者为垂体性或下丘脑性性腺功能低下症，可以做促黄体激素释放激素（LHRH）兴奋试验；有时做克罗米芬试验和人绒毛膜促性腺激素（HCG）兴奋试验，可分别判断下丘脑和睾丸（或卵巢）的反应性。

2. 垂体—甲状腺功能测定

血清基础状态下 TSH、三碘甲状腺原氨酸（T_3）、甲状腺素（T_4），可以了解有否甲状腺功能减退，并区别为原发性甲状腺功能减退和继发性甲状腺功能减退。有时为了了解垂体的功能，区别为下丘脑性或垂体性功能低下，可以做甲状腺激素释放激素（TSH）兴奋试验。

3. 垂体—肾上腺功能测定

测定血浆 ACTH- 皮质醇、24h 尿 17- 羟皮质醇、24h 尿游离皮质醇等。为了了解垂体的功能，可以做促肾上腺皮质激素释放激素（CRH）兴奋试验、胰岛素低血糖试验等。

4. GH分泌功能测定

直接测定基础血浆GH，但由于本身分泌呈一定脉冲性，可以多次测定取其平均值。如疑有单一性GH不足，尚需查血浆胰岛素样生长因子–I（IGF–I）。为了解垂体的储备功能，可做生长激素释放激素（GHRH）兴奋试验、胰岛素低血糖试验、左旋多巴或精氨酸兴奋试验等。

（二）代谢紊乱状况

1. 糖代谢

大多数患者有低血糖倾向，OGTT曲线低平。

2. 电解质代谢

常有低钠血症，其他电解质大致正常。

3. 水代谢

因皮质功能低下，肾脏排水能力低下，容易发生水肿。

（三）影像学检查

下丘脑—垂体区域的CT、MRI检查，有利于确定该区域占位性病、炎性改变或囊性变等。

四、鉴别诊断

1. 多内分泌腺功能减退症

如Schmidt综合征，为特征性肾上腺皮质功能减退，伴有慢性淋巴细胞性甲状腺炎，垂体激素ACTH和TSH均升高，这是一种自身免疫性疾病。

2. 神经性厌食

多见于年轻女性，常因减肥而过多控制饮食，发展为厌食、消瘦、精神抑郁、月经稀少继而闭经等，但无阴毛、腋毛脱落。

3. 失母爱综合征

与心理、社会因素有关。生长障碍与营养不良、情绪紊乱有关，下丘脑—垂体—靶腺功能偏低。改变环境、得到关怀和改善营养后可显著恢复生长，有认为其垂体功能改变为暂时性，与中枢神经递质作用异常有关。

五、治疗

（一）病因治疗

腺垂体功能减退可由多种原因引起，治疗应针对病因治疗，尤其肿瘤患者可通过手术、放疗和化疗等措施，对于鞍区占位性病变，首先必须解除压迫及破坏作用，减轻和缓解颅内高压症状，提高生活质量。

对于出血、休克而引起缺血性垂体坏死，关键在于预防，加强产妇围生期的监护，及时纠正产科病理状态。

（二）激素替代治疗

腺垂体激素价格昂贵，需注射，应用不便，有些制剂如 TSH 在长期应用后可产生抗体，当周围内分泌腺萎缩严重时，垂体促激素往往不能奏效。由于上述原因，腺垂体功能减退症的治疗，主要是补充周围内分泌腺激素。

1. 肾上腺皮质激素

泼尼松，每日 7.5mg，清晨 5mg 及午后 2.5mg 服用，或用氢化可的松每天 20 ~ 30mg。用药后，患者的体力及精神改善，可免于发生低血糖及低血压，皮脂分泌及出汗较原来增多。如有高热、感染、手术、创伤等并发症时，需增加可的松的剂量，可每日静滴醋酸可的松 100 ~ 300mg，在并发症过后，在数日内递减至原来维持量。潴钠激素，如去氧皮质酮，一般并不需要。

2. 甲状腺激素

可用甲状腺片，开始用小剂量，每日 20 ~ 40mg，在数周内逐渐增至 60 ~ 120mg。如用左甲状腺素，开始每日 50μg，在数周内增至每日 50 ~ 150μg。用甲状腺素治疗后，患者畏寒减轻，精神好转，水肿消失，眉毛生长，心电图有所改善，贫血纠正得好。

需要注意的是，治疗过程中应先补给糖皮质激素，然后再补充甲状腺激素，以防肾上腺危象的发生。对于老年人、冠心病、骨密度低的患者，甲状腺激素宜从小剂量开始，并缓慢递增剂量为原则。

3. 性激素

男性患者，肌注丙酸睾酮（丙酸睾丸素），每周 2 次，每次 25 ~ 50mg。用药后可改善性功能。由于雄激素具促进蛋白质合成作用，患者的体力增强，营养状况好转。

女性患者可作人工周期治疗，如妊马雌酮（结合型雌激素）0.625 ~ 1.25mg/d（月经周期第 1 ~ 25d），甲羟孕酮（安宫黄体酮）5 ~ 10mg/d（月经周期第 12 ~ 25d）以形成人工周期性月经。

4. 生长激素

本病的生长激素补充治疗，主要适用于儿童期患者。可以用重组人生长激素，0.1 ～ 0.15IU/（kg · d），每晚皮下注射 1 次。它能促进生长和合成代谢，提高免疫功能，改善自我感觉。但对肿瘤患者需慎重。

（三）垂体危象治疗

应根据病史和体检，判断昏迷的病因和类型，以加强治疗的针对性。对腺垂体功能减退性昏迷患者，应立即进行挽救治疗。

（1）补充葡萄糖。先静脉注射 50% 葡萄糖 40 ～ 60mL，继以 10% 葡萄糖溶液静滴。为了避免内源性胰岛素分泌再度引起低血糖，除了继续静滴葡萄糖外，还需静滴氢化可的松。

（2）补充氢化可的松。100mg 氢化可的松加入 500mL 葡萄糖液内静滴，第一个 24h 用量 200 ～ 300mg，有严重感染者，必要时还可增加。如并无感染、严重刺激等急性并发症，而为低温型昏迷，则氢化可的松的用量不宜过大，否则有可能抑制甲状腺功能，使昏迷加重。

（3）有失钠病史。例如，呕吐、腹泻及血容量不足表现者，应静滴 5% 葡萄糖生理盐水，需用盐水量视体液损失量及血容量不足严重程度而定。

（4）对水中毒患者，如能口服，立即给予泼尼松 10 ～ 20mg，不能口服者，可用氢化可的松 50mg 溶于 25% 葡萄糖溶液 40mL 缓慢静注，继以氢化可的松 100mg 溶于 5% 或 10% 葡萄糖液 250mL 内静滴。

（5）对低温型患者，应予以保温，注意避免烫伤。应给予甲状腺激素口服，如不能口服则鼻饲。可用甲状腺片，每 6h 30 ～ 45mg；如有 T_3，则效果更为迅速，可每 6h 静注 25μg。低温型患者在用甲状腺激素治疗的同时，宜用适量的氢化可的松（如 50 ～ 100mg 静滴），以免发生严重肾上腺皮质功能不足。

（四）预防和预后

Sheehan 综合征的预后取决于及时诊断和合理治疗，如果不予以处理将危及生命，即使生存，其生活质量和劳动力也受到损害。如果正确诊治，总体预后良好。成人垂体功能减退者心血管疾病死亡率增加，可能与生长激素缺乏和 / 或靶器官激素的非生理性替代治疗有关。

第四节　生长激素缺乏性侏儒

一、病因与发病机制

（一）特发性生长激素缺乏性侏儒症

可能由于下丘脑—垂体及其 IGF 轴功能异常，导致 GH 分泌不足所引起。1/3 者为单纯 GH 缺乏，2/3 者同时伴垂体其他激素缺乏。自生长激素释放激素（GHRH）合成后，约 3/4 的患者在接受 GHRH 治疗时，GH 水平升高，生长加速，从而明确了大部分患者的病因在下丘脑，缺的是 GHRH。

（二）继发性生长激素缺乏性侏儒症

本病可继发于下丘脑—垂体肿瘤，最常见者为颅咽管瘤、神经纤维瘤，颅内感染（脑炎、脑膜炎）及肉芽肿病变，创伤、放射损伤等均可影响下丘脑腺垂体功能，引起继发性生长激素缺乏性侏儒症。

（三）原发性生长激素不敏感综合征

本综合征是由于靶细胞对 GH 不敏感而引起的一种矮小症，Laron 综合征是其典型代表。本病多呈常染色体隐性遗传。其病因复杂多样，多数有 GH 受体（GHR）基因突变所致，少数因 GHR 后信号转导障碍、IGF–1 基因突变或 IGF–1 受体异常引起。

二、临床表现

（一）躯体生长迟缓

大多数患儿出生时身高、体重正常，1 岁左右被发现生长减慢，2 ~ 3 岁时与同龄儿童的身长差异已较明显。躯体生长迟缓，但生长并不完全停止，每年长高不足 4 ~ 5cm，至成年时低于 130cm。骨龄延迟 2 年以上，长骨骨骺融合较晚。部分患者牙齿成熟较迟。

（二）性器官不发育或第二性征缺乏

患者除身材矮小外，常伴有外生殖器和第二性征发育不良，男性患者为睾丸小（为黄豆大小），阴茎幼稚状，无阴毛和胡须，声音为童声；女性则原发性闭经，乳房不发育，无阴毛、腋毛。如果为单一 GH 缺乏者，常表现为青春期发育延迟，外生殖器和第二性征比正常同龄者稍差。如果伴有促性腺激素和促甲状腺激素不足，则第二性征发育更差。

（三）智力发育基本正常

特发性 GHD 患者智力常正常，学习成绩与同龄儿童无差别，但常因身材矮小而出现精神抑郁、自卑感；获得性 GHD 患者受原发病的影响，可以表现为头痛、视力和视野障碍等。

三、实验室检查

（一）生长激素测定

1. 基础状态 GH 测定

早晨空腹状态下血清 GH 测定可作为筛选试验，对 GHD 诊断价值有限，因为 GH 分泌呈脉冲式。为了提高对本病的诊断价值，可以每隔 20min 采血 1 次，连续数小时取其均值。

2. 激发试验

（1）生理性激发试验：常用运动试验，即运动前取血测定 GH，然后活动 20min，如跑步、爬楼梯等，再取血测定 GH。运动后血清 GH 上升达 7μg/L 以上，占正常儿童的 80% ~ 90%，但低值并不能确定 GHD。

（2）药物激发试验：

①胰岛素低血糖试验。早上空腹静脉注射胰岛素，剂量按 0.05 ~ 0.1U/kg 计算，分别于 0min、15min、30min、45min、60min、90min 取血测定血糖和 GH。一般于 30 ~ 45min 出现低血糖反应（心慌、出汗、饥饿，甚至抽搐、昏迷），此时血糖常＜ 2.2mmol/L，可中断试验，即给予葡萄糖和进食。85% 正常儿童低血糖时血 GH ＞ 7μg/L，即呈阳性反应，提示患者 GH 反应正常。

②精氨酸激发试验。方法同上，静脉注射精氨酸，剂量按 0.5g/kg 计算，最大剂量不超过 30g，加入生理盐水中静脉滴注 30min。分别于 0min、30min、60min、90min、120min 取血测定血清 GH。血清 GH 峰值常于 60 ~ 120min 出现。不良反应包括恶心、血管收缩、酸中毒等，一般不严重。

③左旋多巴（L-dopa）激发试验。方法同上，患者空腹口服 L-dopa，按剂量 10mg/kg，最大剂量不超过 500mg。分别于 0min、30min、60min、90min、120min 取血测血清 GH。血清 GH 峰值常于 60 ~ 120min 出现。不良反应以消化道反应多见。

④可乐定激发试验。方法同前，口服可乐定，剂量按 4μg/kg 计算。分别于 0min、30min、60min、90min、120min 取血测血清 GH。血清 GH 峰值常于 60 ~ 120min 出现。不良反应有嗜睡、恶心、呕吐及血压下降等。

⑤ GHRH 激发试验。方法同前，静脉注射 GHRH，剂量按 1 ~ 2μg/kg 计算。分别于

0min、15min、30min、60min、90min、120min 取血测定血清 GH。不良反应有面部发红、发热等。

以上各种 GH 激发试验的一致性较差，且敏感性、特异性也有差异，故临床上常采用两种以上激发试验，若均为阴性反应，则诊断为 GHD。判断 GH 反应标准，常以 GH 峰值＞10μg/L 为阳性（正常）；5 ~ 10μg/L 为部分性 GHD；＜ 5μg/L 为阴性，是完全性 GHD。

（二）IGF-1 测定

IGF-1 主要由肝脏生成，是由 GH 刺激产生，与血清 GH 相平行。但是，IGF-1 浓度随年龄而波动；营养不良、甲状腺功能减退、肾衰竭、糖尿病等均可使 IGF-1 降低；IGF-1 常与胰岛素样生长因子结合蛋白（IGFBPs）结合。故 IGF-1 测定常用于 5 岁以后儿童的筛选试验。

（三）胰岛素样生长因子结合蛋白（IGFBPs）测定

IGFBPs 是 IGFs 的主要运载蛋白，测定时无须分离 IGFs 和结合蛋白，灵敏度达 93%，较少受年龄、营养的影响。IGFBP3 是血清中主要的 IGF-1 结合蛋白，测定 IG-FBP3 可反映 IGF-1 的水平，IGF-1 与 IGFBP3 测定结果重复性由于药物性 GH 激发试验或 GH 自主分泌功能测定。

（四）影像学检查

骨龄测定有助于区别克汀病、GHD，并对治疗效果判断有帮助；蝶鞍区 X 线片、CT 或 MRI 对获得性 GHD 的病因学诊断很有帮助。

四、诊断与鉴别诊断

（一）诊断标准

1. 常用诊断标准

垂体性矮小的诊断要点是：①身高在同地区、同性别、同年龄正常儿童身高的 -3SD（标准差）以下者，应立即进行常规病因的筛选及垂体功能检查；②身高低于同性别、同年龄正常儿童身高 2 ~ 3SD 者，应作常规病因的筛选检查，若未发现异常，应至少观察生长速度 6 个月；③身高在同性别、同年龄正常儿童身高 0 ~ 2SD 之间者，观察生长速度 6 个月后，再决定是否需做病因检查；④生长速度低于同性别、同年龄正常儿童 3 个百分位数者，不论其身高是否正常，均应进行病因检查。

2. 上海市儿科研究所的诊断标准

①身高低于同年龄、同性别正常人 2SD 或 3 个百分位（根据 Stadiometer 测定）；②生长速率＜ 4cm/ 年；③ X 线骨龄落后于同年龄、同性别正常均值 2 年以上（根据 Greulichpyle 图谱评价）；④三种 GH 激发试验（左旋多巴、可乐定及 GHRH）的血 GH 峰值均＜10μg/L；⑤排除其他造成生长迟滞的因素。

3. 我院现用的诊断标准

①身高年均增长率＜4cm，较同年龄、同性别正常人均值低 –2SD 以下；②典型临床表现，面容、体态幼稚，第二性征发育延迟或缺乏；③骨龄检查结果均较实际年龄落后 2 年以上；④左旋多巴及胰岛素低血糖激发试验示 GH 峰值＜5μg/L；⑤排除其他肝、肾功能异常，染色体及内分泌疾病（如甲状腺功能减退等）。

（二）鉴别诊断

垂体性矮小症主要依据其临床特点和血清 GH 明显降低做出诊断，必要时可进行 GH 兴奋试验，如血清 GH 仍无明显升高（＜5μg/L）则符合本病的诊断。在临床上，本病需与其他疾病相鉴别。

1. 全身性疾病所致的矮小症

患者在儿童时期患有心、肝、肾、胃、肠等慢性疾病或各种慢性感染，如结核病、血吸虫病、钩虫病等都可因生长发育障碍而致身材矮小。

2. 呆小症（克汀病）

甲状腺功能减退发病于胎儿或新生儿，可引起患者的生长发育障碍。患儿除身材矮小外，常伴有甲状腺功能减退表现及智力低下。

3.Turner 综合征

为性染色体异常所致的女性分化异常，其性染色体核型常为 45，XO。除身材矮小外，伴有生殖器官发育不全，原发性闭经，亦可伴有颈蹼、肘外翻、盾形胸等畸形，患者血清 GH 正常。

4. 青春期延迟

生长发育较同龄儿童延迟，常到 16 ~ 17 岁以后才开始第二性征发育，智力正常，无内分泌系统或慢性疾病依据。一旦开始发育，骨骼生长迅速，性成熟良好，最终身高可达正常人标准。

五、治疗

（一）GH 治疗

一般认为，重组的人 GH（rhGH）的应用适应证是：①身高低于同年龄、同性别正常儿童第 3 百分位以下；②生长速率＜4cm/ 年；③骨龄落后实际年龄 2 年以上；④两种 GH 兴奋试验示 GH 分泌均不正常，GH 激发峰值＜ 5μg/L 为完全性 GH 缺乏，峰值在 5 ~ 10μg/L 为部分性 GH 缺乏；⑤血清 IGF-1 ＜ 0.5U/mL；⑥排除其他原因所致的身材矮小。

我国 rhGH 治疗 IGHD 患者的入选标准是：①身高低于同年龄、同性别正常儿童 2SD 以上；②生长速率＜ 4cm 年；③ GH 药物激发试验（两次）的血清 GH 峰值均小于 10μg/L，其中 GH 峰值＜ 5μg/L 为完全缺乏，GH 峰值＞ 5μg/L 为部分缺乏；④骨龄延迟大于 2 年；⑤均处于青春发育前期（Tanner Ⅰ期）；⑥体检未发现先天性遗传代谢性疾病及染色体畸变；⑦药物治疗前血清 T_3、T_4 及 TSH 均正常，肝、肾功能及血、尿常规也均正常。

对 GHD 最理想的治疗是用 GH 替代治疗。早期应用可使生长发育恢复正常。

1. 治疗指征

可获得较好疗效的指征是：①完全性 GHD 者至少两项 GH 兴奋试验的 GH 峰值≤ 5 ~ 7μg/L，②部分性 GHD 者生长速度慢，兴奋试验中血 GH 峰值在 5 ~ 10μg/L 或 7 ~ 10μg/L。但需注意有些属正常身材矮小儿童的兴奋试验结果可能也在此范围内，③有头颅放射治疗或中枢神经系统受损病史者虽兴奋后的血 GH 峰值正常，但夜间 GH 分泌谱低于正常，④慢性肾衰竭所致的生长障碍。

2. 治疗剂量和使用方法

rhGH 治疗剂量原来是按 GH 产生率计算得出的，但实际上多按临床经验决定。近年来用药剂量已增至每周 0.5 ~ 0.7IU/kg。增加剂量会提高生长反应，但二者不呈线性关系，剂量增倍，生长反应只增加 1/3，故应根据价格—效果方程式，按体表面积或体重计算 rhGH 剂量。

多数认为，每日给药比每周注射 2 ~ 3 次的疗效高 25%。间歇治疗（治疗 6 个月停药 3 ~ 6 个月）治疗效果不如连续治疗好。临睡前注射使血中 GH 浓度如正常人睡后升高，采用夜晚注射具有更佳的效果。

一般认为，影响疗效的因素除 rhGH 的剂量和注射频率外，还与下列因素有关：①治疗前生长速度。相同年龄或骨龄的 GHD 患儿在治疗第 1 年中，对 rhGH 的促生长反应特点是治疗前身材越矮小及生长速度越慢者，生长反应越好；② rhGH 治疗开始时患儿的年龄和骨龄对治疗的反应影响不大，这与正常儿童 GH 兴奋试验的血 GH 峰值范围大，生理性兴奋和药理性兴奋刺激所致的血 GH 峰值不完全一致有关，有些 GH 兴奋试验正常的患儿仍生长缓慢等现象是一致的；③理论上持续 rhGH 治疗，患儿的最终身高应增加（如 GH 瘤儿童有巨人症）。rhGH 治疗的第 1 年追赶生长，生长速度增加最明显，持续治疗后生长速度逐年减慢。rhGH 治疗不仅要考虑所达到的身高，而且应持续到形成峰值骨量之后才能停药；④继发性 GHD 比原发性 GHD 的治疗效果好，这是因为继发性 GHD 患者在患病前已正常生长数年，丢失的遗传性生长潜力较少。

3. 不良反应

注射 rhGH 的局部及全身不良反应较少，但应注意 rhGH 治疗的下列潜在危险性：①可能使已有糖尿病倾向的患者的糖耐量减低或演变为糖尿病；②一些患儿的亚临床甲状腺功能减退变为临床甲状腺功能减退；③患儿用 rhGH 治疗后骨骺迅速生长，体毛增加，偶可引起股骨头滑脱而致跛行或髋部及膝部疼痛；④ GH 促进细胞的有丝分裂，白血病患病率增加。

（二）GHRH 治疗

目前认为，GHRH 治疗仅应用于 GH 分泌障碍较轻的下丘脑性 GHD 患儿，但其剂量、用药途径，包括鼻吸用药及注射频率尚未确定，严重的 GHD 儿童仍用 rhGH 治疗。

（三）IGF-1 治疗

持续滴注 IGF-1 的转基因小鼠的身长及体重均增加。由于不能同时提高 IGF-1 结合蛋白量，受试者的组织更多地暴露于游离升高的 IGF-1 中，其类胰岛素作用表现明显，所有受试者易发生明显的低血糖反应。

（四）性激素和其他激素治疗

多年来临床试用合成类固醇来促进患儿的生长，最早应用于临床的是氟甲睾酮（fluoxymesterone），体质性生长发育迟缓者可用氧雄龙（oxandrolone）1.25mg/d 或 2.5mg/d，生长加速，但骨龄不增。除 Turner 综合征外，一般不用此类药物治疗矮小症。

部分 GHD 患者可有多发性垂体激素缺乏。GH 治疗可使潜在的下丘脑性甲状腺功能减退病情加重。若患儿对 GH 反应不理想，或血清 T_4 水平降至正常值以下，应及时补充甲状腺素。确有肾上腺皮质功能减退者应长期补充可的松。必要时可给小剂量的促性腺激素或性激素以诱发青春发育。

第五节　尿崩症

一、妊娠性尿崩症

近年注意到一种所谓的“妊娠性尿崩症”，患者在妊娠中期开始有多尿、口渴，直至妊娠终止。有人认为，此类患者未妊娠时即有很轻的中枢性尿崩症，每天尿量为 2.0 ~ 2.5L，妊娠时尿量可增加至 5 ~ 6L/d。妊娠使尿崩症加重的可能解释有：①妊娠时基础血浆渗透压降低，渗透压性口渴阈值下降；②肾小球滤过率增加；③肾小管对 AVP 敏感性降低；④肾脏产生前列腺素增加，拮抗 AVP 的作用；⑤肾上腺皮质类固醇分泌增加，促进利尿；⑥孕酮与甲状腺激素分泌增加，拮抗 AVP 的作用；⑦腺垂体充血肿大，局部压迫垂体后叶；⑧循环中出现大量 AVP 酶，使 AVP 降解灭活加速。在妊娠时尿崩症的诸多影响因素中，AVP 酶的作用近年已被肯定，而且对抗 AVP 酶的制剂已用于临床，取得了满意的疗效，分娩后 AVP 酶迅速减低，分娩 4 周后血浆中已测不到该酶的活性。部分在妊娠前已患尿崩症的病例，妊娠时尿崩症病情无变化，推测是由于这些病例的 AVP 缺乏是“完全性”的，以致妊娠后无加重或减轻可言，临床上不出现任何变化。

妊娠中毒症时肾小球滤过率减少，可使尿崩症症状减轻，哺乳时小儿吸吮乳头对 AVP 的释放是一种非渗透压性刺激，可使尿崩症减轻。此外，还发现此类患者应用天然 AVP 治疗无效，但用人工合成的 DD-AVP 疗效良好，可能是由于后者对降解有部分抵抗作用的缘故。

二、临床表现

尿崩症的主要临床表现为多尿、烦渴和多饮，起病常较急，一般起病日期明确。尿量比较固定，日夜尿量相仿，一般 4L/d 以上，最多不超过 18L/d，但也有报道达 40L/d 者。尿比重小于 1.005，尿渗透压多数＜ 200mOsm/L，尿色淡如清水。部分患者症状较轻，24h 尿量仅为 2.5 ～ 5L，如限制饮水，尿比重可超过 1.010，尿渗透压可超过血浆渗透压，可达 290 ～ 600mOsm/L，称为部分性尿崩症。

由于低渗性多尿，血浆渗透压常轻度升高，因而兴奋口渴中枢，患者因烦渴而大量饮水，一般尿崩症者喜冷饮。如饮水不受限制，渴觉中枢正常，入水量与出水量大致相等，仅影响睡眠，智力、体格发育接近正常，患者一般健康可不受影响。烦渴、多尿在劳累、感染、月经周期和妊娠期可以加重。

不同病因所致的尿崩症可有不同的临床特点。遗传性中枢性尿崩症常幼年起病，由于口渴中枢发育不全，可出现脱水及高钠血症，多饮、多尿症状的严重程度也因其遗传方式不同而不尽一致。患者成年后多饮、多尿症状可减轻。颅内肿瘤、颅脑外伤、手术累及渴觉中枢时除定位症状外，如未及时补充足够水分，也可出现高钠血症，表现为极度软弱、发热、精神症状、谵妄甚至死亡。中枢性尿崩症可伴有腺垂体功能减退症。当患者合并肾上腺皮质功能减退时，由于增加了非渗透性 AVP 分泌及减少了肾小球滤过率，多尿症状可较轻，而患者接受糖皮质激素补充治疗后，多尿症状反而加重。合并严重甲状腺功能减退时也可能发生类似情况。

三、诊断与鉴别诊断

（一）诊断依据

凡有持续性多尿、烦渴、多饮症状者均应考虑尿崩症的可能，进一步检测尿比重和血浆、尿渗透压可明确诊断。诊断依据：①尿量多，一般在 4 ～ 10L/d；②低渗尿，尿渗透压＜血浆渗透压，一般低于 200mOsm/L，尿比重多在 1.005 以下；③禁水试验不能使尿渗透压和尿比重增加，而注射加压素后尿量减少、尿比重增加、尿渗透压较注射前增加 9% 以上；④加压素（AVP）或去氨加压素（DDAVP）治疗有明显效果。

（二）诊断方法

1. 禁水—加压素试验

（1）原理：比较禁水前后与使用血管加压素前后的尿渗透压变化。禁水后血浆渗透压逐渐上升，循环血量减少，刺激垂体后叶分泌 AVP，禁水一定时间，当尿浓缩至最大渗透压而不再上升时，注射加压素。正常人此时体内已有大量 AVP 释放，已达到最高抗利尿状态，注射外源性 AVP 后，尿渗透压不再升高，而尿崩症患者体内 AVP 缺乏，注射外源性 AVP 后，尿渗透压进一步升高。

（2）方法：禁水时间视患者多尿程度而定，一般 6 ~ 16h 不等。试验前不必禁水，上午 8 时排空膀胱开始禁水，测体重、血压、脉率、尿比重、尿渗透压及血浆渗透压。试验开始后应严密监视，每 2h 重测上述指标（血浆渗透压除外），当尿渗透压不再上升（连续 2 次测尿渗透压变化小于 30mOsm/L）时，显示内源性 AVP 分泌已达最大值，此时应查血浆渗透压，然后皮下注射水剂加压素 5U，注射后 1h 和 2h 留尿，测尿渗透压，对比注射前后的尿渗透压。

（3）结果判断：正常人及精神性多饮患者禁水后尿量减少，尿比重超过 1.020，尿渗透压超过 800mOms/L，不出现明显失水，体重、血压、脉率及血浆渗透压变化不大。尿崩症患者禁水后反应迟钝，尿量多不明显减少，尿比重一般不超过 1.010，尿渗透压常不超过血浆渗透压，体重下降可大于 3%，严重者可有血压下降，脉率加快，伴烦躁不安等精神症状。注射加压素后，正常人尿渗透压一般不升高，仅少数人稍升高，但不超过 5%。精神性多饮、多尿者接近或与正常相似。尿崩症患者注射加压素后，尿渗透压进一步升高，较注射前至少增加 9% 以上。AVP 缺乏程度越重，增加的百分比越多，完全性尿崩症者，1h 尿渗透压增加 50% 以上；部分性尿崩症者，尿渗透压常可超过血浆渗透压，注射加压素后，尿渗透压增加 9% ~ 50%。肾性尿崩症在禁水后尿液不能浓缩，注射加压素后仍无反应。

需注意的是，精神性多饮患者由于长期多饮、多尿，肾脏对 AVP 的感受性下降，禁水后尿渗透压不能升至正常，这时需结合临床作出判断，或嘱患者适量限水 2 ~ 4 周后重复此试验。

（4）禁水—加压素试验注意事项：此方法方便、可靠，被广泛应用，但在试验前或试验中也要注意以下情况。

①试验前，应确认受试者的肾上腺皮质功能是正常的，有未控制的糖尿病、高血钙、低血钾、肾功能异常时，试验结果不可靠。为减少可能存在的试验误差，测血浆渗透压时可同时测血钠。

②试验必须在严密观察下进行，以免过度脱水发生危险，尤其是儿童。如果患者排尿多、体重下降 3% ~ 5% 或血压下降，应立即终止试验，让患者饮水。

③加压素有升高血压，诱发心绞痛、腹痛、子宫收缩等不良反应，试验中应注意观察。

2. 血浆 AVP 测定

正常人血浆 AVP（随意饮水）为 2.3 ～ 7.4μmol/L，禁水后可明显升高。但本病患者则不能达正常水平，禁水后也不增加或增加不多。

3. 影像学检查

由于鞍区骨性结构较复杂，普通 X 线平片多不能为尿崩症的诊断提供有价值的信息，后颅窝和枕骨斜坡骨性结构又限制了 CT 对鞍区尤其是细微病变的显示，高分辨率 MRI 可发现与中枢性尿崩症有关的以下病变：①垂体容积小；②垂体柄增粗；③垂体柄中断；④垂体饱满上缘轻凸；⑤垂体后叶高信号消失。其中垂体后叶高信号消失与神经垂体功能低下，后叶 AVP 分泌颗粒减少有关，是中枢性尿崩症的 MRI 特征。继发性中枢性尿崩症 MRI 表现有垂体柄增粗，推测系肿瘤或全身性疾病浸润所致。

4. 其他检查

患者血浆电解质变化一般正常，但可出现低血钾、高血钠、低血钠、低血氯或高尿钙变化，CO_2CP 可低于正常。肾功能检查尿素氮、肌酐可为正常水平，但浓缩稀释功能不正常。激素测定有时可发现甲状腺激素、肾上腺皮质激素、性激素水平下降。

（三）鉴别诊断

（1）精神性多饮主要是由精神因素引起的烦渴、多饮，因而导致多尿和低比重尿，但 AVP 并不缺乏。

（2）继发性肾性尿崩症。慢性肾盂肾炎、长期低血钾症（原发性醛固酮增多症、失钾性肾炎）、高钙血症（甲状旁腺功能亢进症、多发性骨髓瘤、癌肿骨转移等）、镰状细胞性贫血、碳酸锂的应用等均可影响肾小管功能，出现多尿症。但一般诊断并不困难，因为有相应原发病的临床表现及实验室检查结果。

（3）完全性尿崩症与部分性尿崩症的鉴别。尿崩症诊断成立后，还可根据临床表现及检查结果区分部分性尿崩症与完全性尿崩症。

四、治疗

对尿崩症尚未控制的患者，应供给足够水分，限制钠摄入，禁用咖啡、茶碱等。如患者已基本不能分泌、释放 AVP，即完全性尿崩症，需要激素替代治疗；有残余的 AVP 可释放的部分性尿崩症患者也可用口服非激素类抗利尿药物治疗；有头颅外伤、颅脑及垂体围手术期和失去意识的患者需注射短时作用的抗利尿剂来治疗。

（一）激素替代治疗

1. 去氨加压素（1- 脱氨 -8- 右旋精氨酸加压素，DDAVP）

此药为一种人工合成的精氨酸加压素的类似物，近年已广泛用于治疗尿崩症。由于其结构中氨基酸半胱氨酸脱去了氨基，因而能抗拒氨基肽酶的分解作用，使其半衰期延长为加压素的 3 倍以上。另外，在第 8 位上以右旋精氨酸替代左旋精氨酸，则降低了加压活性，其利尿活性与血管加压作用由天然抗利尿激素的 450 和 450 分别变为 1200 和 0.5，抗利尿作用加强，而无加压作用，不良反应减少，DDAVP 为目前治疗尿崩症的首选药物。去氨加压素制剂的用法：①可由鼻黏膜吸入，每日 2 次，每次 10 ~ 20μg（儿童患者为每次 5μg，每日 1 次）；②口服去氨加压素片剂，20 世纪 90 年代开发出 DDAVP 的口服剂型，商品名为弥凝（Minirin），为第一个肽类激素口服剂型，每次 0.1 ~ 0.4mg，每日 2 ~ 3 次。由于其价格昂贵，部分患者可睡前服用 1 次，以控制夜间排尿和饮水次数，得到足够的睡眠和休息。弥凝安全性较好，据报道，尿崩症孕妇服用弥凝仍是安全的，并不构成对婴儿的威胁。DDAVP 从鼻喷雾制剂转换为口服制剂（即弥凝）的剂量比例约为 20 倍；③肌肉注射制剂每毫升含 4μg，每日 1 ~ 2 次，每次 1 ~ 4μg（儿童患者每次 0.2 ~ 1μg）。

由于各人对 DDAVP 反应性不一样，剂量应个体化，部分病例应用 DDAVP 后因过分的水负荷，可在完全无症状的情况下表现有血渗透压下降，过剩的水排除延迟，严重者致水中毒，故建议每日剂量应分 2 ~ 3 次给予，切忌每日给予一次大剂量。对于婴儿和幼童或有中枢神经损害的患者在用药期间，需每日计算液体出入量，以保持适当的出入平衡，或调整 DDAVP 的用量，保持每天有约 2L 的稀释尿。

2. 鞣酸加压素注射液

每毫升注射液含 5U，从 0.1mL 开始肌内注射，以后观察逐日尿量，以了解药物奏效程度及作用持续时间，从而调整剂量及间隔时间，一般注射 0.2 ~ 0.5mL，疗效持续 3 ~ 4d，具体剂量因人而异，用时应摇匀。长期应用 2 年左右可因产生抗体而减效，过量则可引起水分潴留，导致水中毒。故应视病情从小剂量开始，逐渐调整用药剂量与间隔时间。

3. 垂体后叶素水剂

作用仅能维持 3 ~ 6h，每日需多次注射，长期应用不方便。主要用于脑损伤或手术时出现的尿崩症，每次 5 ~ 10U，皮下注射，每日 2 ~ 3 次。

（二）其他抗利尿药物

1. 氢氯噻嗪

成人 25 ~ 50mg/ 次，3 次 /d，可使尿量减少一半。其作用机理可能是由于尿中排钠增加，体内缺钠，肾近曲小管重吸收增加，到达远曲小管原尿减少，因而尿量减少。服药过程中应限制钠盐摄入。适用于轻型或部分性尿崩症及肾性尿崩症，长期服用可能引起低钾、高尿酸血症等，应适当补钾。

2. 氯磺丙脲

原为口服降糖药，能刺激 AVP 释放并增强 AVP 对肾小管的作用。服药后可使尿量减少，尿渗透压增高。每日剂量不超过 0.2g，早晨一次口服。其不良反应为低血糖、白细胞减少、肝功能损害、低血钠和水中毒。近年国内使用者减少。

3. 卡马西平

本为抗癫痫药物，能刺激 AVP 分泌，使尿量减少。0.1 ~ 0.2g/ 次，2 ~ 3 次 /d。不良反应为头疼、恶心、疲乏、眩晕、肝损害与白细胞减低等。

五、预后

特发性尿崩症一般属永久性，在充分的饮水供应和适当的抗利尿治疗下，通常可以基本维持正常生活，对寿命影响不大。轻度脑损伤或感染引起的尿崩症可完全恢复，颅内肿瘤或全身性疾病引起者，预后不良。

第六节　抗利尿激素分泌失调综合征

一、病因与发病机制

SIADH 起病隐匿，多继发于恶性肿瘤、呼吸系统疾病、神经系统疾病、炎症、药物及外科手术等，部分病因不明者称为特发性 SIADH。

由于 AVP 释放过多，且不受正常调节机制所控制，肾远曲小管与集合管对水的重吸收增加，尿液不能稀释，游离水不能排出体外，如摄入水量过多，水分在体内潴留，细胞外液容量扩张，血液稀释，血清钠浓度与渗透压下降。同时，细胞内液也处于低渗状态，细胞肿胀，当影响脑细胞功能时，可出现神经系统症状。本综合征一般不出现水肿，因为当细胞外液容量扩张到一定程度，可抑制近曲小管对钠的重吸收，使尿钠排出增加，水分不致在体内潴留过多。加之容量扩张导致心钠肽释放增加，使尿钠排出进一步增加，因此，钠代谢处于负平衡状态，加重低钠血症与低渗血症。同时，容量扩张，肾小球滤过率增加，以及醛固酮受到抑制，也增加尿钠的排出。由于 AVP 的持续分泌，虽然细胞外液已处于低渗状态，但尿渗透压仍高于血浆渗透压。

二、临床表现

SIADH 多继发于其他疾病，起病隐匿，症状和体征无特异性，易被临床忽视。临床上除原发疾病的表现外，存在由水潴留引起的循环扩张和低钠血症所致的水中毒导致的临床表现，低血浆渗透压及低血钠时持续尿钠排泄增多，AVP 不适当分泌增多。

SIADH 起病隐匿，症状和体征无特异性，其临床表现取决于低血钠、低血浆渗透压的严重程度及其进展速度，以脑细胞水肿造成的功能紊乱最为明显。当水潴留、低钠血症发生缓慢、血钠≥ 120mmol/L 时，临床上无明显症状，仅表现为少尿、体重增加。此时临床医师易将少尿归咎于脱水和循环不良，忽视了体重增加，盲目补充低渗液体，加重了 SIADH 的进展，以致水在体内大量潴留，循环迅速扩张，发生急性肺水肿，患者可出现面色灰白、极度烦躁、呼吸增快、发绀加重及双肺啰音增多，用呋塞米（速尿）治疗症状可获改善。当血钠快速下降或或 120mmol/L 时，可发生急性脑水肿，出现恶心、呕吐、易激惹或嗜睡、食欲缺乏、软弱无力、体重增加，严重时有意识改变、性格改变、木僵状态、精神失常、惊厥、昏迷，甚至发生脑疝，致中枢性呼吸衰竭而死亡。若在 24h 内血钠急性降低至 120mmol/L 以下时，成年患者死亡率高达 50%。当血钠≤ 110mmol/L 时可有肌无力、腱反射减弱或消失，有时可呈延髓麻痹或假性延髓麻痹症，惊厥、昏迷甚至死亡。如果血钠缓慢下降，则表现为深反射减弱、全身肌无力、过度换气或其他病理阳性体征。

SIADH 的另一重要特征是水潴留而不伴有组织间隙水肿，血压一般正常。这可能是由于当细胞外液容量扩张到一定程度时，房钠素释放增加，抑制钠的重吸收，尿钠排泄增多，水分不至于在体内潴留过多，所以不会出现水肿，但会进一步加重低钠血症和低渗状态。

因为体内大量水潴留，SIADH 还存在血液稀释的表现，临床上除了低钠血症外，还可出现低肌酐、低尿素氮、低尿酸血症，血氯降低的程度与低钠血症一致。

三、实验室检查和特殊检查

（一）实验室检查

（1）血清钠一般低于 130mmol/L，血清氯化物偏低。

（2）血浆渗透压＜ 270mOsm/L。

（3）尿渗透压不适当地升高，在血浆渗透压下降时尿渗透压大于血渗透压。

（4）尿钠排泄增加，＞ 30mmol/L。

（5）血清尿素氮、肌酐、尿酸、白蛋白常降低。

（6）血浆 AVP 相对于血浆渗透压呈不适当的高水平。

（二）水负荷试验

1. 原理

在高渗尿的情况下，可采取水负荷试验予以鉴别，正常人水负荷可以抑制垂体后叶 AVP 释放。一般当血钠＞ 125mmol/L 时才可做此试验，否则有诱发水中毒的危险。当血钠低于 125mmol/L 时，可先限水使血钠上升后再做。

2. 方法

在上午 6 时患者排空膀胱，至 7：30 留第一次尿标本，测定尿量及尿渗透压，同时给予水 1L（或 20mL/kg）。在 10 ~ 20min 内饮完，平卧 5h，在 8：30、9：30、10：30、11：30 各留尿 1 次，共 5 次。在排尿间隔期即 7：00、8：00、9：00、10：00、11：00 各抽血做血浆渗透压检查。

3. 结果判断

正常人水负荷时均有利尿作用，于 5h 内有 80% 水排出，尿渗透压降低至 100mOsm/L（比重为 1.003 左右），比血浆渗透压低。而本病患者尿量少于摄入水量 40%，且不能排泄低渗尿，尿渗透压＞血浆渗透压，偶尔 SIADH 患者在严格限钠后尿渗透压可低于血浆渗透压，但尿渗透压仍不能降低到理想程度（仍大于 100mOsm/L）。

（三）其他检查

胸部 X 线或 CT 检查，了解有否肺部肿瘤、肺部感染等；头颅 CT 或 MRI 检查，了解有否神经系统疾病。

四、诊断与鉴别诊断

（一）诊断标准

（1）低钠血症，血钠常低于 130mmol/L。

（2）尿钠增高常超过 30mmol/L。

（3）血浆渗透压降低，常低于 270mOsm/L。

（4）尿渗透压大于血浆渗透压。

（5）血浆 AVP 增高对 SIADH 的诊断有重要意义。

（6）临床上无脱水、水肿。

（7）肾脏、肾上腺、甲状腺和垂体前叶功能正常。

（二）鉴别诊断

SIADH 主要是与伴有低钠血症的疾病相鉴别。低钠血症又可分为“真性”低钠血症和“假性”低钠血症，所谓“假性”低钠血症，是指高脂血症与高血浆蛋白血症时，血浆中含水部分减少，而血钠实际上仅存在于血浆中含水部分，因而所测得血钠浓度下降，形成“假性”低钠血症，可见于高脂血症、多发性骨髓瘤、干燥综合征、巨球蛋白血症，以及部分糖尿病患者存在高血糖、高甘油三酯血症或口服降糖治疗时。“真性”低钠血症的病因除了 SIADH 外，还存在下列原因。

（1）肾失钠所致低钠血症肾上腺皮质功能减退、失盐性肾病、醛固酮减少症、Fanconi 综合征、利尿剂治疗等均可导致肾小管重吸收钠减少，尿排钠增多而致低钠血症。常有原发疾病和失水表现，血尿素氮常升高。而 SIADH 患者血容量常正常或增高，血尿素氮降低。对可疑病例，可作诊断性治疗，将每日水摄入量限制为 0.6 ~ 0.8L，如在 2 ~ 3d 内体重下降 2 ~ 3kg，低钠血症与低渗血症被纠正，尿钠排出仍多，则符合由于肾失钠所致低钠血症。

（2）胃肠道消化液的丧失。这是临床上最常见的低钠血症原因。各种消化液中钠离子浓度，除胃液略低外，均与血浆钠离子浓度相近。腹泻、呕吐及胃肠、胆道、胰腺造瘘或胃肠减压等都可失去大量消化液而致低钠血症，常有原发疾病史，且尿钠常低于 30 mmol/L。

（3）甲状腺功能减退症。有时也可出现低钠血症，可能由于 AVP 释放过多或肾脏不能排出稀释尿而引起低钠血症。甲状腺功能减退症严重者伴有黏液性水肿等表现，通过检测甲状腺功能不难诊断。

（4）顽固性心力衰竭、肝硬化腹水或肾病综合征。可出现稀释性低钠血症，但这些患者各有相应原发病的特征，且常伴有明显水肿、腹水，尿钠常降低。

（5）精神性烦渴。由于饮水过多，可引起低钠血症与血浆渗透压降低，但尿渗透压明显降低，易与 SIADH 相鉴别。

（6）脑性盐耗综合征（cerebral salt wasting syndrome，CSWS）。本症是在颅内疾病的过程中肾不能保存钠而导致进行性尿钠自尿中大量流失，并带走过多的水分，从而导致低钠血症和细胞外液容量的下降。CSWS 的主要临床表现为低钠血症、尿钠增高和低血容量；而 SIADH 是正常血容量或血容量轻度增加，这是与 CSWS 的主要区别。此外，CSWS 对钠和血容量的补充有效，而限水治疗无效，反而使病情恶化。

（7）肾上腺皮质功能减退。常伴有有效循环血容量减少、低渗透压血症、低血压、低渗性脱水以及氮质血症，易于鉴别。

（8）大量出汗。汗液中氯化钠含量约 0.25%，含钠量与出汗的“量”有关。在显性出汗时，汗液中含钠量可增高到接近血浆中钠浓度。高热患者或在高温区劳动作业大量出汗时，如仅补充水分而不补充电解质，都可发生以缺钠为主的失水。

五、治疗

（一）病因治疗

积极寻找病因，治疗原发病。中枢神经系统疾病所致的 SIADH 常为一过性，随着基础疾病的好转而消失。药物引起者需立即停药，停药后 SIADH 可迅速消失。肺结核、肺感染经治疗好转，SIADH 常随之恢复。由恶性肿瘤引起的 SIADH，经手术、放射治疗或化疗后，SIADH 可减轻或消失。SIADH 是否消失也可作为肿瘤治疗是否彻底的佐证。

（二）对症治疗

限制水摄入对控制症状十分重要，对于轻度 SIADH，严格限制水摄入（每日给予水 800 ~ 1000mL），即可使症状好转，体重下降，血清钠与渗透压随之增加，尿钠排出随之减少。严重 SIADH 患者，伴有神志错乱、惊厥或昏迷时，可静脉输注 3% 氯化钠溶液，滴速为每小时 1 ~ 2mL/kg，使血清钠逐步上升，症状改善。控制血钠升高速度不超过每小时 1 ~ 2mmol/L，一般初步恢复至 125mmol/L 左右，患者病情改善，即停止高渗盐水滴注（注意防止肺水肿和维持电解质平衡），继续采取其他治疗措施。注意血钠不宜升高过快，否则可引起中枢性脑桥脱髓鞘病变。有严重水中毒者，可同时注射呋塞米 20 ~ 40mg，排出水分，以免心脏负荷过重，但必须纠正因呋塞米引起的低钾或其他电解质的丧失。

（三）抗利尿激素分泌抑制和 / 或活性拮抗药物

地美环素（demeclocycline）可拮抗 AVP 作用于肾小管上皮细胞受体中腺苷酸环化酶的作用，抑制肾小管重吸收水分。曾在肺癌所致的 SIADH 患者中试用，每日 900 ~ 1200mg，分 3 次口服，可引起等渗性或低渗性利尿，低钠血症改善。该药可引起氮质血症，但停药后即可消失，对限制水分难以控制者，可采用本药治疗。锂盐也可阻碍 AVP 对肾小管的作用，但毒性较大，临床很少应用。苯妥英钠可抑制神经垂体加压素的释放，对有些患者有效，但作用短暂，临床少用。

六、预后

SIADH 的预后取决于基础疾病。由药物、肺部感染、中枢神经系统可逆性疾病所致者，常为一过性，预后良好。由恶性肿瘤如肺癌、胰腺癌等所致者，如肿瘤不能得到有效治疗，预后较差。

第七节　泌乳素瘤

一、病因与发病机理

血中 PRL 水平增高的原因繁杂，可分为生理性、病理性、药理学和特发性四类。生理性高 PRL 可见于妊娠、哺乳、睡眠等。病理性高 PRL 血症，是指在没有妊娠或产后哺乳的情况下，血清 PRL 水平持续升高。

正常情况下 PRL 的分泌，受以多巴胺为代表的 PRL 分泌释放抑制因子（PIF）抑制调节占优势的影响，任何干扰下丘脑多巴胺合成、多巴胺向垂体的运送或多巴胺在 PRL 细胞多巴胺受体的作用的过程，均可引起抑制调节的减弱而发生高 PRL 血症。

关于 PRL 瘤的发病机理，目前认为，垂体的自身缺陷是 PRL 瘤形成的起始原因，下丘脑调节功能紊乱仅起着允许和促进作用。用分子生物学技术在人类腺垂体肿瘤中找到一些候选基因，其中与 PRL 瘤有关的肿瘤激活基因有肝素结合分泌性转型基因（heparin-binding secretory transforming gene，HSTG）、垂体瘤转型基因（pituitary tumor transforming gene，PTTG）。由于这些基因的变异，解除了垂体干细胞的生长抑制状态，转化成某种或几种腺垂体细胞，并发生单克隆增殖。在下丘脑激素调节紊乱、腺垂体内局部生长因子及细胞周期调控紊乱等因素作用下，最终形成肿瘤，导致某种或几种腺垂体激素自主性合成和分泌。

二、临床表现

PRL 瘤引起的临床表现与年龄、性别、高 PRL 血症持续时间及肿瘤大小有关。临床 PRL 瘤以女性患者常见，多发生于 20 ~ 40 岁。肿瘤大小与患者血清 PRL 浓度呈正相关，肿瘤越大，PRL 水平越高，症状越明显。

（一）溢乳和性腺功能低下

PRL 瘤的特征性表现是溢乳，女性患者的溢乳发生率为 30% ~ 80%，多为微腺瘤，仅 7% ~ 14% 可继续生长，由于高泌乳素血症可以抑制排卵或缩短黄体期，引起不育，所以常表现为溢乳—闭经—不育症候群。妊娠可促使泌乳素瘤生长，故部分泌乳素瘤患者在产后才能诊断。男性多为大腺瘤且肿瘤侵袭性较强，可有勃起障碍、性欲下降、体毛减少和睾丸变软，男性溢乳占 14% ~ 30%，少数出现乳房增生。青少年患者患 PRL 瘤，出现青春期延迟或不发育，女性则表现为原发性闭经。

（二）肿瘤压迫症状

PRL 瘤尤其是大腺瘤可压迫邻近组织出现相应症状。肿瘤向上生长发展，出现视力减退、视野缺损、双颞侧偏盲等；肿瘤向后生长，视神经向前移位，单个视神经受压产生同侧偏盲；肿瘤向两侧扩张发展，累及海绵窦引起第Ⅲ、Ⅳ、Ⅵ脑神经及眼球运动障碍。另外，PRL 瘤对周围正常垂体细胞的压迫，可引起 GH、ACTH、TSH、Gn 的低下，其中以 GH 缺乏常见。当肿瘤增大引起颅压高时，可出现头痛、呕吐等。

（三）骨代谢异常

高泌乳素血症可抑制下丘脑 GnRH 及垂体促性腺激素的脉冲式和周期性分泌，并阻断促性腺激素作用于性腺，可引起雌激素减少和骨量减少。经过溴隐亭治疗使 PRL 恢复正常后骨密度也可恢复正常，但脊椎骨密度改变不大。

三、实验室检查和特殊检查

（一）PRL 测定

血 PRL 基础浓度一般小于 20μg/L。血清标本抽取时间并无严格限制，一般只要不在睡醒前高峰分泌时间即可，也无须禁食。为排除脉冲分泌或静脉穿刺的影响，应多次重复采取血样。最好的方法是留置静脉导管，患者休息 2h 后采血，多次抽取标本，每次间隔时间约 20min，共约 6 次取其平均值（消除脉冲式分泌的影响）。北京协和医院在上午 10：00 ~ 11：00 时采血（PRL 分泌的谷值时间在上午 11：00），抽血前患者要保持清醒安静，可进早餐，但早餐要清淡，以碳水化合物为主。

分析结果要考虑有无生理性、药物性因素的影响。如血 PRL 在 20μg/L 以下可排除高 PRL 血症；大于 200μg/L 时结合临床及垂体影像学检查即可肯定为 PRL 瘤；如果达到 300 ~ 500μg/L，在排除生理妊娠及药物性因素后，即使影像学检查无异常，也可诊断为 PRL 瘤。血清 PRL 在 200μg/L 以下者，以往用各种兴奋或抑制（少见）试验来鉴别是否为 PRL 瘤。由于这些动态试验并无特异性，且稳定性差，因而临床上更多地依赖于高分辨率 CT 和 MRI。一般 PRL 的生理性增加的幅度为 20 ~ 60μg/L，基础血清 PRL 大于 60μg/L 而小于 200μg/L 的患者必须结合下丘脑—垂体的影像检查结果来判断是否为 PRL 瘤。

（二）垂体其他激素及相关靶腺激素的测定

临床怀疑 PRL 瘤者除测定 PRL 外，还应检测 LH、FSH、TSH、GH、ACTH、睾酮及雌激素，有助于了解垂体及相关靶腺功能状态。混合瘤中以 GH 和 PRL 同时升高最常见。大的 PRL 瘤可压迫周围腺垂体组织引起一种或几种腺垂体激素分泌减少。

（三）影像学检查

蝶鞍平片或断层摄片可以观察是否有鞍区扩大、骨质变薄或缺损等，由此可推测垂体瘤的存在，但无法确定肿瘤大小，更无法发现垂体微腺瘤。MRI 及高分辨率 CT（冠状位多薄层矢状重建扫描）可发现直径小至 3mm 的微小腺瘤。MRI 在诊断下丘脑垂体疾病尤其是垂体肿瘤时优于 CT，这主要是因为 MRI 可以更好地观察垂体瘤内部结构及其与周围组织的关系，了解病变是否侵犯视交叉、颈静脉窦、蝶窦以及侵犯程度，对纤细的垂体柄是否断裂或被占位病灶压迫等细微变化的观察效果也优于 CT，但 MRI 不能区别骨和钙化组织，对肿瘤侵蚀鞍壁和扩张到鞍区显示效果不如 CT。

四、诊断

泌乳素瘤患者血清 PRL 一般＞ 200μg/L，若＞ 300μg/L 则可肯定，但＜ 200μg/L 时，应检查有无药物（酚噻嗪、三环类抗抑郁剂、甲氧氯普胺、α- 甲基多巴、雌激素等）的作用、原发性甲状腺功能减退症、慢性肾衰竭和下丘脑病变等。应用 CT、MRI 扫描下丘脑—垂体区有助于发现微小病变。特发性高泌乳素血症应每 6 个月查 PRL 和 CT/MRI，有长期随访而自然缓解的。

五、治疗

PRL 瘤的治疗目的是恢复 PRL 的正常水平，消除或缩小肿瘤并解除较大瘤体对垂体柄、视交叉及其他颅神经的压迫，恢复腺垂体及性腺的正常功能。目前治疗的方法有药物、手术和垂体放射三种。溴隐亭已广泛用于大多数 PRL 瘤患者，并取得相当满意的疗效。经蝶窦选择性垂体瘤摘除术疗效可靠，主要用于对药物治疗不敏感及压迫症状较严重者。垂体放射治疗的疗效差，易造成垂体功能减退，通常仅作为辅助治疗手段。

有些病例需要用两种或两种以上的治疗方法才能取得较好的疗效。

（一）药物治疗

为首选治疗方法。溴隐亭于 1971 年开始用于临床。经过 30 多年的临床观察，表明它在降低血清 PRL 水平、缩小肿瘤、改善视野缺损、颅神经受压症状、恢复性腺功能等方面均取得显著的疗效。目前已有多种新型多巴胺 D、受体激动剂问世，对多巴胺 D、受体选择性较强的有培高利特（pergolide）、诺果宁（quinagolide）和卡麦角林（caber-goline）等。

1. 溴隐亭

溴隐亭是治疗泌乳素瘤的首选药物。

作用机制：溴隐亭是一种半人工合成的麦角生物碱的衍生物。它可与正常的或腺瘤 PRL

细胞上多巴胺 D_2 受体有很高的亲和力，对 D_1 和 D_3 受体也能起到一定的兴奋作用，产生与多巴胺一样的生理作用，抑制 PRL 的合成和分泌。

用药方法：剂量可从每日 2.5mg 开始，分 2 次，进食时服，剂量宜逐渐增加，每周增加不超过 1.25 ~ 2.5mg/d，直至临床奏效。一般日剂量为 2.5 ~ 15mg，分 2 ~ 3 次服用。治疗后血 PRL 下降，2 ~ 3 个月后月经来潮。溴隐亭可使 80% ~ 90% 的 PRL 微腺瘤患者恢复正常的 PRL 水平，60% ~ 70% 的大腺瘤患者用溴隐亭治疗后不仅 PRL 水平恢复正常，并且肿瘤缩小程度在 50% 以上。

不良反应：直立性低血压、头晕、恶心、呕吐、乏力。开始治疗于临睡前服用或餐时与食物同服。

泌乳素腺瘤目前国际上通行的治疗方法是首选药物治疗，但是溴隐亭可以降低很多泌乳素瘤患者的泌乳素（PRL）水平，但不可能降低所有泌乳素瘤患者的泌乳素水平。药物治疗前最好能采用溴隐亭敏感试验来证实哪些患者适合应用溴隐亭口服治疗。

具体实验方法如下：在系统应用溴隐亭之前，给予待测患者溴隐亭一次口服剂量（2.5mg），检测用药后 2h、4h、6h、8h 血 PRL 值，与未服药时该患者 PRL 值比较。如服用溴隐亭后，各时段的 PRL 值均不下降，则该患者不适合溴隐亭口服治疗，可用其他治疗方式；如果患者在服药后的各个时间点上的某一点 PRL 能降至空白对照的 50% 以下，则认为患者对药物是敏感的，预示小剂量（3.75 ~ 7.5mg/d）治疗将会有效；如果下降＜ 50%，需要大剂量溴隐亭才有效或无效。通过溴隐亭敏感实验可筛选出适合口服药物治疗的泌乳素瘤患者，并在后续的观察和治疗过程中根据 PRL 值的变化制定具体的治疗方案。

溴隐亭可以缩小垂体瘤达 1/2，术前应用可便于手术切除，而术后长期应用可以预防肿瘤复发和高泌乳素血症，应用 4 年以上并无不良反应。

2. 卡麦角林（cabergoline）

卡麦角林也是麦角衍生物，是一种选择性的长效多巴胺 D_2 受体激动剂，半衰期 62 ~ 115h，每周服药 1 ~ 2 次，不良反应比溴隐亭小，耐受性优于溴隐亭。

起始剂量为 0.25mg，2 次 / 周，然后根据血泌乳素水平每月增加剂量，一般 0.5 ~ 3mg 能有效控制血泌乳素的水平。此外，对溴隐亭抵抗的患者改用卡麦角林治疗也可能有效。

3. 喹高利特（quinagolide）

是人工合成的非麦角类多巴胺受体激动剂，选择性作用于 D_2 受体。由于其半衰期长达 17h，每天只需服药 1 次，每日剂量为 75 ~ 300μg。疗效类似于溴隐亭。约 50% 对溴隐亭抵抗的患者改用喹高利特治疗有效。

4. 培高利特（pergolide）

主要用于治疗 Parkinson 病（帕金森病），疗效长（药效可持续 24h），是多巴胺 D_2 受体选择性的人工合成的麦角生物碱衍生物。每日剂量为 50 ~ 150μg，每日服药 1 次，也是从

25μg/d 的小剂量开始，逐渐增量。不良反应与溴隐亭相似，部分对溴隐亭抵抗的患者对培高利特也不敏感。

（二）手术治疗

泌乳素瘤首选药物治疗，但在药物治疗效果差、有药物抵抗、肿瘤巨大、肿瘤为恶性时，需要考虑手术治疗。对于大腺瘤尤其是有脑神经压迫症状时也可首选手术治疗，术后辅以药物治疗或垂体放疗，尤其是出现垂体卒中时，手术治疗的预后优于保守治疗。

目前手术有两种方式，即经额开颅切除术和经蝶窦术。经额开颅切除术，手术并发症多且危险性大，肿瘤不能被充分暴露，不易彻底切除，疗效不满意。经蝶窦术式可摘除早期发现的微腺瘤。经口腔或鼻—蝶窦途径进入蝶鞍区进行选择性腺瘤组织切除，保留正常垂体组织。经蝶窦术式的手术死亡率很低（$<1\%$）。手术并发症包括脑脊液鼻漏、尿崩症、颅内感染、视觉系统损伤（较开颅术式少见）以及腺垂体功能减退等。

（三）放射治疗

放射治疗仅作为一种术后辅助治疗手段。其降低 PRL 水平的速度慢，且恢复排卵性月经的疗效不满意，但可防止肿瘤进一步增大。伽玛刀治疗垂体瘤，其对肿瘤的立体定位准确，疗程短，因而对颅脑及下丘脑的损伤较少，但疗效是否优于常规放疗需进一步确定。

（四）PRL 瘤患者妊娠期的治疗

垂体 PRL 瘤妇女由于高 PRL 血症、闭经，自然情况下极少可能怀孕，经蝶垂体瘤术后可增加怀孕机会，溴隐亭等多巴胺激动剂治疗更使 80% ~ 90% 育龄患者恢复了排卵性月经，这些人有与正常健康妇女一样的怀孕机会，这至少出现两个问题，一是妊娠后垂体 PRL 瘤增大引起的并发症及其危险性，二是溴隐亭治疗对胎儿的安全性。PRL 微腺瘤患者合并妊娠时，肿瘤显著增大的危险性小（1% ~ 5%），而大腺瘤者妊娠后的危险性较大（15% ~ 36%）。母亲血循环中溴隐亭对胎儿的长期影响尚未完全清楚。溴隐亭治疗后出生的称为溴隐亭儿的孩子越来越多，目前尚未发现不良影响。

PRL 微腺瘤患者妊娠后可以停用溴隐亭观察，一般认为，由于垂体瘤增大发生视野缺损等的概率在 5% 以下。PRL 大腺瘤患者如强烈要求有一个孩子，一般也可以怀孕，这些患者应先用溴隐亭治疗，待肿瘤明显缩小后再考虑受孕，因为这样的患者在妊娠期发现肿瘤增大，出现压迫症状时复用溴隐亭治疗会有满意效果。PRL 大腺瘤妇女怀孕后必须严密观察，每月复查视野，如有自发头痛等症状则随时就诊。对溴隐亭治疗前或上次妊娠期间有视野缺损或颅神经压迫的患者，可考虑妊娠全程用溴隐亭治疗。

PRL 微腺瘤患者产后一般仍闭经、泌乳、垂体瘤不缩小，产后必须继续用溴隐亭治疗。PRL 瘤患者产后一般都不主张哺乳，从北京协和医院有限的病例来看，哺乳的几例大腺瘤患者，没有引起肿瘤增大。

目前针对三种治疗方法所形成的共识是首选药物治疗；在药物治疗效果差或有药物抵抗时考虑经蝶窦手术治疗；对于大腺瘤尤其是有颅神经压迫症状时也可首先考虑手术治疗，术后辅以药物治疗或垂体放疗，尤其是出现垂体卒中时，外科手术治疗的预后优于保守治疗；放疗仅作为手术后的辅助治疗手段。无论采取何种治疗方案，必须定期监测 PRL。

第四章　甲状腺疾病

第一节　单纯性甲状腺肿

一、病因及发病机制

1. 碘缺乏

是引起地方性甲状腺肿的主要原因。碘化食盐可以预防甲状腺肿证明缺碘是其发病的主要原因。地方性甲状腺肿多见于离海远、地势高的地区，这些地区的土壤、水源以及食物中含碘甚少。我国主要见于西南、西北、华北地区。

2. 碘的相对不足

儿童生长期、青春期、妊娠期、哺乳期、寒冷、感染、外伤及精神刺激等，造成机体对甲状腺激素的需要量增加，为满足机体对甲状腺激素的需要，甲状腺代偿性增大，以维持甲状腺功能正常。

3. 摄食过多致甲状腺肿的物质

这些物质均不同程度地影响甲状腺激素合成，使甲状腺激素合成减少，造成甲状腺代偿性增大。如药物（过氯酸盐、硫氰酸盐、对氨水杨酸、保泰松、碳酸锂、秋水仙碱、磺胺类和硫脲嘧啶类等）、食用植物（胡萝卜族食物、黄豆、包心菜、黄芽菜等）、微量元素（镁、氟、锰、碘等）。有些致甲状腺肿的作用机制尚不十分清楚。

4. 甲状腺激素合成的先天性缺陷

甲状腺激素生物合成的过程包括下列各步骤：将碘运输入甲状腺，碘和甲状腺球蛋白中的酪氨酸相结合，碘化酪氨酸的偶联，甲状腺球蛋白水解出碘化酪氨酸及甲状腺激素，甲状腺内碘化酪氨酸的脱碘作用及其碘的再利用，甲状腺激素释入血循环。在上述进程的各个步骤中可因一些特殊的酶的缺陷而引起甲状腺激素合成的障碍，导致TSH的分泌亢进，引起甲状腺肿。迄今已知至少有5种不同的激素生成缺陷，包括甲状腺摄取碘的缺陷、碘的有机化缺陷、碘化酪氨酸偶联缺陷、碘化酪氨酸脱碘作用的缺陷、异常碘化蛋白质的形成和释放等。

5. 碘摄入过多

有些高碘地区饮用水中含碘过高，或食用含碘过高的海产品以及含碘药物，如碘化钾、碘化钠、胺碘酮及碘化油造影剂等均可引起甲状腺肿大。因为高碘可抑制甲状腺激素的合成和释放而引起甲状腺肿。

二、临床表现及分类

单纯性甲状腺肿的临床表现是由甲状腺增大引起的。甲状腺体积、重量增加是其共同特征，但肿大是渐进的。患者常不知其发生的时间，一般在查体时被发现，但Ⅱ度以上可自行发现。临床触诊和尸检发现，只有甲状腺比正常大4 ~ 5倍(超过35g)时，才可能被触诊发现。弥漫性甲状腺肿质地较软、光滑、有韧性感；若质地较硬说明缺碘较重或时间较长。巨大的甲状腺由于压迫血管，在腺体表面有的可听到吹风样杂音。

发病早期常无明显不适，当甲状腺肿明显时，可造成食管、气管或喉返神经的受压、移位，出现咽下困难、堵塞感和憋气、呼吸不畅、声音嘶哑甚至失声。胸廓入口处狭窄可影响头、颈和上肢的静脉回流，造成静脉充血，当患者上臂举起时这种阻塞表现加重（Pemberton征）。有些患者还可有头晕，甚至晕厥发生。甲状腺内出血可造成伴有疼痛的急性甲状腺肿大，常可引起或加重阻塞、压迫症状。

三、实验室检查

（一）甲状腺激素测定

单纯性甲状腺肿患者血清 T_4 和 T_3 水平正常，部分缺碘患者 TT_4 正常或轻度下降，但 T_3/T_4 比值常增高，这可能是患者甲状腺球蛋白的碘化作用有缺陷所致。

（二）TSH 和 TRH 兴奋试验

弥漫性甲状腺肿患者血清 TSH 和 TRH 兴奋试验正常，甲状腺素抑制试验阳性。病程较长的单纯性多结节性甲状腺肿患者，其功能自主性的倾向可表现为基础 TSH 水平降低或 TRH 兴奋试验时 TSH 反应减弱或缺乏。部分患者甲状腺素抑制试验可不受抑制。大多数单纯性甲状腺肿患者的血清甲状腺球蛋白浓度增加。

（三）甲状腺 ^{131}I 摄取率

放射性碘摄取率一般正常，但部分患者由于轻度碘缺乏或甲状腺激素生物合成缺陷，甲状腺摄碘增加。

（四）影像学检查

甲状腺超声检查是一种甲状腺解剖评估的灵敏方法，可以显示甲状腺形态、大小及结构，对鉴别良恶性有一定价值。甲状腺放射性核素扫描不仅能评价甲状腺结节的功能，而且是唯一能探明甲状腺组织是否有自主功能的方法，“热”结节的存在是排除甲状腺癌的指征。B超引导下的甲状腺组织细针穿刺活检可明确病变的性质，做出病理诊断。

四、诊断与鉴别诊断

（一）初步诊断

（1）在非地方性甲状腺肿地区，甲状腺肿大无明显症状者，首先应考虑散发性甲状腺肿。

（2）血清 T_3 和 T_4 水平正常，TSH 水平正常或稍低，TRH 兴奋试验 TSH 反应正常或减弱。为明确是否伴有功能亢进，还是由于缺乏甲状腺激素或缺碘引起，还可做甲状腺素抑制试验。TRAb、TPOAb 阴性。

（3）放射性碘摄取率一般正常，少数患者可呈现 ^{131}I 摄取率增高，但高峰无前移。

（4）影像学检查显示甲状腺弥漫性肿大，结节性患者质地常不均匀。

（二）病因诊断

有长期服用抑制甲状腺激素合成药物史者，考虑为药物性甲状腺肿。青春期、妊娠期、哺乳期、外伤及慢性消耗性疾病所致者，常有明显的生理、病理特征。对一些代谢缺陷引起的甲状腺肿，则需进行进一步的实验室检查才能确诊为何种缺陷。如碘摄取缺陷时，由放射性碘摄取率检查发现甲状腺不能浓集碘，唾液中也缺乏碘的浓集；过氧化物酶缺陷时，过氯酸钾释放试验为阳性，血中甲状腺激素水平降低；偶联缺陷时，层析测定甲状腺组织标本可发现甲状腺内大量碘化酪氨酸；碘化酪氨酸脱卤素酶缺陷时，在给患者示踪剂量的放射性碘后，用层析法可显示血浆及尿中碘化酪氨酸；正丁醇不溶性蛋白缺陷时，血清蛋白结合碘及正丁醇提取碘，或蛋白结合碘及血清甲状腺激素碘间差别超过 20%；碘和异常蛋白质结合时，可在给放射性碘后于血浆及尿中测得碘和异常蛋白结合的复合物。

（三）鉴别诊断

（1）能导致甲状腺肿性甲状腺功能减退的一些因素如不太严重时，可造成单纯性甲状腺肿。因此，一些单纯性甲状腺肿患者最终出现轻度甲状腺功能减退。另外，当单纯性甲状腺肿进展至多结节阶段时，自主性功能的病灶可出现，部分患者可从临床甲状腺功能正常逐渐发展为甲状腺功能亢进（毒性多结节性甲状腺肿）。

（2）单纯性甲状腺肿的弥漫性肿大阶段类似于 Graves 病或桥本病的甲状腺特点。如果

Graves 病未处于活动的甲状腺毒症阶段和缺乏眼征表现，单纯性甲状腺肿很难与其区分开，后者促甲状腺激素受体抗体（TRAb）多升高。有时单纯性甲状腺肿也难以与桥本病区别，两种病的功能相似，后者甲状腺常更坚硬，更不规则，且血清存在高滴度的抗甲状腺抗体。特别是儿童患者，当抗甲状腺球蛋白抗体和抗微粒体抗体阳性时，应考虑慢性淋巴细胞性甲状腺炎。

（3）不少发生于青春期或更年期的女性单纯性甲状腺肿患者，常伴有自主神经功能紊乱或神经衰弱的症状，酷似甲亢，少数患者类似甲状腺功能减退，应行甲状腺功能检查，加以鉴别。

（4）本病处于多结节性甲状腺肿阶段时，应注意与甲状腺癌鉴别。

五、治疗

（一）药物治疗

对肿大明显者，可以试用左甲状腺激素（L–T_4）治疗。治疗前必须检测 TSH 基础水平或 TRH 兴奋试验，只有无血清 TSH 浓度降低，或 TSH 对 TRH 反应良好时，才可以用 L–T_4 治疗。较年轻的单纯性弥漫性甲状腺肿患者的血清 TSH 水平多正常或稍增高，是使用甲状腺激素治疗的指征。年长的或长期的单纯性多结节性甲状腺肿患者，血清基础 TSH 浓度常＜ 0.5mU/L，TSH 对 TRH 的反应减弱或缺乏，提示存在功能自主性，忌用甲状腺激素治疗。

使用甲状腺激素替代治疗，所给予的剂量应不使 TSH 浓度降低至与甲状腺毒症者相似为宜，即稍小于 TSH 完全抑制的剂量（＜ 0.1mU/L）。早期单纯性甲状腺肿弥漫阶段的年轻患者，可每日用 100μg 的 L–T_4 治疗。对老年患者，每日 50μg 的 L–T_4 足以使 TSH 抑制到适宜的程度（0.2 ~ 0.5mU/L）。对有明确病因者，应针对病因治疗。

如对缺碘或使用致甲状腺肿物质者，应补充碘或停用致甲状腺肿物质，甲状腺肿自然消失。对单纯性甲状腺肿患者补碘应慎重，对无明确证据证实为碘缺乏者，补碘不但无效，而且还有可能引起甲状腺毒症。

（二）同位素治疗

对于血清 TSH 浓度降低的单纯性甲状腺肿可给予放射性碘治疗。治疗前除测定甲状腺的 ^{131}I 摄取率外，还应做甲状腺扫描，以评估甲状腺内结节的功能情况。由于多结节性甲状腺肿的甲状腺摄碘不均匀，故所需放射性碘的剂量一般约为治疗 Graves 病的 2 倍。单纯性甲状腺肿一般无须快速治疗，因此可采取分次剂量给予放射性碘。由于患者多为老年人，故应警惕放射所引起的甲状腺激素急剧释放这一少见但可能发生的治疗合并症。如患者有冠心病等不能耐受一时性甲亢的疾病，可于放射性碘治疗前先给予抗甲状腺药物。

（三）手术治疗

对单纯性甲状腺肿的外科治疗无生理学依据，一般而言不应行手术治疗。但以下情况为手术适应证：①腺体过大，妨碍工作和生活；②出现压迫阻塞症状，且给予甲状腺激素治疗无效；③腺体内有结节，怀疑有发展为癌肿或甲状腺功能亢进症可能者。术后因残留甲状腺组织仍可增生、肿大，为防止再形成甲状腺肿及术后甲状腺功能偏低，宜给予甲状腺激素替代治疗，替代剂量为 L–T_4 约 1.8μg/kg。

第二节　甲状腺功能亢进症

甲状腺功能亢进症（hyperthyroidism，简称甲亢）是指由于甲状腺内或甲状腺外的多种病因引起的甲状腺激素增多，进入血液循环中，作用于全身的组织和器官，造成机体的神经、循环、消化等各系统兴奋性增高和代谢亢进为主要表现的疾病总称。甲亢的病因较多，根据不同的病因分类如下：

（1）甲状腺性甲亢：毒性弥漫性甲状腺肿（Graves 病，简称 GD），多结节性甲状腺肿伴甲亢，自主性高功能甲状腺结节，甲状腺癌（滤泡性甲状腺癌），新生儿甲亢，碘甲亢。

（2）垂体性甲亢：垂体瘤（TSH 瘤）致甲亢，非垂体瘤致甲亢（垂体型 TH 抵抗症）。

（3）伴肿瘤甲亢：绒毛膜上皮癌伴甲亢；葡萄胎伴甲亢；肺癌、消化系（胃、结肠、胰）癌等伴甲亢。

（4）卵巢甲状腺肿伴甲亢。

（5）甲状腺炎性甲亢：亚急性甲状腺炎，桥本甲状腺炎，放射性甲状腺炎。

（6）药源性甲亢。

在各种病因所致的甲亢中，以毒性弥漫性甲状腺肿最多见。

毒性弥漫性甲状腺肿：本病是甲状腺功能亢进症的最常见病因，约占全部甲亢的 80% ~ 85%。普通人群中本病的患病率约 1%，发病率为 15/10 万 ~ 50/10 万，女性显著高发。主要临床表现有：①甲状腺毒症；②弥漫性甲状腺肿；③眼征；④胫前黏液性水肿。

一、病因及发病机制

目前公认甲亢的发生与自身免疫有关，它与慢性淋巴细胞性甲状腺炎和产后甲状腺炎等同属于自身免疫性甲状腺病（autoimmune thyroid diseases，AITD）。按照对自身免疫病的器官特异性和器官非特异性的分类，本病属于器官特异性自身免疫病，它可与 1 型糖尿病、慢性特发性肾上腺皮质功能减退症、恶性贫血、萎缩性胃炎、特发性血小板减少性紫癜等器官特异性自身免疫病伴发，也可与系统性红斑狼疮、类风湿关节炎、重症肌无力等非器官特异性自身免疫病伴发。Graves 病有显著的遗传倾向，目前发现它与 HLA 类型有关：白种人与 HLA-B8 和 HLA-DR3 相关；黑种人与 HLA-B17 相关；中国人与 HLA-Bw46、HLA-B5 相关。环境因素可能参与了 GD 的发生，如细菌感染、性激素和应激等都对本病的发生和发展有重要影响。

二、临床表现

甲亢的临床表现可轻可重，由于患者的年龄、病程以及病变不同，引起各器官的异常不同，临床表现也不完全一样。甲亢可能是暂时的，也可能是持续的。典型病例常有以下表现。

（一）甲状腺肿大

弥漫性甲亢的患者，甲状腺常呈弥漫性对称性肿大。肿大的腺体表面光滑，质地柔软，随吞咽动作上下移动。在甲状腺局部可闻及血管杂音，为连续性伴收缩期增强性血管杂音，也可为收缩期杂音，这是本病的特殊体征（甲状腺杂音应注意与某些大血管传导到颈部的杂音区别，如主动脉或肺动脉狭窄、颈动脉狭窄等）。同时可触及震颤，尤以腺体上较清晰。结节型甲亢患者可触及结节，质硬，不对称。有 1% ~ 3% 病例无明显甲状腺肿大，故无甲状腺肿并不能排除本病，但此时应用甲状腺扫描检查以除外异位甲状腺。

（二）甲状腺素增多的表现

1. 高代谢综合征

主要是代谢亢进，产热过多的症状。患者怕热喜凉，皮肤温暖、湿润多汗，手掌面、颈、腋下皮肤红润、出汗，常有低热、发生危象可出现高热。患者常有体重下降，软弱无力。

2. 消化系统

患者食欲多亢进，但不足以抵抗巨大的能量消耗，故体重明显下降。过多的甲状腺激素可以刺激肠蠕动以致大便次数增多；有时因脂肪吸收不良而发展为脂肪痢；过多的甲状腺素也可对肝脏有直接的毒性作用而引起肝大、谷丙转氨酶升高等。老年患者可有食欲减退、厌食。

3. 心血管系统

由于代谢亢进，甲状腺激素过多的毒性作用，以及心脏血管对儿茶酚胺的敏感性增强，患者常会出现心动过速，心尖区第一心音亢进，心律失常，心脏增大，收缩压上升，舒张压下降，脉压差增大。

4. 神经系统

患者常有性情改变，坐立不安，易激动、急躁、紧张、精神过敏、失眠、焦虑、多言多动、思想不集中、多猜疑，病情重时患者出现幻觉、忧虑、狂躁、精神失常，微闭眼时眼睑及伸舌和双手指分开平举前臂时震颤，甚至有时全身颤抖、跟腱反射亢进、反射时间缩短等。

5. 肌肉、骨骼系统

部分患者可有不同程度的肌乏力，肌萎缩，一般呈进行性加重，以肩胛带、骨盆带肌群受累明显，尤以下肢较常见，自感抬腿、坐位站起无力。严重患者可发展为甲亢性肌病、周期性瘫痪；甲亢伴发的重症肌无力可发生在甲亢前、后或同时起病，二者同属自身免疫病，可发生于同一有自身免疫缺陷的患者。

6. 内分泌系统

甲状腺激素分泌过多，除影响性腺功能外，肾上腺皮质功能在本病发生的早期也比较活跃，而在重症如甲亢危象患者中，其功能呈相对减退，甚至功能不全。

7. 血液和造血系统

患者周围血中白细胞总数偏低，淋巴细胞的百分比和绝对值升高，血小板寿命减短，易出现紫癜。由于消耗增加、营养不良以及铁利用障碍可出现贫血。

8. 生殖系统

女性患者常有月经周期延长，月经量减少，甚至闭经。但有的患者仍有妊娠，男性患者常表现为阳痿，有的出现乳房发育。

（三）甲状腺外的异常

1. 突眼征

本病约有半数人有不同程度的眼球突出，多为对称性，也有单侧性。患者常有惊恐的表情，眼裂增宽，两眼直瞪，瞬目较少，构成甲状腺亢进病面容。本病有以下两种特殊的眼征。

（1）非浸润性突眼：也称为良性突眼，较常见。一般属对称性，有时一侧眼球突出先于另一侧，主要因交感神经兴奋眼外肌群和上睑肌张力增高所致，眼征表现为：①眼睑裂隙增宽征；②眼内侧聚合不能或欠佳；③眼向下看时，上眼睑不能跟随眼球下落而下移；④眼向上看时，前额皮肤不能皱起。此类突眼预后良好，治疗效果好。

（2）浸润性突眼：甲亢伴浸润性突眼是一种与内分泌和自身免疫有关的疾病，称恶性突眼。较少见，病情较严重，可见于甲亢不明显或无高代谢征的患者中。发病机制可能是由于甲亢患者眼眶内组织存在与甲状腺组织共有的抗原，这些抗原刺激 B 淋巴细胞产生大量自身抗体，主要包括促甲状腺激素受体抗体（TRAb）、抗甲状腺球蛋白抗体（TGA）和抗甲状腺微粒体抗体（MCA）。这些自身抗体与抗原形成抗原抗体复合物，在补体系统的参与下，使眼眶内大量的 T 淋巴细胞浸润，T 淋巴细胞又刺激眼眶内成纤维细胞释放多种细胞因子、氧自由基和成纤维细胞生长因子，促使细胞再生和葡糖氨基葡聚糖（GAGs）合成，造成眼眶内胶原聚集，结缔组织增加，眼眶内容物增加，从而产生一系列临床症状和体征。成年患者多见，预后较差。

2. 皮肤及肢端表现

患者以皮肤潮红、多汗，手掌温热潮湿为特征，少数有典型的对称性胫前黏液性水肿，多见于小腿胫前下段，有时也可见足背、膝部、面部、上肢，甚至头部，初起时皮肤呈暗紫色皮损、粗糙，后期皮肤呈片状或结节状叠起，逐渐发展呈树皮状或伴有感染、色素沉着，也可表现为白斑，少数患者有指端软组织肿胀，呈杵状形，掌指骨骨膜下新骨形成，头发细软易脱落，指甲、趾甲的邻近游离边缘部分和甲床分离等症状表现。

（四）特殊的临床表现和类型

1. 甲亢危象

为甲亢最主要最严重的并发症。危象的临床表现除原有的甲亢症状急剧加重外，还有一些与一般甲亢不同的临床表现。根据不同的临床表现可分为两个阶段。

（1）危象前期：患者体温升高，但低于 39℃。焦虑、嗜睡或烦躁不安，脉搏加快，心率 120 ~ 159 次 /min，短期内体重明显减轻，食量大幅度减少，伴有恶心、呕吐、腹泻等症状。

（2）危象期：患者体温继续升高，达 40℃以上；大汗淋漓，心动过速，心率 160 次 /min 以上，甚至可达到 200 次 /min 左右，部分患者可伴有心力衰竭或肺水肿；恶心、呕吐，腹泻加重，导致水、电解质紊乱；血压升高，脉压增宽；可出现黄疸，谵语甚至昏迷。白细胞总数及中性粒细胞常升高，血游离 T_3（FT_3）、游离 T_4（FT_4）、总 T_4（TT_4）升高，血 TSH 显著降低，但病情轻重与血甲状腺激素浓度无平行关系。

2. 甲亢性心脏病

是甲亢最常见的并发症。甲状腺激素可直接作用于心脏与血管，又因为甲亢时交感神经兴奋性增强，使心脏耗氧量增加，工作负荷加重，心率加快。多见于病情重、病程长的患者。除甲亢的症状表现外，患者可出现各种各样的心脏症状，表现为心脏增大、严重心律失常或心力衰竭，排除冠心病等器质性心脏病，并在甲亢控制后，心律失常、心脏增大和心绞痛等均得以恢复者才可诊断为本病。甲亢性心脏病的发病率占甲亢患者的 5% ~ 10%，处理和其他心脏病一样，但甲亢性心脏病对洋地黄治疗效果较差，治疗更加困难，若很快地控制甲亢，又可获得很好的疗效。

3. 淡漠型甲状腺功能亢进症

又称为老年性甲状腺功能亢进症，或称无力型和隐蔽型甲状腺功能亢进症，多见于老年人。本病有如下特点：

（1）发病隐袭，不易察觉。

（2）临床表现不典型，常突出表现为某一系统的症状，特别是心血管和胃肠道症状。由于年高体弱，常伴有心脏病，但心动过速出现较少，不少患者可表现为心绞痛、心肌梗死，约有半数以上患者发生心律失常和心力衰竭。老年甲亢患者食欲减退，且多腹泻、消瘦，呈恶病质，容易误诊为癌症。

（3）眼病和高代谢症群较少见，甲状腺常不肿大，但甲状腺结节的发生率较高，尤其是女性患者。

（4）血清总 T_4 测定可在正常范围内，但 ^{131}I 摄取率增高，T_3 抑制试验呈不抑制反应。

（5）全身症状较重，瘦弱，全身衰竭，抑郁淡漠，有时神志模糊，甚至昏迷，故老年性甲亢易被漏诊、误诊，易发生甲状腺危象，需高度警惕。

4. 三碘甲状腺原氨酸（T_3）型甲状腺功能亢进症

原因可能是甲状腺内相对的碘缺乏，也可能是甲状腺自主分泌的患者中，甲状腺素 T_4 转变为 T_3 明显增加。本病可发生于 Graves 病中，也见于毒性多结节甲状腺肿或毒性腺瘤患者。本病特点：临床表现轻，年长者发病率高，化验血 T_4 及 FT_4 正常或减低，血 T_3、FT_3 水平升高可帮助诊断。

5. 甲状腺素（T_4）型甲状腺功能亢进症

可发生在 1/3 以上的碘甲亢及同时全身并发有严重疾患的甲亢患者，化验血 T_4 及 FT_4 升高，而血中 T_3 正常或减低。

6. 亚临床型甲状腺功能亢进症

其特点是血 T_3、T_4 正常，TSH 降低。尤其多见于多结节性甲状腺肿、甲状腺毒性腺瘤早期、各种甲状腺炎恢复期、甲状腺癌术后用抗甲状腺素 L–T_4 治疗后等情况。

7. 妊娠期甲状腺功能亢进症

（1）妊娠合并甲亢：其甲亢大多数是 Graves 病，这是一种主要由自身免疫和精神刺激引起，对甲状腺功能产生不同影响。至少有三种情况：

①持续性甲亢。分娩后一些妇女可出现甲亢表现，随时间延长日益明显，如不予以处理，甲亢始终持续存在。

②暂时性甲亢。妊娠期间出现甲亢表现，产后 2 ~ 3 个月逐渐自行好转，6 个月时恢复正常。

③暂时性甲状腺炎伴甲亢。一些有暂时的甲状腺炎，产后 2 ~ 3 个月内伴有明显甲亢，以后自发产生甲状腺功能减低，于 5 ~ 6 个月时恢复正常。

（2）HCG 相关甲亢：HCG 具有兴奋甲状腺的活性，可使甲状腺增生，增加碘的转换，抑制 TSH，导致血中 T_3、T_4 水平轻度升高。当 HCG 分泌显著增多（如绒毛膜癌、葡萄胎或侵蚀性葡萄胎、多胎妊娠等）时，而出现甲亢。甲亢的临床表现常不明显，病变切除后甲亢可以治愈。

8. 甲状腺功能正常的 Graves 眼病

少见，约占 5% 以下，以双侧或单侧突眼为主，无甲亢的临床表现，也不伴胫前黏液性水肿，化验甲状腺功能正常。这种病例可能在突眼数月或数年后出现甲亢表现。

三、实验室和其他检查

典型病例诊断并不困难，但轻症早期及老年和儿童患者在临床诊断中存在一些困难，需结合实验室检查综合分析，包括基础代谢率的测定、甲状腺激素测定、甲状腺自身抗体测定和甲状腺影像学检查等。

（一）基础代谢率（BMR）测定

对甲亢的诊断符合率为 50% ~ 70%。临床估计公式：基础代谢率 =（心率 + 脉压差）-111。

方法：禁食 12h、睡眠 8h 后清晨清醒空腹静卧时测血压和心率。

正常值：-10% ~ +15%。甲亢时＞ 15%，一般 +15% ~ +30% 为轻度；+30% ~ +60% 为中度；+60% 以上者为重度。

判断基础代谢时，应注意下述影响基础代谢升高的因素，如妊娠、发热、心肺功能不全、白血病、恶性肿瘤、情绪、药物（肾上腺素、麻黄素、咖啡因及氨茶碱等）及代谢紊乱的疾病。

（二）甲状腺 ^{131}I 摄取率

空腹口服 2μciNa ^{131}I 后。分别在 3h 及 24h 用同位素计数器测定其甲状腺的放射性脉冲数，与标准源比较，求出相对百分比。正常值：3h 及 24h 值分别为 5% ~ 25% 和 20% ~ 45%，峰值在 24h 出现。本法对甲亢的诊断符合率达 90%。摄 ^{131}I 率是诊断甲亢的有用指标，但不能反映病情轻重和疗效。

甲亢病因不同，摄 ^{131}I 率可显示不同变化，如碘甲亢、药源性甲亢、亚急性甲状腺炎所致甲亢，摄 ^{131}I 率不是增高而是降低；如摄 ^{131}I 率升高，3h ＞ 25% 或 24h ＞ 45%（近距离法），峰值前移则符合甲亢，但应做 T_3 抑制试验，以区别单纯性甲状腺肿。

（三）甲状腺激素测定

（1）血清总甲状腺素（TT_4）测定成人正常值放射免疫法（RIA）为 65 ~ 156nmol/L；免疫化学发光法（ICMA）为 58.1 ~ 154.8nmol/L。在估计患者甲状腺激素结合球蛋白（TBG）正常情况下，T_4 的增多（超过 156nmol/L）则提示甲亢。TBG 受雌激素、妊娠、病毒性肝炎等影响而升高；受雄激素、严重肝病、肾病综合征等影响而下降，此时应测游离 T_4 指数（FT_4I），此时 ^{125}I ~ T_3 吸收率（或摄取比值）和血清 TT_4 浓度向相反方向变动，此指数代表 FT_4 的相对值。

FT_4I=^{125}I-T_3 吸收率 ×TT_4 或 FT_4I=TT_4/^{125}I-T_3 结合比值，FT_4I 的正常值为 2.23 ~ 8.08，本病患者检查结果增高，若正常，则应争取进一步检查。

（2）血清总 T_3。成人正常值 RIA 法为 1.8 ~ 2.9nmol/L；ICMA 法为 0.7 ~ 2.1nmol/L。甲亢时增高，幅度常大于总 T_4，而且甲亢时 T_3 上升较快，约 4 倍于正常，而 T_4 较缓仅 2.5 倍，故测定 T_3 为诊断本病较敏感的指标。对本病初期、治疗中疗效观察与治疗后复发的先兆，更为敏感。

（3）T_3（rT_3）的测定。成人正常值 RIA 法为 0.2 ～ 0.8nmol/L。甲亢时，rT_3 先于 TT_3、TT_4 升高，可作为发病早期或复发的参考指标。但应注意全身急、慢性疾病所引起的低 T_3 综合征，rT_3 可显著升高。

（4）血清游离 T_3（FT_3）、游离 T_4（FT_4）。FT_3、FT_4 水平不受 TBG 影响，能比总 T_4 和 T_3 的测定结果更准确地反映甲状腺的功能状态，其正常值是诊断甲亢的重要指标。成人正常值：RIA 法为 FT_3 3 ～ 9μmol/L，$FT_4$9–25μmol/L；ICMA 法为 FT_3 2.1 ～ 5.4μmol/L，$FT_4$9 ～ 23.9μmol/L。

在一般情况下，甲亢患者血清 TT_3、TT_4、FT_3、FT_4 是平行升高，部分患者可仅表现为 TT_3、FT_4 升高，而 TT_4、FT_4 正常，或呈相反变化，则分别提示为 T_3 甲亢或 T_4 甲亢。

（四）血清促甲状腺激素（TSH）测定

以放射免疫分析法检测 TSH 水平是诊断甲亢最敏感的指标。甲亢患者升高的 T_3、T_4 反馈性抑制垂体 TSH 分泌，致 TSH 水平明显低于正常范围下限或测不出，正常或高于正常范围，提示为垂体性甲亢（TSH 甲亢）。正常值 0.5 ～ 10μU/L，甲亢者 TSH 值正常或降低。

（五）促甲状腺激素释放激素（TRH）兴奋试验

TRH 能促进 TSH 的合成与释放。甲亢患者 T_3、T_4 增高，反馈抑制 TSH 的分泌，故 TSH 的分泌不受 TRH 兴奋。方法是先测定血清中 TSH 水平，然后静脉注射 TRH 400μg（溶于生理盐水中），注射后 15min、30min、60min 和 120min 分别取血清测 TSH 浓度。

正常人注射 TRH 后 30min 血清的 TSH 出现峰值，可达 10 ～ 30μg/L。女性反应较男性高。有兴奋反应者正常，如 TSH 接近于零或用灵敏度较高的免疫测量分析结果 TSH 低于正常，且不受 TRH 兴奋，可提示甲亢（包括 T_3 甲亢）。本试验意义与 T_3 抑制试验相似，但避免了因摄入 T_3 而使心脏负荷加重等缺点。

（六）甲状腺激素抑制试验（T_3 抑制试验）

正常人一定剂量的甲状腺激素可抑制 TSH 的释放，使甲状腺对碘的摄取降低。甲亢患者功能呈自主性，故甲状腺吸碘率不受甲状腺激素的抑制。

方法：先作甲状腺摄 ^{131}I 率测定，随即每日口服甲状腺素片 180mg（或三碘甲腺原氨酸钠盐 20μg，每日 3 次），连续 7d，第 8 天重复甲状腺摄 ^{131}I 率测定。

抑制率（%）= 第一次 ^{131}I 率 – 第二次摄 ^{131}I 率 / 第一次摄 ^{131}I 率 ×100。

结果：正常抑制率＞ 50%；甲亢患者则＜ 50%。

此种检查对老年或有冠心病患者不宜采用，以免引起心律失常或心绞痛。

（七）甲状腺自身抗体测定

TSH受体抗体（TRAb）包括甲状腺兴奋性抗体（TSAb）和甲状腺阻断性抗体（TSBAb），是诊断Graves病的重要指标。甲状腺球蛋白抗体（TGAb）、甲状腺微粒体抗体（TMAb）滴度显著增高对桥本甲亢诊断有重要价值。Graves病TMAb、TGAb增高程度不及前者。

（八）甲状腺的影像学检查

超声、放射性核素扫描、CT、MRI等检查有助于甲状腺肿、异位甲状腺肿和球后病变性质的诊断。甲状腺超声可见在Graves病的甲状腺腺体呈弥漫性或局灶性回声低减，在回声低减处，血流信号明显增加，甲状腺上动脉和腺体内动脉流速明显加快，阻力减低。

（九）生化检查

甲亢时血脂可降低；血糖及糖耐量试验提示：由于糖的吸收和产生增加，少数患者糖耐量低减或血糖升高，可表现为糖尿病；血钙、磷、碱性磷酸酶及骨钙素均升高，血降钙素及1，25-双羟维生素D_3下降，尿钙及羟脯氨酸排量增加，一些患者的骨量减少。

四、诊断与鉴别诊断

1. 临床甲亢的诊断

①临床高代谢的症状和体征；②甲状腺体征：甲状腺肿和/或甲状腺结节。少数病例无甲状腺体征；③血清激素：TT_4、FT_4、TT_3、FT_3升高，TSH降低。T_3型甲亢时仅有TT_3、FT_3升高。

2. Graves病的诊断标准

①临床甲亢症状和体征；②甲状腺弥漫性肿大（触诊或超声证实），少数病例无甲状腺肿大；③血清TSH浓度降低，甲状腺激素浓度升高；④眼球突出或其他浸润性眼征；⑤胫前黏液性水肿；⑥甲状腺TSH受体抗体（TRAb或TSAb）阳性。以上标准中①②③项为诊断必备条件，④⑤⑥项为诊断辅助条件。

3. 甲亢应与下列疾病鉴别

（1）单纯性甲状腺肿：无甲亢症状，甲状腺摄^{131}I率可增高，但高峰不前移；T_3抑制试验可被抑制；T_4正常或偏低，T_3正常或偏高，TSH（sTSH或uTSH）正常或偏高；TRH兴奋试验正常。血TSAb、TGAb和TPOAb阴性。

（2）神经官能症：精神神经症候群与甲亢相似，但无甲亢的高代谢症群、甲状腺肿及突眼，食欲不亢进，双手平举呈粗震颤，入睡后脉率正常无甲状腺肿和眼征，甲状腺功能检查正常。

（3）其他：以消瘦、低热为主要表现者，应与结核、恶性肿瘤相鉴别；腹泻者应与慢性结肠炎相鉴别；心律失常应与风湿性心脏病、冠心病相鉴别；突眼应与眶内肿瘤、慢性肺心病等相鉴别。

五、治疗

针对甲亢有三种治疗方法，即抗甲状腺药物（ATD）、放射性同位素碘和手术。

（一）抑制甲状腺激素合成和释放的药物

1. 作用机制

抑制甲状腺内的过氧化物酶系统，抑制碘离子转化为新生态碘或活性碘，从而妨碍碘与酪氨酸的结合，阻抑甲状腺素的合成。丙硫氧嘧啶还可抑制外周组织中的 T_4 转化为 T_3。

2. 适应证

①病情轻、中度患者；②甲状腺轻、中度肿大；③年龄< 20 岁；④孕妇、高龄或由于其他严重疾病不适宜手术者；⑤手术前或放射碘治疗前的准备；⑥手术后复发且不适宜放射碘治疗者。

3. 特点

口服用药容易被患者接受，缺点为疗程长，停药后复发率高，且复发率与疗程长短密切相关，因此，疗程应力求长些。

4. 不良反应

（1）白细胞减少：以甲硫氧嘧啶多见，甲巯咪唑次之，丙硫氧嘧啶最少，严重者可发生粒细胞缺乏症。主要发生在治疗开始后的 2 ~ 3 个月内，外周血白细胞低于 $3 \times 10^9/L$ 或中性粒细胞低于 $1.5 \times 10^9/L$ 时应当停药。但需要注意区分白细胞减少是甲亢本身所致，还是抗甲状腺药物所致。治疗前和治疗后每周检查白细胞，发现有白细胞减少时，应当使用促进白细胞增生药物。

（2）药疹：发生率约 5%，多为轻型，极少出现严重的剥脱性皮炎。一般药疹可用抗组胺药治疗，必要时停药或改用其他抗甲状腺药物。若发生剥脱性皮炎，应立即停药并做相应处理。

（3）肝脏损害：转氨酶升高、腹胀、肢体乏力、胁肋不适、黄疸等，应在观察下服药或改用另一种抗甲状腺药物。

（4）甲状腺功能减退：抗甲状腺药物疗效肯定、安全、方便，一般不会造成甲状腺永久性损害。如果在治疗甲亢过程中，出现眼球酸胀、甲状腺显著肿大、怕冷、水肿、嗜睡等，有时可能为药物所致甲状腺功能减退的表现。

5. 复发与停药

治疗 1 ~ 2 年后，如小剂量抗甲状腺药物能维持疗效，甲状腺缩小，血管杂音消失，突眼减轻，血清 T_3、T_4 正常，甲状腺吸 ^{131}I 率能被甲状腺激素抑制，血液循环中 TSAb 转为阴性或滴度明显下降，可试行停药，继续观察。要告诉患者第一年在甲亢症状控制后，每 2 ~ 3 个月复诊 1 次，以后每年复诊 1 次，监测是否复发。对于治疗后复发的患者，平均多在停药后 1 年内发生，故停药后应定期复查，特别是血液循环中甲状腺自身抗体的检查，必要时可做 TRH 试验。

6. 辅助治疗

抗甲状腺药物不能迅速控制甲亢症状，尤其是交感神经兴奋性增高的表现，故在抗甲状腺药物治疗的初期应联合使用 β 受体阻滞剂以迅速改变心悸、心动过速、紧张、震颤、多虑等。β 受体阻滞剂还可用于甲亢危象抢救及手术或 ^{131}I 治疗前的准备。支气管哮喘、房室传导阻滞、心衰患者禁用。

（1）β 受体阻滞剂：普萘洛尔（心得安）10 ~ 20mg，每日 3 次。

（2）甲状腺制剂：在减药期开始时，可适当加服小剂量甲状腺制剂，如甲状腺片 20 ~ 40mg，每日 1 次，或左甲状腺素 50 ~ 100μg，每日 1 次，以稳定下丘脑—垂体—甲状腺轴的关系，避免甲状腺肿和突眼加重。同时，可降低甲状腺自身抗体和减少甲亢复发。

（3）含碘制剂：碘剂对甲亢有一定的治疗作用，但不能长期应用，因为碘剂可以抑制甲状腺激素的合成与释放，称为 Wolff–Chaikoff 效应，目前只用于：①甲状腺手术前的准备；②甲亢危象的抢救。常用复方碘溶液，碘化物对碘的有机化有短期急性抑制效应，使甲状腺激素合成减少，并抑制甲状腺激素释放，起效快，但这种作用不能持久，长期应用可使症状加重或复发。

（二）手术治疗

甲状腺次全切除是治疗甲亢的有效方法之一，多数患者可得以根治，且可使自身免疫反应减弱，复发率较低。但并发症多，可造成甲状腺不可逆性损害，因此必须严格掌握适应证和禁忌证。

1. 手术适应证

（1）中、重度甲亢，长期服药无效，停药后复发，或不愿长期服药者。

（2）甲状腺巨大，有压迫症状者。

（3）胸骨后甲状腺肿伴甲亢者。

（4）结节性甲状腺肿伴甲亢者。

（5）自主性高功能结节或腺瘤。

（6）发生药物毒性不良反应，不宜进行 ^{131}I 治疗或 ^{131}I 治疗后未见明显改善者。

（7）怀疑恶性肿瘤。

2. 手术禁忌证

（1）较重或发展较快的浸润性突眼者。

（2）合并较重心、肝、肾、肺疾病，不能耐受手术者。

（3）妊娠早期（第3个月前）及晚期（第6个月后）。

（4）轻症可用药物治疗者。

（5）二次手术粘连过多。

3. 术前准备

术前必须用抗甲状腺药物控制甲亢，使心率＜80次/min，T_3、T_4及BMR基本正常。于术前7～10d开始加服复方碘口服溶液，每次3～5滴，每日3次，以减少术中出血。

4. 手术并发症

（1）局部出血，严重时可引起窒息。

（2）损伤喉返神经、喉上神经，引起声嘶，饮水呛咳。

（3）损伤甲状旁腺，引起暂时或永久性手足搐搦。

（4）突眼恶化。

（5）甲状腺功能减退。

（三）放射性^{131}I治疗

1. 原理

甲状腺有高度浓聚^{131}I能力，^{131}I衰变时放出β和γ射线（其中99%为β射线），β射线在组织内的射程仅为2mm，故电离作用仅限于甲状腺局部而不影响邻近组织。甲亢患者^{131}I在甲状腺内停留的有效半衰期平均为3～4d，因而可使部分甲状腺上皮组织遭到破坏，从而降低甲状腺功能达到治疗的目的。

放射性^{131}I治疗虽然有效，但其困难是准确地计算服用的剂量，以使甲状腺功能恢复到恰到好处的程度。所给的放射剂量取决于若干的因素：①所给^{131}I的放射强度；②甲状腺摄取^{131}I的强度和剂量；③放射性^{131}I在腺体内停留时间的长短；④甲状腺大小的估计是否准确；⑤甲状腺对放射性碘的敏感度，因人而异，且无法测定。

2. 适应证

（1）年龄在35岁以上。

（2）甲状腺次全切除后又复发的甲亢患者。

（3）对抗甲状腺药物过敏者，或患者不能坚持长期服药者。

（4）同时患有其他疾病，如心、肝、肾等疾病，不宜手术治疗者。

（5）功能自主性甲状腺腺瘤。

3. 禁忌证

（1）妊娠或哺乳妇女。

（2）年龄在 20 岁以下者。

（3）有重度肝、肾功能不全者。

（4）周围血白细胞数＜ 3.0×10^9/L，或粒细胞数＜ 1.5×10^9/L。

（5）重度甲亢患者及甲亢危象。

（6）重度浸润性突眼症。

（7）除热结节外的结节性甲状腺肿伴甲亢。

4. 治疗方案

（1）治疗前用药：①抗甲状腺药物，重症病例可短期给予；②治疗前可给予 β 受体阻滞剂控制症状；③投碘前避免使用碘剂或其他含碘丰富的食物 / 药物。

（2）治疗后：由于抗甲状腺药物可影响碘治疗的效果，只有症状控制不良的患者才给予抗甲状腺药物，一般在投碘后 7 ~ 10d 使用。另外，患者可能会逐渐出现甲状腺功能减低，应小心加入甲状腺素。

（3）剂量和用法：根据估计的甲状腺重量，可计算 ^{131}I 的口服最大剂量，计算方法如下：

$$^{131}\text{I 剂量（MBq）}=\text{甲状腺重量（}g\text{）}\times\frac{\text{每克甲状腺组织需要的}^{131}\text{I 量（MBq}/g\text{）}}{\text{甲状腺最高摄}^{131}\text{I 率（\%）}}$$

式中每克甲状腺组织需要的 ^{131}I 量为 2.6 ~ 3.7MBq（70 ~ 100μCi/g）。甲状腺中度肿大，病情中等，有效半衰期在 4d 以上者，一般给 2.96MBq（80μCi/g）。

下列情况应增量：①甲状腺较大且硬；②病程长，长期用药物治疗效果不佳者；③有效半衰期短；④年龄大；⑤第一疗程效果不理想，第二疗程应酌情加量。反之，凡病程短、未经药物治疗、年龄小、甲状腺不大和手术后复发者剂量应酌减。按上式计算的辐射吸收剂量为 60 ~ 100Gy。

5. 治疗不良反应

少数患者在服 ^{131}I 后 1 ~ 2 周内有轻微反应，主要为乏力、头晕、食欲下降、胃部不适、恶心、皮肤瘙痒、甲状腺局部有胀感和轻微疼痛等，一般数天后即可消失。服 ^{131}I 后甲状腺血管通透性增加，大量甲状腺素可以进入血循环中，以致在最初 2 周内甲亢症状可有加重。

6. 并发症

（1）近期并发症：主要为甲亢症状加重，甚至可诱发甲亢危象。

（2）远期并发症：为甲状腺功能减退，10 年以上甲状腺功能减退的发生率可达 40% ~ 70%，是 ^{131}I 治疗后较为突出的并发症。

（3）放射性甲状腺炎：见于治疗后 7 ~ 10d，个别可诱发危象，故必须在 ^{131}I 治疗前先用抗甲状腺药治疗。放射性碘治疗可引起甲状腺自身抗原的大量释放，应用糖皮质激素有助于抑制免疫反应。

（4）突眼的变化不一：多数患者的突眼有改善，部分患者无明显变化，极少数患者的突眼恶化，导致不同结果的原因未明。

7. 治疗效果

服药2～3周，甲亢症状逐渐减轻，甲状腺缩小，体重增加。^{131}I的治疗作用一般可持续3～6个月，所以第一疗程疗效不满意者，至少要间隔6个月才能进行第二次治疗。一次治疗的治愈率为50%～80%，总的有效率在90%以上，复发率为1%～4%，部分患者在治疗后2～6个月可发生一过性甲状腺功能低下，多数症状较轻，6～9个月内可自行缓解，部分患者可发展为永久性甲状腺功能减退。个别患者可诱发危象，因此，必须注意服^{131}I前抗甲状腺药物的防治。浸润性突眼征于^{131}I治疗后可恶化，但亦有好转的。告诉患者治疗后应注意放射防护，在投碘后数天内不要与妊娠妇女、儿童长时间密切接触。

（四）并发症治疗

1. 甲亢危象的防治

本症应着重于预防，尤其是手术前的准备与发生感染后的预防措施，一般预防效果较好。若一旦发生，即应紧急处理。

（1）降低血循环中甲状腺素的浓度：本措施应在确诊后立即并最先进行。首选大剂量PTU600mg口服，或经胃管注入。无PTU时，可用MTU或MM（CMZ）60mg。然后给予PTU（或MTU）200mg或MM（或CMZ）20mg，每日口服3次，待症状缓解后减至一般治疗剂量。

（2）抑制甲状腺激素释放：给予复方碘溶液口服，首次30～60滴，以后每6～8h 5～10滴，或碘化钠每日0.5～1.0g静脉滴注，病情缓解后停用。

（3）降低周围组织对TH的反应：选用β受体阻滞剂，无心衰者可给予普萘洛尔30～50mg，每6～8h一次，或给予利舍平肌注。

（4）肾上腺皮质激素：静脉滴注或静脉推注适量糖皮质激素以拮抗应激。

（5）对症处理：高热者予以物理或药物降温，监护心、肾功能，防治感染及各种并发症。

（6）其他：保证病室环境安静，严格按规定的时间和剂量给药。密切观察生命体征和意识状态并记录。昏迷者加强皮肤、口腔护理，定时翻身，以预防褥疮、肺炎的发生。

2. 浸润性突眼

大多数Graves病患者的眼征无须特别治疗，当甲状腺功能逐步正常后，眼征亦逐步好转。但少数患者的眼征并不随甲状腺功能的恢复而好转，反而有日趋加重者。因此在选择治疗方案时，应注意预防突眼的恶化。突眼严重者一般不宜行手术治疗和放射性^{131}I治疗。比较安全的是用抗甲状腺药物控制甲亢，辅以必要的其他治疗措施。

（1）保护眼睛，戴黑眼镜防止强光与尘土刺激眼睛，睡眠时用抗生素眼膏并戴眼罩，以免角膜暴露而发生角膜炎。高枕、低盐饮食或辅以利尿剂可以减轻水肿。0.5% 甲基纤维素或 0.5% 氢化可的松对减轻刺激症状效果较好。严重病例如严重的角膜暴露时，可考虑眼睑缝合术。特别严重的病例，经各种治疗无效时，可用眶内减压术。

（2）泼尼松 10 ~ 40mg，每日 3 次，对早期病例有一定疗效，症状好转后可逐渐减量并改用维持量，每日 5 ~ 20mg，也可隔日口服最小剂量，最后停用。严重病例可应用甲泼尼龙 0.5 ~ 1.0g 加入生理盐水静滴，隔日 1 次，连用 2 ~ 3 次后改为口服泼尼松。

（3）其他免疫抑制剂，如环胞霉素 A、环磷酰胺、苯丁酸氮芥等均可试用。

（4）左甲状腺素每日 50 ~ 100μg 或甲状腺片每日 60 ~ 120mg，与抗甲状腺药合用，以调整垂体—甲状腺轴功能，预防甲状腺功能低下加重突眼。

（5）严重突眼、暴露性角膜炎压迫性视神经病变者，可行眼眶减压手术或球后放射治疗，放射线对敏感的淋巴细胞起抑制作用，可减轻眶内球后浸润。通常给予 20Gy 剂量，分 10 次在 2 周内进行。在上述激素治疗无效后方可考虑，本法疗效不肯定，尚可发生垂体功能减退，故少采用。

3. 局部黏液性水肿

小范围或轻度的黏液性水肿无须治疗；广泛而重度的，甚至影响行走或有不适感的黏液性水肿，可用倍他米松局部涂抹，然后用聚乙烯包裹，疗效较好，治疗需维持 1 年，停药后可能复发。对倍他米松有抵抗的，可改用抗炎松（氟羟脱氢皮质醇、氟羟泼尼松龙、曲安西龙）。此外，红斑剂量的紫外线照射可能改善症状。

4. 甲亢伴妊娠基本治疗方法

怀孕 12 ~ 14 周后胎儿甲状腺具有吸碘和合成激素的功能，也能对 TSH 起反应，故放射性同位素碘治疗或诊断均属严禁之例。妊娠伴本病时一般无须做人工流产，治疗以抗甲状腺药物为主，可在妊娠第 4 ~ 6 个月期间考虑手术治疗。

治疗妊娠伴甲亢时应注意以下特点：

（1）不宜将血清 T_4 水平控制在非妊娠时的正常水平，而应该调节在正常妊娠时中度增高的水平，以免发生甲状腺功能减退和流产。

（2）抗甲状腺药物可自由通过胎盘，抑制胎儿合成甲状腺激素，促使胎儿 TSH 增高，可能引起胎儿甲状腺功能减退，故应尽可能采用量小的有效维持剂量，临床上稍呈轻度高代谢状态，血 T_4 和 FT_4 水平维持正常高限或稍高即可。每日丙硫氧嘧啶的剂量在 100 ~ 200mg 为宜。此组药物也可自乳汁分泌，故患者于分娩后如继续服用，不宜授乳。在抗甲状腺药物中，丙硫氧嘧啶可阻滞 T_4 转变为 T_3，且通过胎盘的能力相对较小，故在妊娠合并甲亢时应作为首选。

（3）妊娠时做甲状腺切除术，也用碘剂做准备。碘化物能通过胎盘，可引起胎儿甲状腺肿和甲状腺功能减退，出生时可引起初生儿窒息死亡。故妊娠伴本病如需手术治疗时，应做碘剂快速准备，一般不超过 10d，以减少对胎儿的影响。手术后患者每日宜补充口服 L–T_4 0.2mg 以防流产。

（4）普萘洛尔增加子宫活动和延迟宫颈扩张，故在妊娠时宜慎用。

（5）甲亢伴妊娠时，在抗甲状腺治疗中是否需用甲状腺制剂的意见有分歧，有人认为补充甲状腺素片可防止胎儿甲状腺功能减退和甲状腺肿。

第三节　甲状腺功能减退症

一、病因及发病机制

甲状腺功能减退的病因较复杂，其中以原发性者多见，其次为垂体性者，其他较少见。原发性甲状腺功能减退又以慢性淋巴细胞性甲状腺炎最常见。发病机制根据病因和发病类型不同而异。

（一）原发性或甲状腺性甲状腺功能减退

（1）甲状腺炎：慢性淋巴细胞性甲状腺炎（桥本甲状腺炎）、亚急性甲状腺炎、纤维性甲状腺炎，由甲状腺滤泡增生、淋巴细胞及浆细胞浸润所致。

（2）放射性甲状腺功能减退：^{131}I 治疗后、甲状腺外照射所致，较常见。

（3）甲状腺术后：由于残留的甲状腺组织免疫损伤所致。

（4）甲状腺发育异常：甲状腺发育不良或不发育，异位甲状腺（如舌底）。

（5）甲状腺激素合成障碍。

（6）甲状腺激素转运障碍。

（7）缺碘致甲状腺合成减少，高碘抑制甲状腺有机化。

（8）癌症、淀粉样变性等浸润。

（9）妊娠、生育后一过性甲状腺功能减退。

（10）药物性甲状腺功能减退。

（11）致甲状腺肿物质。

（二）继发性甲状腺功能减退

（1）垂体性甲状腺功能减退：选择性 TSH 缺乏症、垂体功能减退症、TSH 生物活性异常。

（2）下丘脑性甲状腺功能减退：选择性 TRH 缺乏、下丘脑功能减退症。

（三）周围性甲状腺功能减退

甲状腺激素不应症、抗甲状腺激素抗体。

二、临床表现及体征

详细询问病史能揭示某些甲状腺功能减退症状，有助于检出以往漏诊的甲状腺功能减退患者。对于已经诊断为甲状腺功能减退者，可以根据临床症状、体征评估甲状腺功能减退程度。根据临床分型，其临床表现如下。

（一）成年型甲状腺功能减退

根据临床表现可分为亚临床型甲状腺功能减退和临床型甲状腺功能减退。前者代偿性的TSH升高，使甲状腺功能仍保持正常，临床上可无明显的症状与体征。后者有明显症状与体征。

1. 一般症状

最早的症状是汗少、怕冷、动作缓慢、精神萎靡、疲乏、嗜睡、智力减退、食欲差、体重增加、大便秘结。可有吞咽困难、声音嘶哑、厌食、神经质、月经过多、心悸、耳聋以及心前区疼痛。

2. 黏液性水肿面容

面部表情淡漠，可描述为“淡漠、愚蠢、假面具样、呆板甚至白痴”。面颊及眼睑虚肿。面色苍白、贫血貌或带黄色或陈旧性象牙色，有时可有颜面皮肤发绀。由于交感神经张力降低，对 Muller’s 肌的作用减退，故眼睑常下垂，眼裂狭窄。部分患者有轻度突眼，可能与眼眶内球后组织黏液性水肿有关。鼻唇增厚，舌大发音不清，声音低哑，语速慢，毛发干燥、稀少、脆弱，睫毛和眉毛脱落（后者以外侧 1/3 为甚），男性胡须生长缓慢。

3. 皮肤改变

皮肤苍白或姜黄色是由于甲状腺素缺乏使皮下胡萝卜素转变为维生素 A 及维生素 A 生成视黄醛减少，使血中胡萝卜素升高，加以贫血所致。全身皮肤粗冷干厚，缺乏光泽，多鳞屑和角化，尤以手臂、大腿明显。有非凹陷性黏液性水肿，以眼周、手背、足背和锁骨上窝最为多见。指甲生长缓慢，外观增厚，表面常有裂纹。继发性甲状腺功能减退则往往表现为皮肤变薄，有细小皱纹。

4. 精神神经系统症状

记忆力减退、智力低下、嗜睡、反应迟钝、多虑、头晕、头痛、耳鸣、耳聋、眼球震颤、共济失调、腱反射迟钝、跟腱反射时间延长、膝反射多正常。重者可出现痴呆、木僵甚至昏睡，20% ~ 25% 重症者可发生惊厥。脑波异常。

5. 心血管系统症状

患者可有胸闷、心悸、气促症状，体检可见心动过缓、收缩压下降、舒张压上升、脉压差缩小。严重患者常见心影扩大，听诊心音低钝。心室壁增厚、心室腔扩大（以左室为著）。病程较长的患者有心包积液，量大，但一般不致引起心包填塞，积液比重高，胆固醇及蛋白质含量高，细胞数少。动脉粥样硬化（特别是冠脉硬化）的发生率高于正常人群，但心绞痛并不多见。

6. 运动系统症状

肌肉松弛、无力，主要累及肩和背部肌肉；亦可有一过性肌强直、痉挛和疼痛，受寒后更为明显。肌肉略显肿胀，质地变硬，紧捏或叩击后可引起局部鼓起，称为“肌肿”或“小丘”现象。常有关节疼痛，血钙、磷浓度则正常，偶见血钙升高，PTH 水平常升高。

7. 消化系统症状

肠蠕动减少，导致厌食、便秘、腹胀、鼓肠，严重时发生麻痹性肠梗阻和巨结肠症。胆囊收缩减弱而胀大，半数患者有胃酸缺乏，导致恶性贫血与缺铁性贫血。肝酶水平常升高。可有腹水。

8. 内分泌系统症状

女性月经过多，闭经，不孕症；男性阳痿，性欲减退。CT 及 MRI 检查可见垂体窝变大，但视野缺损少见。严重患者同时有 PRL 水平的升高，并出现溢乳。甲状腺激素低下导致血皮质醇代谢减慢，24h 尿皮质醇对胰岛素诱发低血糖的反应削弱。继发性甲状腺功能减退可有肾上腺皮质功能不足。胰岛素降解减少，机体对胰岛素敏感性升高，糖耐量曲线减低。

9. 泌尿系统症状

尿量减少，尿酸可升高，可有轻度蛋白尿。由于钠交换的增加，常出现低钠血症。

10. 血液系统症状

轻到中度的正常色素或低色素小细胞性贫血；12% 的患者有恶性贫血。血小板黏附能力可下降；加以Ⅷ因子、Ⅸ因子浓度的下降和毛细血管脆性的增加，故而患者易出现出血倾向。血沉可增快。

11. 黏液性水肿昏迷

又称甲状腺功能减退症危象，是甲状腺功能减退最严重的表现。其特征为有严重的甲状腺功能减退体征、低体温及意识丧失，多见于长期得不到诊断和有效治疗的老年患者，女性多见，常于冬季发病。发病率仅 0.1% 左右，但其死亡率高达 60% 以上。常见诱因有甲状腺激素替代中断、寒冷、感染、手术和使用麻醉、镇静药物等。前驱症状有疲乏、记忆力下降，有不同程度的意识障碍，表现为嗜睡、意识模糊、昏睡，继而发展为昏迷，患者表现如冬眠动物，四肢瘫软，腱反射消失。呼吸浅慢，$PaCO_2$ 升高，PaO_2 降低，有时可出现呼吸性酸中毒及脑缺氧表现。约 80% 的患者有低体温，一般在 31 ~ 32℃，低于 27℃者预后极差。心率减慢，心音低钝；约半数患者有低血压。约 25% 的患者可有癫痫小发作和大发作。体内水分潴留，严重时引起水中毒；血钠降低。可有低血糖，若合并有肾上腺功能不全则更易发生，且更严重。

（二）呆小病

本病甲状腺功能的障碍始于胎儿或新生儿。表现为出生时体重偏高，生理黄疸期延长、胎粪排出延迟、面容臃肿、额部皱纹多、鼻梁低平、眼距增宽、发际低、舌大，哭声低哑、体温偏低，心率慢、腹胀、食欲缺乏，少哭笑、少活动、反应迟钝。以后出现睑部、面部、锁骨上窝、颈背及手背皮肤明显的黏液性水肿表现，血压降低，毛发稀疏，少数亦可呈多毛，指甲厚而脆。有些患儿甲状腺肿大，心脏亦可增大，少数腓肠肌、前臂肌肉假性肥大，用甲状腺激素替代治疗后可消失。如不能及时发现、治疗，则小儿发育明显矮小，智能低下而呆笨。如能早期发现，给予甲状腺素治疗，则小儿身体及智能可能正常发育。

（三）幼年型甲状腺功能减退

发病慢，有不同程度的生长、智力发育差，身材矮小、性发育延迟。症群与起病年龄有关，临床表现介于成人型与呆小病之间，幼儿发病者多与呆小病相似，较大儿童及青春期发病多与成人黏液性水肿相似，但伴有不同程度的生长阻滞和青春期延后。

三、实验室检查

（一）一般检查

1. 血红蛋白及红细胞

血红蛋白及红细胞减少，属于低色素小细胞型、正常红细胞型及大细胞型贫血。

2. 血脂

血中总胆固醇、甘油三酯及低密度脂蛋白胆固醇及载脂蛋白均可升高，高密度脂蛋白胆固醇的含量甲状腺功能减退的改变不明显。

3. 血胡萝卜素

常高于正常数倍。

4. 肌酸磷酸激酶（CPK）、乳酸脱氢酶（LDH）

增高。

5. 17– 酮皮质醇、17– 羟皮质醇

降低。

6. 口服葡萄糖耐量试验

呈低平曲线，胰岛素反应延迟。基础代谢率降低。

7. 心电图

提示心动过缓，肢体导联低电压，T 波低平或倒置，偶有 PR 间期延长及 QRS 波时限增加。

8. 跟腱反射时间

延长，常大于 360ms，严重者达 500 ～ 600ms。

9. X 线检查

骨龄检查有助于呆小病的早期诊断，其特征有：成骨中心的出现和成长迟缓（骨龄延迟，骨骺与骨干的愈合延迟，骨化中心不均匀呈斑点状）。心影常呈弥漫性双侧增大，可伴心包或胸腔积液。

10. 脑电图检查

轻度甲状腺功能减退患者即可有中枢神经系统的功能改变。某些呆小病者脑电图有弥漫性异常，频率偏低，节律不齐，有阵发性双侧 Q 波，无 α 波，表现脑中枢功能障碍。

（二）甲状腺功能检查

1. T_3、T_4 及 TSH

TSH 升高是原发性甲状腺功能减退的最早表现。原发性甲状腺功能减退中 T_3、T_4 下降而 TSH 升高，而继发性甲状腺功能减退中 T_3、T_4 及 TSH 均下降。T_3 对甲状腺功能减退的诊断意义不及 T_4；TSH 不仅能区分原发性和继发性甲状腺功能减退，而且能发现亚临床型甲状腺功能减退，所以是三者中最有用的指标。由于 TT_3 和 TT_4 可受 TBG 的影响，故 FT_3 和 FT_4 较之更为可靠。成人 TSH 分泌有昼夜节律，23：00 ～ 02：00 最高。

2. 甲状腺摄 ^{131}I 率

一般明显低于正常，曲线低平，而尿中 ^{131}I 排泄增多。

3. 反 T_3

在原发性和继发性甲状腺功能减退中降低，而在外周性甲状腺功能减退中可升高。

4. 甲状腺抗体测定

血液中甲状腺抗体（TGAb、TPOAb、TMAb）升高，提示病因与自身免疫有关。

5. TSH 兴奋试验

原发性甲状腺功能减退患者在 TSH 注射后其甲状腺摄 ^{131}I 率无升高，而继发性甲状腺功能减退则升高。

6. TRH 兴奋试验

如 TSH 原为低值，TRH 刺激后升高，并呈延迟反应，提示病变在下丘脑；如 TRH 刺激后 TSH 无反应，提示为垂体病变；如 TSH 原已升高，TRH 刺激后引起更高且持续的反应，提示为甲状腺病变。

（三）其他检查

1. 甲状腺细针穿刺

有助于病因诊断。

2. 甲状腺核素扫描

是发现和诊断异位甲状腺（舌骨后、胸骨后、纵隔内甲状腺、卵巢甲状腺等）的最佳方法。

四、诊断与鉴别诊断

典型的临床表现，结合实验室检查（血中 TSH 水平升高和游离 T_3、T_4 水平降低）不难做出诊断。如果这些检查结果模糊不清，实践证明反 T_3 水平可能会有帮助。它在非甲状腺疾病时正常或升高，而在甲状腺功能减退时降低。轻度甲状腺功能减退，亚临床甲状腺功能减退患者可能无上述症状和体征，实验室检查仅见血中 TSH 升高。

亚临床甲状腺功能减退是常见的内分泌代谢性疾病，其发病率高于亚临床甲亢，与亚临床甲亢不同，亚临床甲状腺功能减退得不到及时治疗，很容易转化为典型甲状腺功能减退。尤其甲状腺特异性抗体如甲状腺球蛋白抗体（TgAb）和甲状腺过氧化酶抗体（TPOAb）阳性的亚临床甲状腺功能减退患者，更易于向典型甲状腺功能减退演变。对于年龄超过 65 岁，尤其是同时存在甲状腺特异性抗体的老年个体，4 年内从亚临床甲状腺功能减退转化为临床甲状腺功能减退的概率高达 80%。起病时患者血清 TSH 水平对病情的演变具有较好的预测作用，TSH 为 6mU/L、6 ~ 12mU/L 和大于 12mU/L 者，10 年内其临床甲状腺功能减退的发生率分别为 7.3%、25% 和 78%。其他预测指标还有促甲状腺激素释放激素（TRH）兴奋试验及甲状腺自身抗体。本病的病因与典型甲状腺功能减退相同。

继发性甲状腺功能减退若在不补充糖皮质激素的情况下直接给予甲状腺激素，会使肾上腺皮质激素代谢加速，加重原有的肾上腺皮质激素不足。所以在甲状腺功能减退确诊后，进一步明确其病因极为重要。继发性甲状腺功能减退的病因有垂体腺瘤、分娩时大出血、头颅损伤、中枢神经系统炎症或下丘脑功能紊乱。

五、治疗

甲状腺激素替代治疗是甲状腺功能减退必需的也是唯一有效的疗法，多需终身采用。

（一）成人甲状腺功能减退的药物治疗

1. 药物的选择和使用方法

目前临床上使用的药物主要有甲状腺片、左甲状腺素（L-T_4）和三碘甲状腺原氨酸（T_3），其效量之比约为 60mg：100μg：37.5μg。

（1）甲状腺片：该药所含 T_4/T_3 比值不恒定，治疗效果不理想。一般起始剂量为 15 ~ 30mg 每日 1 次，每隔 1 ~ 2 周增加 15 ~ 30mg，维持剂量为 120 ~ 140mg/d，分 3 次口服。若总剂量达 240mg 仍无好转，需考虑诊断是否正确。重症或伴有心血管疾病的及老年患者尤其注意从小剂量开始，逐渐加量。

（2）左甲状腺素（L-T_4）：治疗甲状腺功能减退的首选药物，也可治疗黏液性水肿昏迷及妊娠患者。通过抑制 TSH 分泌而发挥作用，半衰期长，起效慢，通过组织对活性 T_4 的反应来调节其生物转换。其作用比甲状腺片强 600 倍，且运转率较慢，所以每日 1 次剂量足以维持激素水平。起始剂量：50 ~ 100μg 每日 1 次，每 4 周复查 1 次 TSH、FT_4，每 3 ~ 4 周增加 25 ~ 50μg，直到 TSH 水平恢复正常。维持剂量：100 ~ 200μg 每日 1 次。老年人、合并心血管病或长期甲状腺功能减退的患者的起始剂量和递增剂量要小，25 ~ 50μg 每日 1 次，每 4 周增加 25μg，直至 TSH 正常。亚临床甲状腺功能减退起始剂量：25 ~ 50μg 每日 1 次，给药后 6 ~ 8 周复查 TSH，根据需要调整剂量，直至 TSH 正常。注意老年患者监测心电图，不同品牌的药物，生物效价不同，改用药物时，要密切监测 TSH。此药安全，起效慢，数周才能达最好效果。

（3）三碘甲状腺原氨酸（T_3）：抑制 TSH 分泌，具有生物活性，起效最迅速，用药 3d 就可以达到最大治疗效果。由于半衰期短，转化快，需要多次给药，导致甲亢的危险性较高，故一般不推荐用于常规治疗甲状腺功能减退。可用于黏液性昏迷的抢救。有心血管疾病者、老年患者慎用。初始剂量应更低，增量幅度应更小。经常测定生化指标，观察治疗反应，调整剂量。

2. 有效标准

患者症状及体征改善，在最初 2 ~ 3d 内即出现尿量增多、体重下降，随而面容改变，皮肤病变亦渐渐减轻，耐寒力增加；2 周后，患者声音恢复正常，食欲改善，便秘减轻，月经亦趋正常。

3. 过量标准

患者出现心悸、神经紧张、脉压升高，提示药物过量，宜适当减量。

4. 需调整剂量的几种情况

（1）冬季酌增，夏季酌减。

（2）甲状腺激素丢失过多，如腹泻或多食大豆及大豆制品，或蛋白尿较多时，甲状腺激素与蛋白结合随尿液排出。

（3）感染、创伤或手术等应激时，若出现甲状腺激素不足现象，应酌情增量。

（二）呆小病的治疗

一旦确诊，立即开始治疗。治疗开始的早晚与疗效密切相关，若在出生后 1 个月内治疗，几乎 100% 的患儿智力都可正常；出生后 3 个月治疗，可使 90% 的患儿智力正常。治疗过程中应持之以恒。饮食需富含热量，蛋白质、维生素及钙、磷等应充分给予。

甲状腺片应由小剂量开始，起始剂量在 2 个月以下的婴儿中为 5 ~ 10mg/d，2 个月以上婴儿、6 个月以上婴儿、1 岁以上幼儿、3 岁以上幼儿、7 岁以上儿童、14 岁以上儿童各依次加倍，以后逐渐增量，至 TSH 正常、T_4 正常或略偏高，患儿食欲改善、腹胀减轻、便秘好转、智力接近正常后予维持剂量，一般为初始剂量的 2 倍左右。谨防出现过量，否则消耗过多也会影响发育。

L–T_4 较之甲状腺片更适用于呆小病的治疗。初始剂量为 10 ~ 15μg/（kg · d），每周加量 10μg/kg 至 3 ~ 4 周后达 100μg/d，以后再行调整。有摄碘或脱碘障碍者，补碘后可使症状好转。

（三）幼年型甲状腺功能减退的治疗

亦应强调早期治疗。原则同较大的呆小病患者。若采取及时、充分、持续的治疗可使智力、体格和性腺均得到较好发育。一般预后尚佳。

（四）黏液性水肿昏迷的治疗

本病是黏液性水肿发展的终末期，病情危重，处理不及时，死亡率甚高。一旦疑似诊断，即应采取强有力的综合性治疗，可无须等待甲状腺功能检查报告；但在无确切依据时不应盲目治疗，应与糖尿病、尿毒症、低血糖、精神神经系统病变引起的昏迷相鉴别。最初 48 h 是治疗的关键。

1. 补充甲状腺激素替代治疗

（1）L–T_4 治疗：首剂静脉注射 300 ~ 400μg，以后每日 100μg，至意识恢复后改口服。无静脉剂型时可用甲状腺片鼻饲，用法为 80mg/ 次，每日 3 次。L–T_4 治疗可保证血清甲状腺激素水平稳定，但起效较慢，需 8 ~ 14h 方可使体温和血压升高。

（2）L–T_3 治疗：静注或鼻饲，首剂 50 ~ 100μg，以后 20 ~ 50μg/d。治疗同时应严密观察病情变化以及中毒症状的有无。危象解除后应教育患者需终身服用甲状腺激素替代治疗。

2. 糖皮质激素应用

氢化可的松 50 ~ 100mg/ 次，静脉滴注每 6 ~ 8h 1 次（前 7 ~ 10d），而后逐渐减量。

3. 支持治疗

（1）吸氧、保温、保持呼吸道通畅，必要时行气管切开、机械通气。

（2）开放静脉，留置导尿管，预防脑水肿，维持水、电解质平衡。

（3）治疗原发病，去除诱因。禁用麻醉、镇静及安眠药。酌情选用抗生素防治肺部、泌尿系感染。抢救休克、昏迷，加强护理。

第四节　甲状腺炎

一、亚急性甲状腺炎

（一）概述

本病近年来逐渐增多，临床变化复杂，可有误诊及漏诊。本病多呈自限性，是最常见的甲状腺疼痛疾病。多由甲状腺的病毒感染引起，以短暂疼痛的破坏性甲状腺组织损伤伴全身炎症反应为特征，持续甲状腺功能减退发生率一般报道少于 10%。国外文献报道本病占甲状腺疾患的 0.5% ~ 6.2%。发生率每年 4.9/10 万人，男女发病比例为 1 ： 4.3，30 ~ 50 岁女性为发病高峰。其发病机制尚未完全阐明，一般认为与病毒感染有关，如柯萨奇病毒、腮腺炎病毒、流感病毒、腺病毒感染，也可发生于非病毒感染（如 Q 热或疟疾等）之后。

（二）临床表现

常在病毒感染后 1 ~ 3 周发病，有研究发现，该病有季节发病趋势（夏秋季节，与肠道病毒发病高峰一致），不同地理区域有发病聚集倾向。起病形式及病情程度不一。

1. 上呼吸道感染前驱症状

肌肉疼痛、疲劳、倦怠、咽痛等，体温不同程度升高，起病 3 ~ 4d 达高峰。可伴有颈部淋巴结肿大。

2. 甲状腺区特征性疼痛

逐渐或突然发生，程度不等。转颈、吞咽动作可加重，常放射至同侧耳、咽喉、下颌角、颏、枕、胸背部等处。少数声音嘶哑、吞咽困难。

3. 甲状腺肿大

弥漫或不对称轻、中度增大，多数伴结节，质地较硬，触痛明显，无震颤及杂音。甲状腺肿痛常先累及一叶后扩展到另一叶。

4. 与甲状腺功能变化相关的临床表现

（1）甲状腺毒症阶段：发病初期 50% ~ 75% 体重减轻、怕热、心动过速等，历时 3 ~ 8 周。

（2）甲状腺功能减退阶段：约 25% 在甲状腺激素合成功能尚未恢复之前进入功能减退阶段，出现水肿、怕冷、便秘等症状。

（3）甲状腺功能恢复阶段：多数患者短时间（数周至数月）恢复正常功能，仅少数成为永久性甲状腺功能减退症。整个病程 6 ~ 12 个月。有些病例反复加重，持续数月至两年不等。有 2% ~ 4% 复发，极少数反复发作。

（三）实验室检查

1. 红细胞沉降率（ESR）

病程早期增快，> 50mm/1h 时对本病是有利的支持，ESR 不增快也不能除外本病。

2. 甲状腺激素水平和甲状腺摄碘率

甲状腺毒症期呈现血清 T_4、T_3 浓度升高，甲状腺摄碘率降低（常低于 2%）的双向分离现象。血清 T_3/T_4 比值常 < 20。随着甲状腺滤泡上皮细胞破坏加重，储存激素殆尽，出现一过性甲状腺功能减退，T_4、T_3 浓度降低，TSH 水平升高。而当炎症消退，甲状腺滤泡上皮细胞恢复，甲状腺激素水平和甲状腺摄碘率逐渐恢复正常。

3. 甲状腺细针穿刺和细胞学检查（FNAC）

早期典型细胞学涂片可见多核巨细胞，片状上皮样细胞，不同程度炎性细胞；晚期往往见不到典型表现。FNAC 不作为诊断本病的常规检查。

4. 甲状腺核素扫描（^{99m}Tc 或 ^{123}I）

早期甲状腺无摄取或摄取低下对诊断有帮助。

5. 其他

早期白细胞可增高，TgAb、TPOAb 阴性或水平很低，均不作为本病的诊断指标。血清甲状腺球蛋白（Tg）水平明显增高，与甲状腺破坏程度相一致，且恢复很慢。Tg 不作为诊断必备的指标。

（四）诊断

根据急性起病、发热等全身症状及甲状腺疼痛、肿大且质硬，结合 ESR 显著增快，血清甲状腺激素浓度升高与甲状腺摄碘率降低的双向分离现象可诊断本病。

（五）鉴别诊断

1. 急性化脓性甲状腺炎

甲状腺局部或邻近组织红肿热痛及全身显著炎症反应，有时可找到临近或远处感染灶；白细胞明显增高，核左移；甲状腺功能及摄碘率多数正常。

2. 结节性甲状腺肿出血

突然出血可伴有甲状腺疼痛，出血部位伴波动感；但是无全身症状，ESR 不升高；甲状腺超声对诊断有帮助。

3. 桥本甲状腺炎

少数病例可以有甲状腺疼痛、触痛，活动期 ESR 可轻度升高，并可出现短暂甲状腺毒症和摄碘率降低；但是无全身症状，血清 TgAb、TPOAb 滴度增高。

4. 无痛性甲状腺炎

本病是桥本甲状腺炎的变异型，是自身免疫甲状腺炎的一个类型。有甲状腺肿，临床表现为经历甲状腺毒症、甲状腺功能减退和甲状腺功能恢复三期，与亚急性甲状腺炎相似。鉴别点：本病无全身症状，无甲状腺疼痛，ESR 不增快，必要时可行 FNAC 鉴别，本病可见局灶性淋巴细胞浸润。

5. 甲亢

碘致甲亢或者甲亢时摄碘率被外源性碘化物抑制，出现血清 T_4、T_3 升高，但是 ^{131}I 摄取率降低，需要与亚急性甲状腺炎相鉴别。根据病程、全身症状、甲状腺疼痛，甲亢时 T_3/T_4 比值及 ESR 等方面可以鉴别。

（六）治疗

早期治疗以减轻炎症反应及缓解疼痛为目的。轻症可用阿司匹林（1 ~ 3g/d，分次口服）、非甾体抗炎剂（如吲哚美辛 75 ~ 150mg/d，分次口服）或环氧酶 –2 抑制剂。糖皮质激素适用于疼痛剧烈、体温持续显著升高、水杨酸或其他非甾体抗炎药物治疗无效者，可迅速缓解疼痛，减轻甲状腺毒症症状。初始泼尼松 20 ~ 40 mg/d，维持 1 ~ 2 周，根据症状、体征及血沉的变化缓慢减少剂量，总疗程 6 周以上。过快减量、过早停药可使病情反复，应注意避免。停药或减量过程中出现反复者，仍可使用糖皮质激素，同样可获得较好效果。

甲状腺毒症明显者，可以使用 β 受体阻滞剂。由于本病并无甲状腺激素过量生成，故不使用抗甲状腺药物治疗。甲状腺激素用于甲状腺功能减低明显、持续时间久者，但由于 TSH 降低不利于甲状腺细胞恢复，故宜短期、小量使用。永久性甲状腺功能减退者需长期替代治疗。

二、慢性淋巴细胞性甲状腺炎

（一）概述

慢性淋巴细胞性甲状腺炎(chronic lymphocytic thyroiditis)又称桥本甲状腺炎(Hashimoto's thyroiditis，HT），由日本学者 Hashimoto 于 1912 年首先报道，是自身免疫性甲状腺炎（autoimmune thyroiditis，AIT）的一个类型。除 HT 以外，AIT 还包括萎缩性甲状腺炎（atrophic thyroiditis，AT）、无痛性甲状腺炎（painless thyroiditis）以及产后甲状腺炎（postpartum thyroiditis，PPT）。本书主要论及 HT 和 AT。

（二）病因

HT 的发生是遗传和环境因素共同作用的结果。目前公认的病因是自身免疫，主要为辅助性 T 细胞（Th1）免疫功能异常。可与其他自身免疫性疾病如恶性贫血、干燥综合征、慢性活动性肝炎、系统性红斑狼疮（SLE）等并存。患者血清中出现针对甲状腺组织的特异性抗体（TgAb 或 TPOAb）和甲状腺刺激阻断抗体（TSBAb）等。甲状腺组织中有大量淋巴细胞与浆细胞浸润。

（三）病理

甲状腺多呈弥漫性肿大，质地坚韧或橡皮样，表面呈结节状。镜检可见病变甲状腺组织中淋巴细胞和浆细胞呈弥散性浸润。腺体破坏后，一方面代偿地形成新的滤泡，另一方面破坏的腺体又释放抗原，进一步刺激免疫反应，促进淋巴细胞的增殖，因而，在甲状腺内形成具有生发中心的淋巴滤泡。甲状腺上皮细胞出现不同阶段的形态学变化，早期有部分滤泡增生，滤泡腔内胶质多；随着病变的进展，滤泡变小和萎缩，腔内胶质减少，其上皮细胞肿胀增大，胞浆呈明显的嗜酸染色反应，称为 Askanazy 细胞或 Hurthle 细胞，进而细胞失去正常形态，滤泡结构破坏，间质有纤维组织增生，并形成间隔，但包膜常无累及。

（四）临床表现

HT 起病隐匿，进展缓慢，早期的临床表现常不典型。甲状腺肿大呈弥漫性、分叶状或结节性肿大，质地大多韧硬，与周围组织无粘连。常有咽部不适或轻度咽下困难，有时有颈部压迫感。偶有局部疼痛与触痛。随病程延长，甲状腺组织破坏出现功能低下。患者表现为怕冷、心动过缓、便秘甚至黏液性水肿等典型症状及体征。少数患者可以出现甲状腺相关眼病。AT 则常以甲状腺功能减退为首发症状就诊，患者除甲状腺无肿大以外，其他表现类似 HT。

HT 与 Graves 病可以并存，称为桥本甲状腺毒症（Hashitoxicosis）。血清中存在甲状腺刺激抗体(TSAb)和甲状腺过氧化物酶抗体(TPOAb)，组织学兼有 HT 和 Graves 病两种表现。临床上表现为甲亢和甲状腺功能减退交替出现，可能与刺激性抗体或阻断性抗体占主导作用有关。甲亢症状与 Graves 病类似，自觉症状可较单纯 Graves 病时轻，需正规抗甲状腺治疗，但治疗中易发生甲状腺功能低下；也有部分患者的一过性甲状腺毒症源于甲状腺滤泡破坏，甲状腺激素释放入血所致。

HT 与 AT 患者也可同时伴有其他自身免疫性疾病。HT 与 AT 可以成为内分泌多腺体自身免疫综合征Ⅱ型的一个组成成分，即甲状腺功能减退、1 型糖尿病、甲状腺旁腺功能减退症、肾上腺皮质功能减退症。近年来，还发现了与本病相关的自身免疫性甲状腺炎相关性脑炎（桥本脑病）、甲状腺淀粉样变和淋巴细胞性间质性肺炎。

（五）辅助检查

1. 血清甲状腺激素和 TSH

根据甲状腺破坏的程度可以分为三期。早期仅有甲状腺自身抗体阳性，甲状腺功能正常；以后发展为亚临床甲状腺功能减退（FT_4 正常，TSH 升高），最后表现为临床甲状腺功能减退（FT_4 减低，TSH 升高）。部分患者可出现甲亢与甲状腺功能减退交替的病程。

2. 甲状腺自身抗体

TgAb 和 TPOAb 滴度明显升高是本病的特征之一。尤其在出现甲状腺功能减退以前，抗体阳性是诊断本病的唯一依据。日本学者发现 TPOAb 的滴度与甲状腺淋巴细胞浸润的程度密切相关。TgAb 具有与 TPOAb 相同的意义，文献报道本病 TgAb 的阳性率为 80%，TPOAb 的阳性率为 97%。但年轻患者抗体阳性率较低。

3. 甲状腺超声检查

HT 显示甲状腺肿，回声不均，可伴多发性低回声区域或甲状腺结节。AT 则呈现甲状腺萎缩的特征。

4. 甲状腺细针穿刺细胞学（FNAC）

诊断本病很少采用，但具有确诊价值，主要用于 HT 与结节性甲状腺肿等疾病相鉴别。

5. 甲状腺摄碘率

早期可以正常，甲状腺滤泡细胞破坏后降低。伴发 Graves 病可以增高。本项检查对诊断并没有实际意义。

6. 甲状腺核素显像

可显示不规则浓集与稀疏，或呈“冷”结节改变。本项目亦非 HT 或 AT 患者的常规检查。

（六）诊断

1. HT

凡是弥漫性甲状腺肿大，质地较韧，特别是伴峡部锥体叶肿大，不论甲状腺功能有否改变，都应怀疑 HT。如血清 TPOAb 和 TgAb 阳性，诊断即可成立。FNAC 有确诊价值。伴临床甲状腺功能减退或亚临床甲状腺功能减退进一步支持诊断。

2. AT

临床一般以甲状腺功能减退首诊。触诊和超声检查甲状腺无肿大或萎缩，血清 TPOAb 和 TgAb 阳性，即可诊断。

（七）鉴别诊断

1. 结节性甲状腺肿

有地区流行病史，甲状腺功能正常，甲状腺自身抗体阴性或低滴度。FNAC 有助鉴别。HT 病理可见淋巴细胞浸润，巨噬细胞，少量的滤泡上皮细胞表现为 Hurthle 细胞的形态；结节性甲状腺肿则为增生的滤泡上皮细胞，没有淋巴细胞浸润。

2. 甲状腺癌

甲状腺明显肿大、质硬伴结节者，需要与甲状腺癌相鉴别。但是分化型甲状腺癌多以结节首发，不伴甲状腺肿，抗体阴性，FNAC 检查结果是恶性病变；HT 与甲状腺淋巴瘤的鉴别较为困难。

（八）治疗

1. 随访

如果甲状腺功能正常，随访则是 HT 与 AT 处理的主要措施。一般主张每半年到 1 年随访 1 次，主要检查甲状腺功能，必要时可行甲状腺超声检查。

2. 病因治疗

目前尚无针对病因的治疗方法。提倡低碘饮食。文献报道 L-T_4 可以使甲状腺抗体水平降低，但尚无证据说明其可以阻止本病病情的进展。

3. 甲状腺功能减退和亚临床甲状腺功能减退的治疗

L-T_4 替代疗法。具体方法见甲状腺功能减退章节。

4. 甲状腺肿的治疗

对于没有甲状腺功能减退者，L-T_4 可能具有减小甲状腺肿的作用，对年轻患者效果明显。甲状腺肿大显著、疼痛、有气管压迫、经内科治疗没有效果者，可以考虑手术切除。术后往往发生甲状腺功能减退，需要甲状腺激素长期替代治疗。

5. TPOAb 阳性孕妇的处理

对于妊娠前已知 TPOAb 阳性的妇女，必须检查甲状腺功能，确认甲状腺功能正常后才可以怀孕；对于妊娠前 TPOAb 阳性伴临床甲状腺功能减退或者亚临床甲状腺功能减退的妇女，必须纠正甲状腺功能至正常才能怀孕；对于 TPOAb 阳性，甲状腺功能正常的孕妇，妊娠期间需定期复查甲状腺功能，一旦发生甲状腺功能减退或低 T_4 血症，应当立即给予 L-T_4 治疗。否则会导致对胎儿甲状腺激素供应不足，影响其神经发育。应当强调的是由于妊娠的生理变化，妊娠期的甲状腺功能指标的参考值范围发生变化，需要采用妊娠期特异性的参考值范围。一般认为妊娠的血清 TSH 参考值范围是：妊娠 1 ~ 3 个月 0.3 ~ 2.5mIU/L；妊娠 4 ~ 10 个月 0.3 ~ 3.0mIU/L。

三、无痛性甲状腺炎

（一）概述

无痛性甲状腺炎（silent thyroiditis）又称亚急性淋巴细胞性甲状腺炎、安静性甲状腺炎。本病被认为是自身免疫性甲状腺炎的一个类型。与桥本甲状腺炎相似，本病与 HLA-DR3、DR5 相关。有的学者也将产后甲状腺炎、胺碘酮致甲状腺炎、干扰素 -α 致甲状腺炎归入此类甲状腺炎。本病甲状腺的淋巴细胞浸润较桥本甲状腺炎轻。表现为短暂、可逆的甲状腺滤泡破坏，局灶性淋巴细胞浸润，50% 患者血中存在甲状腺自身抗体。任何年龄均可发病，发病年龄以 30 ~ 50 岁为多。男女之比为 1 ∶ 2 ~ 1 ∶ 15。

（二）临床表现

1. 甲状腺肿大

轻度甲状腺肿大存在于半数患者，呈弥漫性、质地较硬、无结节、无血管杂音、无疼痛及触痛为其特征。1/3 患者甲状腺持续肿大。

2. 典型的甲状腺功能变化类似于亚急性甲状腺炎

分为三个阶段，即甲状腺毒症期、甲状腺功能减退期和恢复期。50% 患者不进入甲状腺功能减退期，甲状腺功能即可恢复正常。约 40% 患者进入为期 2 ~ 9 个月的甲状腺功能减退期，其严重程度与 TPOAb 滴度直接相关。若甲状腺功能减退期持续 6 个月以上，成为永久性甲状腺功能减退可能性较大。10 年后约 20% 患者存在持续性甲状腺功能减退，10% ~ 15% 复发。

（三）实验室检查

1. ^{131}I 摄取率

甲状腺毒症阶段＜ 3% 是重要的鉴别指标之一，恢复阶段甲状腺摄碘率逐渐回升。

2. 甲状腺激素

甲状腺毒症期，血清 T_3、T_4 增高，血清 T_3/T_4 比值＜ 20 对诊断有帮助；甲状腺功能减退期减低；恢复期逐渐正常。

3. 甲状腺自身抗体

超过半数患者 TgAb、TPOAb 阳性，滴度可较高；TPOAb 增高常更明显。少数患者血中存在甲状腺刺激抗体（TSAb）或甲状腺刺激阻断抗体（TSB–Ab）。自身抗体阳性不作为必备诊断条件。

4. 甲状腺球蛋白（Tg）

在甲状腺毒症症状出现之前即已明显升高，可持续多至 2 年。Tg 升高对诊断意义不大。

5. 甲状腺核素扫描（^{99m}Tc 或 ^{123}I）

甲状腺无摄取或摄取低下对诊断有帮助。

6. FANC

淋巴细胞浸润。鉴别有困难时可进行。

（四）鉴别诊断

本病很难与无突眼、甲状腺肿大不显著的 Graves 病鉴别；后者病程较长，甲状腺毒症症状更明显，T_3/T_4 比值往往超过 20，甲状腺摄取碘率增高伴高峰前移。必要时可行 FANC 加以鉴别。

（五）治疗

1. 甲状腺毒症阶段

由于甲状腺毒症是甲状腺滤泡完整性受到破坏使甲状腺激素溢出至血循环所致，而非激素生成过多，故避免应用抗甲状腺药物及放射性碘治疗。β 受体阻断剂或镇静剂可缓解大部分患者的临床症状。糖皮质激素虽可缩短甲状腺毒症病程，并不能预防甲状腺功能减退的发生，一般不主张使用。

2. 甲状腺功能减退期

一般不需要治疗，如症状明显或持续时间久，可短期小量应用甲状腺激素，数月后停用。永久性甲状腺功能减退者需终生替代治疗。

由于本病有复发倾向，甲状腺抗体滴度逐渐升高，有发生甲状腺功能减退的潜在危险，故需在临床缓解后数年内定期监测甲状腺功能。

四、产后甲状腺炎

（一）概述

产后甲状腺炎（postpartum thyroiditis，PPT）是自身免疫性甲状腺炎（AIT）的一个类型。

临床表现为产后1年内出现一过性或永久性甲状腺功能异常。PPT患病率1.1% ~ 21.1%，在碘充足地区平均患病率约为7%。我国学者报道PPT的患病率是11.9%。

（二）病因和病理

PPT是在分娩后免疫抑制机制解除的影响下，潜在的AIT转变为临床形式。甲状腺自身抗体与PPT的相关性已得到公认。甲状腺过氧化物酶抗体（TPOAb）阳性的妇女将有40% ~ 60%发生本病，TPOAb阳性妇女发生PPT的危险性是TPOAb阴性妇女的20倍，所以TPOAb是预测妊娠妇女发生PPT的重要指标。PPT与TPOAb的这种相关性说明患者存在潜在的AIT。过量的碘摄入是诱发PPT发生的因素。PPT患者甲状腺病理表现为轻度的淋巴细胞浸润，但不形成生发中心，没有Hurthle细胞。

（三）临床表现与辅助检查

根据PPT发生甲状腺功能异常的类型，可分为三个亚型，即甲亢甲状腺功能减退双相型、甲亢单相型和甲状腺功能减退单相型。临床PPT中甲亢甲状腺功能减退双相型占42.9%，甲状腺功能减退单相型占11.4%，甲亢单相型占45.7%。甲亢甲状腺功能减退双相型是PPT典型的临床过程。

甲亢期发生在产后1 ~ 6个月（通常在3个月），维持1 ~ 2个月。表现为心悸、乏力、怕热、情绪激动等症状。产生的原因是甲状腺组织被炎症破坏后，甲状腺激素漏出，导致甲状腺毒症。辅助检查特征性表现是血清甲状腺激素水平与^{131}I摄取率呈现“双向分离”现象，即血清T_4、T_3水平升高，^{131}I摄取率显著降低。此期需要与产后Graves病复发相鉴别。主要有三个鉴别点：①产后Graves病常有产前的Graves病史或伴有Graves病特征性表现，如浸润性突眼等，甲亢症状较重；② ^{131}I摄取率：甲亢期PPT减低；产后Garaves病增高，但是受哺乳限制患者不能做^{131}I摄取率；③ TSH受体抗体（TRAb）：产后Graves病阳性，PPT则为阴性。

甲状腺功能减退期发生在产后3 ~ 8个月（通常在6个月左右），持续4 ~ 6个月。

表现为肌肉、关节疼痛和僵硬，疲乏无力、注意力不集中、便秘等症状。产生的原因系甲状腺滤泡上皮细胞被炎症损伤后，甲状腺激素合成减少。实验室检查TSH水平逐渐升高，血清甲状腺激素水平下降。

恢复期发生在产后6 ~ 12个月。甲状腺激素水平和^{131}I摄取率逐渐恢复至正常。但是有约20%的病例可以遗留为持续性甲状腺功能减退。少数病例可以在PPT恢复后3 ~ 10年发生甲状腺功能减退。PPT患者甲状腺可以轻、中度肿大，质地中等，但无触痛。超声显示低回声或低回声结节。

（四）诊断

①产后1年之内发生甲状腺功能异常，可以表现为甲亢甲状腺功能减退双相型、甲亢单

相型和甲状腺功能减退单相型三种形式；②产前无甲状腺功能异常病史；③排除产后 Graves 病。符合上述条件即可诊断为 PPT。

（五）治疗和预后

多数 PPT 病例呈现自限性过程。甲亢期不需要服用抗甲状腺药物。甲亢症状严重者可给予 β 受体阻断剂等对症治疗。甲状腺功能减退期血清 TSH ＜ 10mIU/L 时不需要甲状腺激素的替代治疗，TSH 可以自行恢复。曾患 PPT 的妇女在产后 5 ~ 10 年内发生永久性甲状腺功能减退的危险性明显增加，建议每年监测 TSH。一旦发生甲状腺功能减退，应当及时治疗。如果计划再次妊娠，首先要确认甲状腺功能是否正常。妊娠期间也要定期检测甲状腺功能。

（六）筛查

目前尚无足够证据提示在全部产后妇女中筛查 PPT，但是对已知 TPOAb 阳性的妇女，产后 3 ~ 6 个月要监测血清甲状腺激素和 TSH。目前尚无足够证据说明产后抑郁症与 PPT 的关系、产后抑郁症与甲状腺抗体的关系。但是因为甲状腺功能减退作为产后抑郁症的原因是可以治愈的，所以主张在产后抑郁症中要筛查甲状腺功能减退，以便治疗。

第五节　甲状腺结节

一、概述

甲状腺结节是指各种原因导致甲状腺内出现一个或多个组织结构异常的团块。甲状腺结节在不同检查方法中的表现不同。如触诊发现的甲状腺结节为甲状腺区域内触及的肿块；甲状腺超声检查发现的甲状腺结节为局灶性回声异常的区域。两种检查方法的结果有时不一致，如查体时，触及甲状腺肿块，但甲状腺超声检查没有发现结节，或查体时没有触及甲状腺结节，而甲状腺超声检查发现甲状腺结节存在。

甲状腺结节十分常见，特别是在中年女性中较多见。触诊发现一般人群甲状腺结节的患病率为 3% ~ 7%；而高清晰超声检查发现甲状腺结节的患病率达 20% ~ 70%。甲状腺结节多为良性，恶性结节仅占甲状腺结节的 5% 左右。临床上有多种甲状腺疾病，如甲状腺退行性变、炎症、自身免疫以及新生物等都可以表现为结节。甲状腺结节可以单发，也可以多发，多发结节比单发结节的发病率高，但单发结节甲状腺癌的发生率较高。甲状腺结节诊治的关键是鉴别良、恶性。

二、病因及分类

1. 增生性结节性甲状腺肿

碘过高或过低、食用致甲状腺肿的食物、服用致甲状腺肿药物或甲状腺激素合成酶缺陷等。由于机体内甲状腺激素相对不足，垂体分泌 TSH 增多，甲状腺在增多的 TSH 长期刺激下，经过反复或持续增生导致甲状腺不均匀性增大和结节样变。

2. 肿瘤性结节

甲状腺良性腺瘤、甲状腺乳头状癌、滤泡细胞癌、Hurthle 细胞癌、甲状腺髓样癌、未分化癌、淋巴瘤等甲状腺滤泡细胞和非滤泡细胞恶性肿瘤以及转移癌。

3. 囊肿

结节性甲状腺肿、腺瘤退行性变和陈旧性出血伴囊性变、甲状腺癌囊性变、先天的甲状舌骨囊肿和第四鳃裂残余导致的囊肿。

4. 炎症性结节

急性化脓性甲状腺炎、亚急性甲状腺炎、慢性淋巴细胞性甲状腺炎均可以结节形式出现。亚甲炎临床上除有甲状腺结节外，还伴有发热和甲状腺局部疼痛，结节大小视病变范围而定，质地较坚韧；慢性淋巴细胞性甲状腺炎主要是由自身免疫性甲状腺炎引起的，多见于中、青年女性，患者的自觉症状较少，检查时可扪及多个或单个结节，质地硬韧、少有压痛，甲状腺功能检查时显示甲状腺球蛋白抗体和甲状腺微粒体抗体常呈强阳性。极少数情况下甲状腺结节为结核或梅毒所致。

三、临床表现

绝大多数甲状腺结节患者没有临床症状，常常是通过体格检查或自身触摸或影像学检查发现。当结节压迫周围组织时，可出现相应的临床表现，如声音嘶哑、憋气、吞咽困难等。合并甲状腺功能亢进时，可出现甲亢相应的临床表现，如心悸、多汗、手抖等。

详细的病史采集和全面的体格检查对于评估甲状腺结节性质很重要。病史采集中的要点是患者的年龄、性别，有无头颈部放射线检查治疗史，结节的大小及变化和增长的速度，有无局部症状，有无甲亢、甲状腺功能减退的症状，有无甲状腺肿瘤、甲状腺髓样癌或多发性内分泌腺瘤病 2 型（MEN2 型），有无家族性多发性息肉病、Cowden 病和 Gardner’s 综合征等家族性疾病史等。体格检查中的重点是结节的数目、大小、质地、活动度、有无压痛、有无颈部淋巴结肿大等。提示甲状腺恶性结节临床证据包括：①有颈部放射线检查治疗史；②有甲状腺髓样癌或 MEN2 家族史；③年龄小于 20 岁或大于 70 岁；④男性；⑤结节增长迅速，且直径超过 2cm；⑥伴持续性声音嘶哑、发音困难、吞咽困难和呼吸困难；⑦结节质地硬、形状不规则、固定；⑧伴颈部淋巴结肿大。

四、实验室和辅助检查

1. 血清 TSH 和甲状腺激素

所有甲状腺结节患者都应进行血清 TSH 和甲状腺激素水平测定。如果血清 TSH 减低，甲状腺激素增高，提示为高功能结节，此类结节几乎都是良性的。亚急性甲状腺炎的早期也可有功能亢进，慢性淋巴细胞性甲状腺炎的甲状腺功能可以是正常、亢进或减低。其余病变引起的甲状腺结节功能大多正常。

2. 甲状腺自身抗体

血清 TPOAb 和 TgAb 水平是检测桥本甲状腺炎的金指标之一。特别是血清 TSH 水平增高者。85% 以上为桥本甲状腺炎患者，血清抗甲状腺抗体水平升高。但是少数桥本甲状腺炎可合并甲状腺乳头状癌或甲状腺淋巴瘤。

3. 甲状腺球蛋白（Tg）水平测定

血清 Tg 对鉴别结节的性质没有帮助。

4. 血清降钙素水平的测定

血清降钙素水平明显升高，提示甲状腺结节为髓样癌。有甲状腺髓样癌家族史或多发性内分泌腺瘤病家族史者，应检测基础或刺激状态下血清降钙素水平。

5. 甲状腺超声检查

高清晰甲状腺超声检查是评价甲状腺结节最敏感的方法。它不仅可用于结节性质的判别，也可用于超声引导下甲状腺 FANC。检查报告应包括结节的位置、形态、大小、数目、结节边缘状态、内部结构、回声形式、血流状况和颈部淋巴结情况。

提示结节恶性病变的特征有：①微小钙化；②结节边缘不规则；③结节内血流紊乱。三者提示恶性病变的特异性高，均达 80% 以上，但敏感性较低，29% ~ 77.5% 不等。因此，单独 1 项特征不足以诊断恶性病变。但是如果同时存在两种以上特征时，或低回声结节中合并上述 1 项特征时，诊断恶性病变的敏感性就提高到 87% ~ 93%。低回声结节侵犯到甲状腺包膜外或甲状腺周围的肌肉中或颈部淋巴结肿大，伴淋巴结门结构消失、囊性变，或淋巴结内出现微小钙化，血流信号紊乱时提示结节为恶性。值得注意的是，目前研究结果显示：结节的良、恶性与结节的大小无关，直径小于 1.0cm 的结节中，恶性并不少见；与结节是否可触及无关；与结节单发或多发无关；与结节是否合并囊性变无关。

6. 甲状腺核素显像

甲状腺核素显像的特点是能够评价结节的功能。依据结节对放射性核素摄取能力将结节分为“热结节”“温结节”“冷结节”。“热结节”占结节的10%，“冷结节”占结节的80%。当结节囊性变或甲状腺囊肿者行甲状腺核素显像也表现为“冷结节”，此时，结合甲状腺超声检查有助于诊断。“热结节”中99%为良性的，恶性者极为罕见。“冷结节”中恶性率为5% ~ 8%。因此，如果甲状腺核素显像为“热结节”者，几乎可判断为良性。而通过“冷结节”来判断甲状腺结节的良、恶性帮助不大。

7. 磁共振（MRI）和计算机断层扫描（CT）检查

MRI或CT对帮助发现甲状腺结节、判断结节的性质不如甲状腺超声敏感，且价格昂贵。故不推荐常规使用。但对评估甲状腺结节和周围组织的关系，特别是发现胸骨后甲状腺肿有诊断价值。

8. 甲状腺细针穿刺和细胞学检查（FNAC）

FNAC是鉴别结节良、恶性最可靠、最有价值的诊断方法。文献报道，其敏感性达83%，特异性达92%，准确性达95%。怀疑结节恶性变者均应进行FNAC。术前FNAC有助于术前明确癌症的细胞学类型，确定正确的手术方案。但FNAC不能区分甲状腺滤泡状癌和滤泡细胞腺瘤。

五、治疗

1. 甲状腺恶性结节的处理

绝大多数甲状腺的恶性肿瘤需首选手术治疗。甲状腺未分化癌由于恶性度极高，诊断时即已有远处转移存在，单纯手术难以达到治疗目的，故应选用综合治疗的方法。甲状腺淋巴瘤对化疗和放疗敏感，故一旦确诊，应采用化疗或放疗的方法。

2. 良性结节的处理

绝大多数甲状腺良性结节患者，不需要治疗，需每6 ~ 12个月随诊1次。必要时可做甲状腺超声检查和重复甲状腺FNAC。少数患者需要治疗。目前的治疗方法有以下几种。

（1）$L-T_4$抑制治疗：$L-T_4$治疗的目的是使已有的结节缩小。但研究发现$L-T_4$治疗患者中，只有20%的甲状腺结节较前缩小，同时发现缩小的甲状腺结节停药后可以重新变大。同时，由于长期$L-T_4$治疗可导致多种不良反应，如绝经后妇女骨密度显著降低、心房颤动发生的危险性明显增加。因此，目前认为$L-T_4$治疗只是适用少数甲状腺良性结节患者，不推荐广泛使用，特别不适于血清TSH水平＜1mIU/mL、年龄大于60岁的男性患者或绝经后妇女及合并心血管疾病患者。如果$L-T_4$治疗3 ~ 6个月后甲状腺结节不缩小，或结节反而增大者，需要重新进行FNAC。

（2）手术治疗：甲状腺结节患者出现局部压迫症状，或伴有甲状腺功能亢进，或出现结节进行性增大或FNAC提示可疑性癌变时，可行外科手术治疗。

（3）超声引导下经皮酒精注射（PEI）治疗：PEI 是一种微创性治疗甲状腺结节的方法。主要用于治疗甲状腺囊肿或结节合并囊性变。本法复发率较高，大的或多发囊肿可能需要多次治疗方能取得较好的效果。对单发、实性结节不推荐使用。特别要注意的是，在 PEI 治疗前，一定要先做 FNAC 检查，除外恶性变的可能，才能实施。

（4）放射性 ^{131}I 治疗：放射性碘治疗目的是除去功能自主性结节，恢复正常的甲状腺功能状态。有效性高达 80% ~ 90%。少数患者治疗后可发生甲状腺功能减退，极少数患者治疗后发生 Graves 病。^{131}I 治疗用于自主性高功能腺瘤；毒性结节性甲状腺肿且甲状腺体积小于 100mL 者或不适宜手术治疗或手术治疗复发者。本法不适于有巨大的甲状腺结节者，妊娠和哺乳期妇女禁用。

3. 可疑恶性和诊断不明的甲状腺结节的处理

甲状腺囊性或实性结节，经 FNAC 检查不能明确诊断者，应重复 FNAC 检查，这样可使其中 30% ~ 50% 的患者明确诊断。如果重复 FNAC 检查仍不能确诊，尤其是结节较大、固定者，需要手术治疗。

4. 儿童和妊娠时甲状腺结节的处理

妊娠期间发现的甲状腺结节与非妊娠期间甲状腺结节的处理相同。但妊娠期间禁止甲状腺核素显像检查和放射性碘治疗。FNAC 可在妊娠期间进行，也可推迟在产后进行。如果结节为恶性，在妊娠的 3 ~ 6 个月做手术较为安全，否则，手术则应选择在产后择期进行。

儿童甲状腺结节相对少见，恶性率高于成年人，癌肿占 15%。因此，对儿童甲状腺结节患者同样应行 FNAC 检查。当细胞学检查提示结节为恶性病变或可疑恶性病变时，应手术治疗。

第五章　肾上腺疾病

第一节　Cushing 综合征

一、病因和发病机制

（1）下丘脑—垂体功能紊乱导致 ACTH 分泌过多，又称 Cushing 综合征，最为多见。

（2）各种肿瘤所致的异位 ACTH 分泌综合征。

（3）良性或恶性肾上腺肿瘤。

（4）长期服用较大剂量的糖皮质激素所致医源性 Cushing 综合征，停药后症状可缓解。

简单叙述下列几种类型。

1. 垂体性 Cushing 病

垂体分泌 ACTH 过多导致双侧肾上腺皮质增生，这是本病最主要的类型，占 70% 左右。垂体中有分泌 ACTH 肿瘤者约占 12%，其中大腺瘤（直径＞ 10mm）伴蝶鞍扩大者约占 12%，其中一部分可侵犯邻近组织，极少数为恶性肿瘤，伴远处转移；80% ~ 90% 的腺瘤直径＜ 10mm（微腺瘤），相当一部分患者在摘除微腺瘤后可治愈。少数患者因垂体 ACTH 细胞增生而导致本病，可能是下丘脑 ACTH 释放激素（CRH）分泌过多所致；或鞍内神经节细胞瘤、异位垂体瘤引起 Cushing 病。

2. 原发性肾上腺皮质肿瘤

原发性肾上腺皮质肿瘤包括良性肿瘤和恶性肿瘤，其中皮质腺瘤约占 20%，肾上腺癌约占 5%，此组肿瘤绝大多数是单侧的，双侧腺瘤非常罕见。肿瘤组织可自主性分泌皮质醇，反馈抑制垂体 ACTH 释放，血中可测不到 ACTH，并使瘤外的肾上腺皮质萎缩。肿瘤分泌皮质醇不受外源性糖皮质激素的抑制。肾上腺皮质腺瘤大多只分泌皮质醇，故临床上仅有糖皮质激素过多的表现，若临床出现盐皮质激素或性激素过多的表现，考虑肾上腺皮质癌可能性大。儿童患者癌发生率高，几乎占肾上腺癌总数的一半。

3. 异源性 ACTH 综合征

由于垂体—肾上腺外的癌肿，产生类 ACTH（或类 CRH）活性物质，刺激肾上腺皮质增生分泌过量的皮质醇而发病。最多见的是肺癌（约占 50%），其次为胸腺癌（约占 10%）、胰腺或胰岛细胞瘤（约占 10%），其余为嗜铬细胞瘤、神经母细胞瘤、神经节及副神经节瘤约 5%，甲状腺髓样癌约 5%，支气管腺癌及类癌约 2%，其他如卵巢癌、前列腺癌、乳腺癌、甲状腺癌、睾丸癌、胃癌和急性白血病等疾病，约占 18%。

4. 原发性肾上腺皮质结节样增生和 Carney 复合症

分为四种：①原发性色素性结节性肾上腺病（primary pigmented adrenal disease，PPNAD）；②肾上腺大结节性肾上腺增生（MAH）；③ ACTH 非依赖性双侧性肾上腺大结节性增生（AIMAH）；④ McCune-Albright 综合征和 1 型多发性内分泌腺瘤伴双肾上腺皮质增生。

二、临床表现和病理生理

本病的临床表现系由于大量皮质醇引起代谢紊乱及多器官功能障碍所致。起病多缓慢，病程较长，尤以增生型发展最慢；其次为腺瘤，腺癌发展快，病程短，一般于 1 年内可确诊。极少数患者病情可停留于某阶段，甚至自行缓解。临床表现按病理生理分述如下。

1. 肥胖

一般以出现早、快为特征。呈向心性肥胖，以面、颈、胸部及腹部较明显，呈现特征性的“满月脸”“水牛背”“悬垂腹”，四肢相对瘦小。个别患者可有严重肥胖，特别是儿童患者。此种脂肪特异性分布的原因尚未完全明了，可能与皮质醇动员脂肪分解，促进甘油三酯分解为甘油及脂肪酸，同时抑制脂肪合成，抑制葡萄糖进入脂肪细胞而转化为脂肪。另外，皮质醇抑制葡萄糖利用，使血糖增高，刺激胰岛 β 细胞分泌胰岛素，而促进脂肪合成。可能由于全身不同区域的脂肪组织对皮质醇和胰岛素的敏感性不同，如四肢对皮质醇的动员脂肪作用较面颈部和躯干部敏感，使四肢的脂肪组织动员分解而再沉积于躯干部，从而形成典型的向心性肥胖。

2. 糖代谢紊乱的表现

皮质醇抑制葡萄糖进入脂肪、肌肉、淋巴细胞、嗜酸性粒细胞及成纤维细胞、皮肤等组织进行酵解和利用，同时还加强肝脏糖原异生作用，于是肝糖原增多，血糖往往增高，60% ~ 90% 的患者出现糖耐量减退，严重者出现继发性糖尿病，曾称类固醇性糖尿病。患者对胰岛素治疗往往不敏感，但糖尿病酮症酸中毒较少见，Cushing 综合征被控制后，糖耐量可恢复正常。

3. 蛋白质代谢紊乱的表现

皮质醇能促使肝外蛋白质分解，形成氨基酸，其中成糖氨基酸经肝脏转化为肝糖原和葡萄糖，使糖异生加强，还能抑制氨基酸被肝外脂肪、肌肉、皮肤、骨骼等组织摄取而合成蛋白质，使机体处于负氮平衡状态。①皮肤：上皮细胞及皮下结缔组织萎缩使皮肤变薄，呈透明样；由于毛细血管脆性增加，可有出血及皮下瘀斑，易发生于上臂、手背与大腿内外侧等处；在下腹部、臀外部、大腿内外侧、腋窝周围、乳房等处因皮下脂肪沉积，皮肤紧张而变薄，皮下弹力纤维断裂，形成典型的皮肤紫纹，其特征为对称性，中段较宽而两端较细。有此体征者占 50% ~ 70%；②全身肌肉萎缩，尤以四肢为甚，致使四肢瘦小无力；③儿童患者生长发育受抑制，以致身材矮小。

4. 高血压

高血压为本病常见的临床症状，约见于 75% 以上的患者。一般在疾病的早期，血压只稍升高。随着病程延长，高血压的发生率及严重程度相应增加。长期高血压可导致心、肾、视网膜的病理变化，心脏肥大或扩大，严重者可出现心衰和脑血管意外。Cushing 综合征患者引起高血压的机制包括激活皮质醇，激活肾素—血管紧张素系统；增强心血管系统对血管活性物质的正性肌力和加压反应；抑制血管舒张系统；糖皮质激素的内在盐皮质激素活性，使体内水钠潴留，并易引起血管痉挛。此外，还可能通过糖皮质激素和盐皮质激素受体作用于中枢神经系统，从而对心血管调节产生增压效应。但上述各种因素之间的关系尚不清楚。其中皮质醇过量是高血压的主要因素。血压的 24h 节律变化与皮质醇的分泌水平同步，有 80% 患者皮质醇水平恢复正常后，血压可下降或完全消除高血压，而普通抗高血压药物常无效。久病者常伴有肾小动脉硬化，因而在治疗后血压仍不易降至正常。

5. 骨质疏松

本病患者约有 50% 出现骨质疏松，以胸椎、腰椎及骨盆最明显，患者常诉胸、背及腰部疼痛，严重者可出现佝偻畸形，身高缩短，胸骨隆起，肋骨等多处病理性骨折，约有 20% 可出现脊椎压缩性骨折。引起骨质疏松的主要机制是：皮质醇直接作用于成骨细胞，抑制骨形成；减少肠钙的吸收并降低肾小管对钙的重吸收，从而导致低血钙和继发性甲旁亢；间接作用于卵巢和睾丸，抑制性激素的分泌。此外，大量皮质醇促进蛋白质分解，促使胶原和骨基质分解，钙盐沉积困难。皮质醇亦可促进尿钙排出，使尿钙明显增多，久病者形成肾结石伴尿路结石症群。

6. 电解质代谢紊乱和酸碱平衡失常

本病患者电解质大多正常。如有明显低钾低氯性碱中毒，提示患肾上腺癌或重症增生型或异源性 ACTH 综合征可能性大。腺瘤患者很少发生。极少数患者可因潴钠出现轻度水肿。

7. 多毛及男性化

由于雄激素分泌过多，80% 患者有多毛，一般为细毳毛，分布于面部、颌下、腹部及腰背部，多伴有皮脂增多及痤疮。中年以上可有秃顶。肾上腺皮质癌的女性患者约有 20% 出现男性化（乳房微缩、阴毛菱形分布、阴蒂肥大），但明显男性化者少见。

8. 性功能异常

大量皮质醇对垂体促性腺激素具有抑制作用。因此，约有 75% 的生殖年龄的女性患者出现月经减少，不规则或闭经，且多伴有不孕，但少数轻症患者月经可一直正常甚至正常妊娠。男性患者睾丸小而软、阴茎缩小、性欲减退、阳痿及前列腺缩小。

9. 精神症状

约有 2/3 患者有精神症状，表现为失眠、情绪不稳定、烦躁易怒、焦虑、抑郁、注意力不集中、欣快感、记忆力减退等。重者可有精神变态，可发生类偏狂、精神分裂症或忧郁症等。这些症状可能与大量皮质醇降低 γ- 氨基丁酸（抑制性神经递质）的浓度有关。患者大脑皮质处于兴奋状态还与激素对神经系统的直接作用及高血压、动脉硬化、失钾等有关。

10. 造血与血液系统病变

皮质醇可刺激骨髓，使血红蛋白含量增高，引起多血质、脸红、唇紫和舌质瘀紫等红细胞增多症表现。皮质醇可使骨髓储备池释放中性粒细胞增多，而使血液中白细胞进入组织减少，并使嗜酸性粒细胞脱粒变性，增值周期延长，促使淋巴组织萎缩，故中性粒细胞增多而嗜酸性粒细胞、单核细胞和淋巴细胞减少。

11. 对感染抵抗力减弱

长期皮质醇增高促使蛋白质呈负氮平衡，抑制体液免疫和细胞免疫，抑制抗体形成与炎症反应。可使单核吞噬细胞的吞噬作用和杀伤能力减弱；中性粒细胞活动能力减低，吞噬作用减弱。故本病患者对感染的抵抗力明显减弱，容易感染某些化脓性细菌、真菌和病毒性疾病。在皮肤、黏膜交界处常有真菌感染，如花斑癣、趾甲真菌病及口腔念珠病菌等。患者感染往往不易控制，可发展为败血症和毒血症。加之患者可因皮质醇增多而发热等机体防御反应被抑制，易造成误诊，后果较严重。

12. 色素沉着

重症 Cushing 病或异位 ACTH 综合征患者因垂体产生大量 ACTH、P-LPH、N-POMC，均含促黑素细胞活性的肽段，故患者皮肤色素加深，具有一定的诊断意义。

除上述典型症状外，尚有各种特殊表现，个别患者病情呈周期性或间歇性，在非发作期，临床表现和各种实验室检查可完全恢复正常；儿童患者如有癌肿者可以生长迟缓或性早熟为主要症状；本病女性患者还可合并多囊卵巢和多囊卵巢综合征。

总之，由于本病病因不同，起病年龄、性别不同，病程和并发症等因素，致临床症状错综复杂，除典型症状外，必须注意特殊表现，方可免于误诊或漏诊。

三、诊断和鉴别诊断

本病诊断可分两步。首先应肯定有无皮质醇分泌过多的证据，即功能诊断，然后确定病因和肾上腺皮质病理性质与部位，即病因病理诊断。

1. 典型临床表现

如前述。

2. 实验室检查

（1）血浆皮质醇测定：正常人血浆皮质醇具有明显的昼夜周期波动，以早晨 8 ~ 9 时为最高。平均值为（293.6 ± 57.4）nmol/L，下午 4 时平均值为（138 ± 52）nmol/L。

至午夜 12 时最低，平均值为（97 ± 33）nmol/L。Cushing 综合征患者则昼夜节律消失，即清晨血皮质醇正常或轻度升高，晚上入睡后 1h 升高且与清晨水平相当。

（2）尿游离皮质醇（UFC）：测定正常成人尿游离皮质醇排出量为 220 ~ 330nmol/24h。排泄量超过 304nmol/24h 可诊断为升高。

（3）24h 尿 17- 羟皮质类固醇（17-OHCS）、17- 生酮类固醇（17-KGS）测定：当 17-OHCS 排泄量超过 55.2μmol/24h 提示肾上腺皮质分泌功能升高，尤其排泄量超过 69μmol/24h，更具有诊断意义。正常人尿 17-KGS 排泄率波动于 21 ~ 69μmol/24h，肾上腺皮质腺瘤患者 17-KGS 多正常，腺癌患者明显增高，肾上腺皮质增生患者可轻度增高。其中尿 17-OHCS 更敏感而可靠。

（4）血清 ACTH 测定：肾上腺皮质腺瘤患者血清 ACTH 水平很低甚至测不出，Cushing 综合征及异源性 ACTH 综合征患者 ACTH 水平很高。

（5）血糖增高或糖耐量减低。

（6）血液分析：红细胞、白细胞总数及中性粒细胞常增加，嗜酸性粒细胞可减少。

（7）电解质测定：一般均正常，如出现低血钾和碱中毒，提示肾上腺癌可能性大，重症增生型或异源性 ACTH 综合征亦有可能。

（8）特殊试验：

①地塞米松抑制试验。a. 小剂量地塞米松抑制试验（每天口服 2mg，每 6h 0.5mg，连续 2d）仅能鉴别单纯性肥胖症。本病患者不能被小剂量地塞米松所抑制（实验前后以 24h 尿 17-OHCS 或血浆皮质醇作为对照），而单纯性肥胖者往往能被抑制，结果基本正常（正常人 24h 尿 17-OHCS 可下降至 6.9μmol/24h 或以下）。或午夜 0 时服地塞米松 2mg，次晨 8 时测血皮质醇，正常人血皮质醇抑制率超过 50% 或 140nmol/L 以下，当 2mg 地塞米松不能抑制到对照值 50% 以上时提示有 Cushing 综合征的可能。b. 大剂量地塞米松抑制试验（每天 8mg，每 6h 2mg，连续 2d）可鉴别皮质增生或肿瘤，增生者尿 17-OHCS 可被抑制到基础值的 50% 以下，如不能抑制，提示肾上腺有自主分泌的皮质腺瘤。此外，异位 ACTH 综合征亦不被抑制（支气管类癌除外）。本实验亦可以 24h 尿游离皮质醇为对照。

②ACTH 试验。第 1 天、第 2 天留尿作空白对照，第 3 天、第 4 天留 24h 尿，并于晨 8 点取血做嗜酸性细胞计数。连续 2d，8h 静脉滴注 ACTH25U（或 ACTH 更好，溶于 5% 葡萄糖水液 500mL 中）后，皮质增生者，24h 尿 17-OHCS 显著增加，至少 2 倍以上；皮质腺瘤

者反应较差，17–OHCS 排除量正常或稍升高；皮质癌肿者往往无反应；异源性 ACTH 综合征者有双侧肾上腺增生，对 ACTH 反应性增加，少数分泌 ACTH 量特别高者可无反应。

③美替拉酮试验。可抑制肾上腺皮质激素生物合成中所需的 11–P 羟化酶，从而抑制皮质醇、皮质酮等合成，形成多量 11- 去氧皮质醇等中间代谢产物，以致尿中 17- 生酮类固醇或 17–OHCS 排量显著增加。试验方法是 24h 内每 4h 口服 750mg，目前一般用 500mg，每 6h 口服一次，共 4 次。凡垂体肾上腺皮质功能正常者，试验后 24h 尿中 17–KGS 或 17–OHCS 比基值增高 2 倍以上，皮质增生者结果同上，而皮质肿瘤者分泌呈自主性，除少数腺瘤外一般无反应，异源 ACTH 综合征者部分可稍增高。目前临床较少采用此试验。

④ CRH 兴奋试验。一般认为，给予外源性 CRH 后，Cushing 病患者的 ACTH 和皮质醇明显升高，而肾上腺皮质肿瘤或异源性 ACTH 综合征患者则不受影响（Kaye 标准：CRH 刺激后，血皮质醇升高 20% 以上，血 ACTH 升高 50% 以上为阳性反应）。

3. 定位检查

（1）肾上腺 B 超：可发现肾上腺增生或肿瘤。

（2）垂体和肾上腺 CT 或 MRI 检查：较大的垂体肿瘤可使蝶鞍扩大及破坏，CT 扫描对垂体微腺瘤的定位诊断有较大价值，可发现绝大多数的微腺瘤，高分辨力的 CT 能查出 3 ~ 5mm 的微腺瘤。肾上腺 CT 扫描可显示其大小和形态，增生患者为双侧肾上腺增大，肿瘤患者则显示一侧的占位病变。

（3）放射性核素碘化胆固醇肾上腺扫描：诊断准确率可达 80% 以上，胆固醇呈两侧浓集者提示肾上腺皮质增生，浓集仅局限于一侧提示肾上腺腺瘤，腺癌患者两侧均不显影或病变侧不显影而正常侧显影。

（4）其他 X 线检查：脊柱、颅骨、盆腔骨等明显骨质疏松或病理性骨折。小部分增生型患者显示蝶鞍扩大。由于大部分引起异位 ACTH 分泌的肿瘤位于胸腔，故胸片应列入常规，必要时行胸部 CT 扫描。

4. 特殊类型的 Cushing 综合征

（1）周期性皮质醇增多症：较少见，皮质醇呈周期性分泌，周期长短不一，能自行缓解，但症状可反复发作。疾病发作期血尿皮质醇可很高，且不受地塞米松抑制，大剂量地塞米松抑制试验甚至可呈反常性升高；间歇期血尿皮质醇多在正常范围内。

（2）儿童 Cushing 综合征：较少见，男女儿童发病率相等，10 岁以上患儿多为增生，小于 10 岁者多为肿瘤，异位 ACTH 综合征罕见。除 Cushing 综合征临床症状外，常可见生长发育受到抑制，生长缓慢，骨骼发育延迟。腺瘤和癌肿患者尚可有糖皮质激素过多伴雄激素过多体征，生长过速，且可出现男性化征象，如面部痤疮、多毛、性早熟等。

（3）异位 ACTH 分泌综合征：是由于非内分泌组织肿瘤分泌大量 ACTH，使双侧肾上腺增生，较为少见。支气管肺癌、胸腺肿瘤、胰腺肿瘤、肝癌、前列腺癌及甲状腺髓样癌等引起异位 ACTH 综合征症状典型，且病情进展迅速。大多数异位 ACTH 综合征患者血 ACTH

明显升高，CRH 不能兴奋，尿 17–OHCS 及 17– 酮类固醇不受地塞米松抑制。一部分患者是由良性肿瘤所致，其 ACTH 有时可被地塞米松抑制。

（4）原发性结节性肾上腺增生：发病年龄较大，血皮质醇不能被地塞米松抑制，ACTH 不能测出。手术可见肾上腺有一个或多个结节，但并非由于 ACTH 分泌过多所致，而可能是由于 ACTH 以外的某种物质刺激肾上腺引起增生所致。

（5）医源性皮质醇增多症：过多糖皮质激素可引起 Cushing 综合征的症状，在甲状腺功能减退、严重肝脏疾病等患者也可导致 Cushing 综合征症状。

（6）Nelson 综合征：垂体微腺瘤伴双侧肾上腺弥漫性增生，如仅行双侧肾上腺切除术，则垂体微腺瘤缺乏皮质醇的负反馈抑制，不断增生，并过度分泌 ACTH，使皮肤色素沉着，称为 Nelson 综合征。

四、治疗

在做病因治疗前，对病情严重的患者，最好先采取措施对症治疗以改善并发症。例如，有低血钾的患者，应适当补钾；有继发性糖尿病患者，应进行饮食治疗，必要时给予口服降糖药或应用胰岛素，使血糖降至正常。本病所致继发性高血压可联合应用如钙离子拮抗剂、血管紧张素转换酶抑制剂、利尿剂等药物。蛋白质分解过度症状明显者（如肌无力、骨质疏松等）可给予苯丙酸诺龙或丙酸睾酮治疗，以促进蛋白质合成。骨质疏松明显者可补充钙剂和维生素 D 及二磷酸盐等。有感染时，应及时用抗生素控制感染。病因治疗按病变性质不同可有不同选择。

（一）Cushing 病

目的是切除或毁坏垂体的基本病变，纠正肾上腺皮质的高分泌状态而不引起垂体或肾上腺的损害。

1. 手术治疗分垂体及肾上腺手术两种

（1）垂体手术：有蝶鞍扩大及垂体大腺瘤者需做开颅手术治疗，尽可能切除肿瘤。蝶鞍不扩大者，约有 80% 以上垂体存在微腺瘤，可采取经蝶窦垂体微腺瘤切除术的治疗，一旦切除腺瘤，患者的临床症状可获缓解或消失，术后为防复发，可辅以放射治疗。

基本治愈的标准是无须长期皮质激素替代治疗和保留一个完整的下丘脑—垂体轴。有资料统计手术治愈率不到 65%。术后可发生暂时性垂体肾上腺皮质功能不足，需短期皮质激素替代治疗，直至垂体—肾上腺功能恢复正常（一般需要 9 ~ 12 个月）。选择性经蝶窦垂体手术后的严重并发症如垂体功能下降、脑脊液鼻漏、脑膜炎、视力及动眼神经功能损害很少见。术后许多患者病情能获长期效果。

（2）肾上腺手术：垂体手术开展前，双侧肾上腺完全切除或次全切除（切除 90% 以上）是治疗本病的方法。它作用迅速，手术死亡率和术后并发症如肺栓塞和深静脉血栓的发生率较低。双侧肾上腺完全切除的缺点是造成永久性肾上腺皮质功能低下和进行性垂体肿瘤增大而发生 Nelson 综合征（发生率 5% ~ 10%，小孩发生此症的百分率更高）。肾上腺次全切除一般无须替代治疗，也不形成 Nelson 综合征。但复发率很高。

不论肾上腺全切或次全切除后，为了避免 Nelson 综合征或复发，应继以垂体放射治疗；且必须做好手术前准备和术后激素补充替代治疗。

2. 药物治疗

（1）影响神经递质和神经调质作用的药物：包括赛庚啶、溴隐亭、利舍平、奥曲肽等。临床上几乎没有特效药物能抑制 Cushing 病患者腺垂体分泌 ACTH，虽然曾有报道认为赛庚啶、溴隐亭有抑制 ACTH 分泌作用，但效果不显著，非治疗本病的有效药物。

（2）皮质醇合成抑制剂：

①米托坦（O，P'–DDD）：该药物可抑制皮质醇合成的多种酶，还可直接作用于肾上腺使其出血、坏死或萎缩。剂量为 50 ~ 75mg/kg，第 3 天起应补充 GC 和盐皮质激素。服药直到缓解或达到最大耐受量以后减到无明显不良反应的最大维持量，但不超过 6 个月。用药期间，每天观察有无肾上腺皮质功能减低的表现。治疗时会出现高胆固醇血症，一般停药后 1 周左右即可使血胆固醇恢复正常。此药的不良反应有食欲缺乏、恶心、呕吐、腹泻、嗜睡、眩晕、肌肉颤抖、头痛、无力以及皮疹等。对肝、肾、骨髓无毒性。治疗时要注意是否出现 Nelson 综合征，可给予垂体放射作为预防措施。

②美替拉酮：适用于术前准备、危重患者无法手术者，帮助降低血皮质醇，减轻症状。每日 1.0g 可降低血皮质醇水平。

③酮康唑：抑制线粒体细胞色素 P450 依赖酶，阻断皮质醇及 ALD 合成。剂量 0.2 ~ 1.8g/d，从小剂量开始，维持量 0.6 ~ 0.8 g/d。不良反应有消化道反应、发热、肝功能受损。

④氨鲁米特：可抑制胆固醇转变为孕烯醇酮。在剂量不超过 1g 时，不良反应较小。不良反应有发热、皮疹、食欲减退及嗜睡等，有时会引起肾上腺皮质功能减低症。

（3）米非司酮：有拮抗 GC 的作用，适用于无法手术者。每日 5 ~ 22mg/kg。长期使用可有血 ACTH 升高，血皮质醇下降。

（二）肾上腺皮质腺瘤或癌

对于肾上腺皮质腺瘤可切除患侧腺瘤，效果良好。因下丘脑—垂体轴及对侧肾上腺长期受抑制，在术中及术后需要用糖皮质激素治疗，手术后如有危象或休克应加大皮质醇剂量。一般在手术后半年至 1 年萎缩的肾上腺可得到功能上的代偿，但也有少数病例需长期用皮质醇替代补充治疗。

对肾上腺癌的治疗多不满意，多数患者在确诊时已转移到腹膜后、肝及肺。进行手术治疗不能治愈，但可使肿瘤体积缩小及减轻临床症状。如术后持续有不能被抑制的皮质醇分泌，提示癌已转移或癌瘤未能根除。患者术中及术后糖皮质激素治疗同时，如双侧全切者，需补充激素治疗。

（三）异源性 ACTH 综合征

异源性 ACTH 肿瘤中，只有良性肿瘤（如胸腺瘤、支气管类癌或嗜铬细胞瘤）才能通过手术而治愈。但此组肿瘤多为癌肿，因有严重的皮质醇增多及肿瘤转移，治疗十分困难，对于在确诊时已有转移而不能手术的患者可采用化疗治疗，可以与其他抗癌化疗联合治疗。

（四）不依赖 ACTH 的双侧肾上腺增生

应选择双侧肾上腺全切除术治疗，术后不会引起 Nelson 综合征，无须垂体放疗，必须糖皮质激素终身替代治疗。

（五）预后

本病预后以单侧腺瘤经早期手术效果最好，病情一般在术后数月逐渐好转，以致完全康复。Cushing 病由于垂体显微手术及重粒子辐射治疗的进展，大多数患者可得到有限的治疗。若垂体肿瘤很大，则预后稍差。异源性 ACTH 综合征或肾上腺癌肿已转移者则预后较差。

第二节　肾上腺皮质功能减退症

一、慢性肾上腺皮质功能减退症

慢性肾上腺皮质功能减退症（chronic adrenocortical hypofunction）又称 Addison 病，是双侧肾上腺因感染、肿瘤等原因导致严重破坏，或双侧手术切除，或继发于下丘脑分泌 CRH 及垂体分泌 ACTH 不足所致。本书将重点阐述肾上腺本身引起者。

本症临床上出现衰弱无力、体重减轻、色素沉着、血压下降等综合征。患者以中年及青年为多，年龄大多在 20 ~ 50 岁，男、女患病率几乎相等，原因不明者以女性为多。

（一）病因

可分两大类：

1. 原发性

系肾上腺皮质本身的疾病，病因又可分为以下两类。

（1）慢性肾上腺皮质破坏：

①自身免疫。本病由自身免疫疾病引起者，约占 80%。自身免疫性肾上腺皮质功能减退常伴有性功能减退、甲状腺功能减退、桥本甲状腺炎、糖尿病、白斑病、恶性贫血及甲状旁

腺功能减退等。40% ~ 50% 的自身免疫性患者伴有上述一种或多种自身免疫性疾病。

②感染。以往结核是导致国内 Addison 病的主要病因，患者体内多有结核病灶，肾上腺区可有钙化点阴影，但目前结核病已渐趋控制，故本病因以自身免疫病引起者占多数。

③细胞浸润。由于各种转移性肿瘤、白血病引起严重破坏。可能由于肾上腺有丰富血窦及高浓度的肾上腺皮质激素，故肿瘤患者常伴有肾上腺浸润转移。当约 1/5 的肾上腺皮质保持完整时，皮质醇的分泌尚可不受影响，如肾上腺皮质的破坏继续扩展，皮质醇的分泌将消减。

④变性，如淀粉样变等。

⑤血管病变，如脉管炎、肾上腺静脉血栓形成伴梗死、双侧皮质出血性病变等。

⑥双侧肾上腺次全或全切除后。

此外，真菌感染、结节病、血色病等亦可引起本病。

（2）皮质激素合成代谢酶缺乏：

①先天性缺乏 21- 羟化酶、11- 羟化酶或 17- 羟化酶。Addison-Schilder 病（进行性脑白质营养不良和肾上腺皮质功能减退并存）；先天性肾上腺皮质不应症，此属常染色体隐性遗传，其肾上腺对 ACTH 的刺激不呈对应性反应（伴有低血糖和色素沉着），血浆 ACTH 增高，皮质醇降低，血醛固酮和尿 17- 羟类固醇降低。

②后天皮质激素合成代谢酶缺乏者可由于药物或化学抑制酶而发生，如美替拉酮抑制 11-P 羟化酶，O，P'-DDD 溶解皮质细胞等。

2. 继发性

系继发于下丘脑分泌 CRH 及垂体分泌 ACTH 不足所致。

内源性：由于各种肿瘤、炎症、细胞浸润、创伤、血管病变等引起的下丘脑病变，以及由于产后大出血及产褥热、肿瘤、脑膜炎后遗症等引起的垂体病变。

外源性：由于长期大剂量糖皮质激素抑制下丘脑—垂体所致，停药后有功能减退。

（二）临床表现

除危象外起病多缓慢，症状在数月或数年中逐渐发生。早期表现为易于疲乏、衰弱无力、精神萎靡、食欲缺乏、体重明显减轻等。合并结核患者可有相应症状。病情发展后可有以下典型临床表现。

1. 色素沉着

系原发性慢性肾上腺皮质功能减退早期症状之一，且几乎见于所有病例。色素沉着散见于皮肤及黏膜内。全身皮肤色素加深，面部、四肢等暴露部分，关节伸侧面等经常受摩擦之处，乳头、乳晕、外生殖器、肩腋部、腰臀皱襞、下腹中线、痔、瘢痕、雀斑、指（趾）甲根部等尤为显著。脸部色素常不均匀，前额部及眼周常较深。口腔、唇、牙龈及上颌黏膜上均有大小不等的点状、片状蓝或蓝黑色色素沉着。偶有小块白斑，见于背部等处。

2. 循环症状

常出现头晕、眼花、血压降低，可呈直立性低血压出现昏倒。心浊音界及 X 线心阴影缩小，心脏收缩力下降。心电图呈低电压，T 波低平或倒置，PR 间期、QT 时限可延长。

3. 消化系统症状

食欲缺乏为早期症状之一。较重者有恶心、呕吐、腹胀、腹痛，偶有腹泻。便秘较少见。腹痛位于上腹部，系隐痛，似消化性溃疡。胃肠 X 线检查仅显示功能失常。少数患者有时呈嗜盐症状，可能与失钠有关。

4. 肌肉、神经精神系统症状

肌肉无力是主要症状之一。本病伴有高钾血症，偶尔合并上升性神经病变（Guillain-Barre syndrome），可导致下肢软瘫或四肢麻痹。本病另一合并症为肾上腺脊髓神经病变（adrenomyeloneuropathy），表现为痉挛性截瘫和多神经病变，可伴有性功能减退或性无能和痉挛性疼痛。本病伴神经系统病变的综合征均有脑电图异常。此外，常易激动，或抑郁淡漠，或有违拗症，思想不集中，多失眠。

5. 其他症状

患者常有慢性失水现象，明显消瘦，体重大多减轻 5 ~ 10kg 以上。女性月经失调、闭经，常过早停经。男性多阳痿。男女毛发均可减少，且无光泽，枯燥易脱，分布稀疏。第二性征无异常。

6. 肾上腺危象

因患者并发感染、创伤，或因手术、分娩，或饮食失调而发生腹泻、失水，或中断皮质素（醇）治疗，或大量出汗，或过度劳累等应激状态下均可诱发危象。有高热、恶心、呕吐、腹泻、失水、烦躁不安等综合征，甚至出现循环衰竭，血压下降，脉细微沉溺不易扪及，心率速，精神失常，继而昏迷。如不及早抢救，生命堪虞。

（三）实验室检查

本病多在应激状态或经 ACTH 刺激后才有阳性发现。但晚期重症或典型病例常有下列两组化验资料，可有助诊断。

1. 代谢紊乱

①血钠降低；②血钾轻度升高（严重高钾血症提示伴有肾脏或其他疾病）；③血清氯化物减低；④空腹血糖降低，糖耐量试验呈低平曲线；⑤血钠 / 血钾比值小于 30；⑥血钙升高。

2. 肾上腺皮质功能试验

（1）尿 17- 羟皮质类固醇（17-OHCS）及 17- 酮类固醇（17-KS）：24h 排出量明显低于正常，一般均在 17μmol/L 以下，女性尤低。两者中以 17-OHCS 为重要。但常受肝病、营养不良、慢性消耗性疾病等影响而排出降低，有肾功能不全者排出量亦减少，肥胖者或尿量多者可使排出量偏高。

（2）24h 尿游离皮质醇：常低于正常低限，一般在 55.2nmol 以下。

（3）血浆皮质醇：一般认为血浆总皮质醇基础值或 88μmol/L 可确诊为肾上腺皮质减退症，＞ 587.2μmol/L 可排除本症。需要注意的是，对于急性危重患者，基础血浆总皮质醇在正常范围亦不能排除肾上腺皮质减退症。

但单测 17–OHCS 或尿、血皮质醇尚不可靠，因为有的亚临床型患者，上述测定可在正常范围。故应做最具有诊断价值的 ACTH 兴奋试验。

（4）ACTH 试验：ACTH 刺激肾上腺皮质分泌激素，可反映皮质储备功能。原发性肾上腺皮质功能减退较重者，连续刺激 2 ~ 5d 无反应；轻者早期可能有低反应，于 5d 静滴试验中，初 3d 可有轻度升高，后 2d 则非但不上升有时反降低，提示皮质功能已受损，经刺激后分泌稍增多，但储备功能有限致连续刺激无反应。在继发性肾上腺皮质功能减退者则第 1 天、第 2 天反应较小，连续刺激 5d 时可渐渐恢复，呈延迟反应。故可用以鉴别原发性或继发性肾上腺皮质功能低下。方法有多种，有 1 次 25Ua1–24ACTH（cortrosyn，具有全部生物活性，比以前用的 ACTH 生物制品的过敏反应发生率低）肌内注射法，为初筛良法；常用者为 8h 静滴连续 2d 法，观察尿 17– 羟化酶和（或）皮质醇变化，正常人在兴奋第 1 天比对照日增加 1 ~ 2 倍，第 2 天增加 1.5 ~ 2.5 倍。病情严重者应在试验前 3d 开始予以地塞米松（每天 0.75mg）直至 ACTH 静滴结束日，以防发生肾上腺危象。快速法适用于病情危急需立即确诊后补充激素者。在静注 a1–24ACTH 25U 前及后 30min 测血浆皮质醇，或在肌注 a1–24ACTH 前及后 60min 测血浆皮质醇，注后正常人血浆皮质醇增加 276 ~ 552nmol/L。由于病情危重，在给予 ACTH 的同时应静注地塞米松。完全性皮质功能减退者无反应，部分性者有低弱反应，继发性者有延迟反应。

（5）血浆 ACTH 测定：原发性者明显增高，超过 100μg/mL。但血浆 ACTH 正常不能排除继发性肾上腺皮质减退症者。

上述各种肾上腺皮质功能试验可视病情需要选择。

危象发生时代谢紊乱较严重，有重度失钠失水者，血液常浓缩，血细胞比容、比重、渗透压、非蛋白氮、肌酐、钾、酸度均增高，血糖、钠、氯化物、二氧化碳结合力显著降低。尿量大减，血沉加速，有轻度贫血。

3. 血常规检查

常有正细胞正色素性贫血。白细胞除危象时可增高外大多正常或稍低，分类提示中性粒细胞减少，淋巴细胞相对增多，嗜酸性粒细胞明显增多。

4. 影像学检查

结核所致者在肾上腺区 X 线摄片及 CT 检查时可发现肾上腺增大及钙化阴影。转移性病变者亦示肾上腺增大，而自身免疫引起者肾上腺不增大。部分患者头颅 MRI 显示垂体增大，可能与 ACTH 细胞增生有关，激素替代治疗后多可恢复正常。

（四）鉴别诊断

典型重症病例，根据上述症状、体征及重要化验结果，诊断不难确立。病因诊断，可根据肾上腺是否有钙化点及全身有无结核灶等情况分析判断，手术后发生者，一般诊断亦无困难。其他病因诊断常依赖于病理切片等检查，临床上有时较困难。此外，对于部分性（或不完全性、隐形）功能减退者常用下列筛选和确诊法：①临床上呈色素沉着、体重减轻、疲乏软弱、血压降低者，先测尿 17–OHCS、17–KS 或游离皮质醇，如低于正常低限者，有肾上腺皮质功能减退可能；②为进一步确诊，应进行 ACTH 静滴试验连续 3 ~ 5d。继发性者一般无色素沉着，临床上常呈苍白无华，故与原发性者症状不同，且易有其他靶腺功能减退症。必要时可测血浆 ACTH、TSH、FSH、LH 等，继发性者正常低值或低于正常。临床上诊断部分性或轻度功能减退症有时有困难，可与神经症、轻度早期结核、癌症等混淆。有色素沉着者应与慢性肝病（包括肝硬化）、糙皮病、硬化病、黑棘皮病、血色病、慢性金属中毒（铋、铅、砷、汞）等所致的皮肤色素沉着症区别。有慢性腹痛、腹胀、腹泻、低热等全身症状者又需与肠结核、腹腔结核等相鉴别。

（五）预后

在严格使用激素等治疗后，患者寿命大大延长，劳动力亦显著恢复，并可争取接近正常人。经随访观察继续治疗 7 年以上者，部分患者可完全停用激素或减至很小维持剂量。个别患者能正常妊娠及生育，但在分娩期应注意防治危象发作。小儿产前产后发育可完全正常。治疗中患者抵抗力较低，易患呼吸道感染、胃肠功能紊乱，甚至导致危象发作，应予以注意。

（六）防治

为了预防本病发生，必须强调及早治疗各种结核病，尤其是肾结核、附睾结核、肠及腹腔盆腔结核等。对于长期糖皮质激素治疗者应尽量避免对垂体—肾上腺轴的抑制。肾上腺受伤切除时也应避免本症发生。

治疗原则：①纠正本病中代谢紊乱；②激素替代补充治疗；③病因治疗；④避免应激，预防危象。由于本病属慢性，必须使患者了解防止本病的基本知识，自觉地尽量避免过度劳累、精神刺激、受冷、暴热、受伤等应激，也需避免呕吐、腹泻或大汗所引起的失钠失水等情况。饮食需富含糖类、蛋白质及维生素，多钠盐、少钾盐。如食物中氯化钠量不足，可进服食盐水溶液，每天摄入量在 10 ~ 15g，视各人需要而定，以维持电解质平衡。

本病的最基本疗法除病因治疗外需长期皮质激素的替代补充。目前有下列两类制剂。

1. 糖皮质激素治疗

（1）可的松（皮质素）：大部分患者每天口服片剂 12.5 ~ 25.0mg 足以维持需要，一般不超过 37.5mg。手术切除全部或大部肾上腺者需补充较多，但不宜过大。给药以餐后为宜，可避免胃肠刺激。小剂量替代治疗者可于早餐后（上午 8 时前）一次服用；剂量较大者，可分两次口服，如上午 8 时服 25mg，午餐后（下午 2 时左右）再服 12.5mg。剂量分配应尽量与皮质醇的昼夜周期变化相符，即晨间较大，午后较小，傍晚最小，以便保证患者日间有充沛的精力从事轻微劳动。药物口服后很易被吸收，吸收后在肝脏中转化为皮质醇。25mg 可的松相当于 20mg 皮质醇。

（2）氢化可的松（皮质醇）：一般剂量 10 ~ 30mg/d，服药方法与上述相同。

（3）泼尼松（强的松）：为人工合成的糖皮质激素。对糖代谢可加强 5 倍，但对盐类代谢则相对减弱。一般口服，每天剂量为 2.5 ~ 7.5mg，服药方法同前。

本组药的缺点为对水盐代谢较少调节作用，故以前两种药为首选。在人体内必须经 Cl ~ C2 位加氢还原成皮质醇后才有活性，皮质素也须在 C11 位加氢转化成皮质醇而发挥作用，故在有肝病等情况下使用时必须注意。

2. 盐皮质激素治疗

（1）去氧皮质酮：①醋酸去氧皮质酮（DOCA）油剂，每天肌内注射 1 ~ 2mg 或隔日 2.5 ~ 5mg；②长效制剂，去氧皮质酮三甲基酸，为微粒悬液，吸收缓慢，一次注射 25 ~ 50mg，其作用可维持 3 ~ 4 周，相当于每天 1 ~ 2mg 油剂。

（2）9–α 氟氢可的松（9–α–fluorohydrocortisone）：一般患者每天上午 8 时口服 0.05 ~ 0.15mg 已能维持电解质平衡。但此药易诱发水肿，如条件允许可监测血浆肾素和血管紧张素Ⅱ浓度。此外，临床出现高血压、低血钾提示应减量，反之应增加剂量。每天口服 9–α 氟氢皮质素 0.1mg，约相当于每天肌注 DOCA 2.5mg，或每月注射三甲基醋酸去氧皮质酮 62.5mg。

此外，也可试用甘草流浸膏，3 ~ 5mL/ 次（或用 1 ： 4 稀释液 10 ~ 20mL），2 ~ 3 次从剂量可根据患者情况酌情调整。可以替代去氧皮质酮的调节水、盐、电解质代谢作用，但最好与可的松（或氢化可的松）同用。其中主要成分为甘草次酸，有保钠、氯及水与排钾作用，但保钠作用相对较弱。此组药物之主要指征为在糖皮质激素治疗下虽供应足量食盐尚不能维持其血压、血钠浓度，仍有慢性失水，体重偏低的患者。并非每一患者所必需。

上述各种激素疗法的剂量系一般患者所需，应用时必须注意个别化。在应激时，需增加糖皮质激素剂量，否则将诱发危象。轻的应激如感冒、拔牙，可将平时替代剂量加倍，应激过后，渐恢复至原剂量。尤其是在发生感染、手术等应激情况下，激素剂量必须迅速加大，每天给氢化可的松 100 ~ 200mg，危重时可增至 200 ~ 400mg/d，以维持机体应激反应及抵抗力，数天后视病情需要而减至一般维持剂量。在采用上述激素疗程中，尤其在初治阶段，必须注意测定出入液量、体重、血压，观察疗效及反应，定期随访血钠、钾、氯、糖等浓度，随时调整剂量。糖皮质激素过量时有欣快、失眠、躁狂等精神异常，甚至低血钾反应，应迅速减量。去氧皮质酮过量时有水肿、高血压、心脏扩大、心脏衰竭、低血钾发生，应减量或暂停数天，限制钠及水的摄入量，加用口服利尿剂、氯化钾。待体内水钠过多现象消失后，必要时再用小剂量盐皮质激素。

有活动性结核者，应进行积极抗结核治疗。糖皮质激素虽不利于控制结核病灶活动，甚而扩散，但应用适当剂量以补足生理需要，常能改善病情，并非禁忌。

危象发作时处理同急性肾上腺皮质功能减退。

二、急性肾上腺皮质功能减退症

（一）病因

急性肾上腺皮质功能减退症（acute adrenocortical hypofunction）又称肾上腺危象。常见病因如下。

（1）急性肾上腺皮质出血、坏死常见的病因是感染，导致肾上腺静脉细菌性血栓形成，最多见于脑膜炎球菌感染。此外，出血热患者肾上腺严重出血时，肾上腺区域的外伤，高凝状态和严重烧伤均可出现急性肾上腺皮质出血、坏死。但肾上腺出血者并非均伴有临床肾上腺功能减退的表现。在弥散性血管内凝血发生后也可出现肾上腺多处散在出血但常不伴有肾上腺功能衰竭。双侧肾上腺出血在尸检中大约为1%，而其中伴有临床肾上腺功能减退者仅占例数的0.2%。新生儿难产也可发生本病。

（2）肾上腺双侧全部切除或一侧全切、另侧90%以上次全切除后，或单侧肿瘤切除而对侧已萎缩者，如术前准备不周、术后治疗不当或补给不足、停药过早等均可发生本症。

（3）慢性肾上腺皮质功能减退者在各种应激状态下如感冒、过劳、大汗、创伤、手术、分娩、呕吐、腹泻、变态反应或骤停皮质素类治疗等均可导致本症。

（4）长期大剂量肾上腺皮质激素治疗过程中，由于患者垂体、肾上腺皮质受重度抑制而呈萎缩，如骤然停药或减量过速，可引起本症。

（二）临床表现

本病可呈渐进性或突发性出现。

前驱症状有烦躁、头痛、厌食、腹泻、痉挛性腹痛等。发热或高热，唇、指发绀，严重失水可出现皮肤松弛、眼球下陷、舌干、极度软弱、血压下降、呼吸加速等周围循环衰竭表现。于血压下降的早期，即使血压已很低，患者仍可保持意识清晰，之后，血压可降至零，并可出现昏迷，皮下或黏膜下可见广泛出血、瘀点或瘀斑，毒血症明显，且常并发弥散性血管凝血（DIC）。

肾上腺动脉中血栓形成时，可出现骤起腹痛，酷似急腹症，痛位于患侧脐旁，一般早期无高热、休克与心率及呼吸呈显著加速等表现。

本症可有两种症群：

1. 糖皮质激素缺乏型

一般出现于停用补充皮质素治疗 1 ～ 2d 后，有厌食、腹账、恶心、呕吐、精神不振、疲乏嗜睡、肌肉僵痛、血压下降、体温上升等表现。严重者可有虚脱、休克、高热等危象。

2. 盐皮质激素缺乏型

由于术后补钠或摄入不足，加以厌食、恶心、呕吐、失水失钠，往往于症状发生 5 ～ 6d 出现疲乏软弱，四肢无力，肌肉抽搐，血压、体重、血钠、血容量下降而发生本症。

一般而言，本病病程不可逆，除非于病程早期及时治疗。

（三）诊断

若患有脑膜炎球菌等败血症伴有广泛出血者，经抗菌治疗虽曾一度好转，忽又出现高热、发绀、循环衰竭时，应疑及本病的可能。双侧肾上腺切除后 8 ～ 12h 骤起高热、休克、昏迷及重度胃肠反应者，或慢性肾上腺皮质功能减退因应激而发生危象者，均应迅速诊断为此症而积极抢救。血及尿中 17– 羟皮质类固醇测定费时较多，对诊断无实际价值。下列实验指标有助于诊断：血糖下降，血钠减少，血钾增高，可出现酮症，血浆二氧化碳结合力下降，血浆尿素氮增高，周围血嗜酸性粒细胞计数常升高。

（四）防治

本症病情危重，应积极采取以下抢救措施。

1. 皮质激素治疗

初 1 ～ 2h 内迅速静滴氢化可的松（如琥珀氢化可的松）100 ～ 200mg（溶于 500 ～ 1000mL 葡萄糖盐水中），然后每 6h 静脉点滴 50 ～ 100mg，24h 总量约 400mg。第 2 天、第 3 天肾上腺皮质激素可减量，每天氢化可的松 300mg，如病情好转，继续减至每天 200mg，继而每天 100mg。再改为口服醋酸可的松或醋酸泼尼松而逐渐过渡到患者所需维持量，一般需 1 ～ 2 周以上，减量过快易导致病情反复恶化。

2. 补液

入水总量须视失水程度、患者的年龄和心功能情况而定，一般第 1 天须补葡萄糖生理盐水 2000 ～ 3000mL，第 2 天后再视血压、尿量等调整剂量。补液时须注意电解质平衡，如失钠明显者，则初治期即采用 5% 葡萄糖盐水；呕吐、腹泻严重者，补大量葡萄糖液后尤宜加入适量氯化钾，如有严重酸中毒时，应酌情给予碱性药物。

3. 抗休克

休克症状者经补液及激素治疗仍不能纠正循环衰竭时，应及早给予血管活性药物。

4. 抗感染、对症治疗

有感染者应针对病因予以特效治疗。

5. 抗 DIC 治疗

诊断明确后及早采用肝素治疗。

对于肾上腺全切或次全切除，或长期糖（盐）皮质激素治疗撤停激素时必须提高警惕，随时注意危象发生。

第三节　原发性醛固酮增多症

一、病因分类

1. 肾上腺醛固酮瘤（aldosterone–producting adenoma，APA）

占原醛症的 70% ~ 80%，以单侧肾上腺瘤最多见，双侧或多发性腺瘤较少，个别病例可为一侧腺瘤伴对侧增生。APA 中大多数腺瘤对促肾上腺皮质激素（ACTH）有反应，而肾素—血管紧张素系统受抑制，极少数病例的血浆肾素活性（PRA）升高，腺瘤对肾素、血管紧张素 –2（AT–2）的刺激有反应。

2. 特发性醛固酮增多症（idiopathic hyperaldosteronism，IHA）

简称特醛症，占本病 15% ~ 20%。临床表现和生化改变与 APA 相似，其肾上腺病变为双侧球状带细胞增生，有时可伴有结节，但其发病原因尚不明了。有学者认为，特醛症的发生可能是异常促分泌因子增加或肾上腺对 AT–2 过度敏感所致。

3.ACTH 依赖性醛固酮增多症（glucocorticoid–remediable aldosteronism，GRA）

GRA 是一种常染色体显性遗传病，特点是糖皮质激素可抑制醛固酮过量分泌，且长期治疗能维持抑制效应，提示醛固酮分泌依赖于 ACTH。其特有的生化异常为 18– 羟皮质醇和 18– 氧皮质醇明显增多，且 18– 氧皮质醇含量数倍于醛固酮浓度。在此症中，男性患者的高血压较严重。此型病因不明，临床与原醛症类似。

4. 原发性肾上腺增生

此型仅占原醛症的 1%，可为双侧或单侧肾上腺增生，病理变化与 ALD 相似。患者对兴奋肾素—血管紧张素试验及高钠抑制试验均无反应，故有人认为可能为腺瘤的早期阶段。

5. 分泌醛固酮的肾上腺癌（aldosterone–secreting adrenocortical carcinoma，ASAC）

此型少见。癌肿往往同时分泌糖皮质激素、类固醇性激素，亦有单纯分泌醛固酮的病例报道。

6. 异位醛固酮分泌的肿瘤

少见，可发生于肾脏、肾上腺残余组织或卵巢。

7. 家族性醛固酮增多症（familial hyperaldosteronism，FH）

FH 又分为 2 型（FH- Ⅰ和 FH- Ⅱ）。FH- Ⅰ即为糖皮质激素可抑制性醛固酮增多症，病因明确。FH- Ⅱ亦为常染色体显性遗传的家族性疾病，其醛固酮的高分泌既可由肾上腺皮质增生引起，也可由醛固酮瘤引起，病因不明。此型患者的醛固酮水平不能被地塞米松抑制。

二、临床表现

1. 高血压综合征

为最早且最常见的综合征，可早于低血钾综合征 3 ~ 4 年出现。几乎见于每一病例的不同阶段，一般不呈恶性演变，但随着病情进展，血压渐高，且以舒张压升高较明显。血压升高可能是由于钠重吸收增加，细胞外液容量扩张所致，属盐依赖性高血压，对降压疗效较差。

2. 神经肌肉功能障碍

（1）阵发性肌无力和麻痹：此症状甚为常见，一般来说血钾越低，肌病越重。诱因有劳累、服失钾性利尿剂、受冷、紧张、腹泻、大汗等多种应激。肌肉软弱麻痹常常突然发生，往往在清晨起床时忽感两下肢不能自主移动。发作轻重不一，重者常累及两上肢，以至全身。严重者可累及呼吸肌，发生呼吸麻痹，生命堪虞。初发时常伴有感觉异常，如蚁走感、麻木或肌肉隐痛，常继以弛缓性瘫痪，反射常消失降低，一般系双侧对称性，持续时间可从数小时至数天，甚而数周。发作自每年几次至每天多次不等，轻者神志清醒，重者可意识模糊甚至昏迷。一般可自行恢复，但重症者必须及早抢救，给予口服或静脉滴注钾剂后，麻痹即可缓解。一般脑神经支配的肌肉不受影响。

（2）阵发性手足搐搦及肌肉痉挛：约有 1/3 患者出现手足搐搦及肌肉痉挛，伴以束臂加压征及面神经叩击征阳性，可与阵发性麻痹交替出现，发作时各种反射亢进。在低钾严重时，由于神经肌肉应激性降低，手足搐搦变得明显。此组表现与碱中毒时游离钙降低有关，加以低镁血症使手足搐搦更明显。

3. 失钾性肾病及肾盂肾炎

由于长期大量失钾，肾小管功能紊乱，浓缩功能损伤，患者常诉多尿，尤为夜尿增多，比重偏低，常在 1.015 以下，但对垂体后叶素治疗无效。患者常易并发尿路感染、肾盂肾炎。

4. 心脏表现

由于低钾对心肌的影响，可发生心律失常，以期前收缩、阵发性室上性心动过速较常见，最严重时可发生心室颤动。由于患者合并高血压，故后期常伴有心肌肥大，心脏扩大，甚至发生心衰。

三、实验室检查

1. 血液生化改变

（1）低血钾：大多数患者血钾低于正常，一般在 2 ~ 3mmol/L，严重者更低。少数患者血钾正常。并同时测定尿钾，以明确是否由于尿路失钾引起低血钾症。

（2）血钠：一般在正常高限或略高于正常。

（3）碱血症：血 pH 和 CO_2 结合力偏高，腺瘤组较增生组明显，提示代谢性碱中毒。

（4）其他：血氯化物为正常低值或略低于正常。血钙、磷大多正常，有手足搐搦者游离钙常偏低，但总钙多正常。血镁常轻度降低。由于失钾抑制胰岛素释放，约有半数可呈糖耐量减低。

2. 尿液检查

（1）常规：尿 pH 呈中性或碱性，可提示间歇性或持续性蛋白尿，尿量增多，尿比重低且较固定，少数患者呈低渗尿。

（2）尿钾：在普通饮食条件下，血钾低于 3.5mmol/L，尿钾仍在 30mmol/d 以上（或血钾低于 3.0mmol/L，尿钾仍在 25mmol/d 以上），提示尿路失钾，为本症特征之一。

3. 醛固酮及其他类固醇测定

（1）醛固酮：

①尿醛固酮：大部分患者 24h 尿醛固酮排出量高于正常。测定时应固定钠、钾摄入量（一般一天 Na 不应低于 100mmol），需反复测多次才可靠；测定结果与血钾降低程度有关，血钾越低，尿醛固酮增多越不明显。对于尿醛固酮接近正常者必须补钾后再测。

②血醛固酮：本病患者明显高于正常。测定亦应固定钠、钾摄入量，最好平衡 7d 后测定。患者明显升高，尤以腺瘤更高。

（2）醛固酮前体：由于醛固酮生物合成加强，其前体如去氧皮质酮、皮质酮、18- 羟皮质酮的血浓度升高，于腺瘤患者尤明显。

（3）24h 尿 17- 羟皮质类固醇及 17- 酮皮质类固醇：一般为正常，除非有混合性皮质功能亢进者可提高，提示肾上腺癌肿可能。

4. 特殊试验

（1）普食情况下钠、钾平衡试验：在普通饮食条件下观察 1 周，可显示患者钾代谢呈负平衡，钠代谢呈正平衡，或近于平衡。在平衡试验期间，需记录血压，测血钾、钠、CO_2 结合力，尿钾、钠及血、尿 pH 等，平衡期的检查结果作为对照，与以后的试验期（如低钠、高钠、螺内酯试验等）比较。

（2）低钠试验：用以鉴别肾源性高血压伴低血钾。每天摄入钠 10 ~ 20mmol、钾

60mmol，共 1 周。本病患者在低钠条件下，到达肾远曲小管的钠明显减少，虽有大量醛固酮作用，钠钾离子交换显然减少，患者尿钾明显减少，血钾随之上升，如本试验历时 2 周以上则血钾上升和血压下降可更明显。肾脏病患者因不能有效地潴钠可出现失钠、脱水，即使在限制钠摄入的条件下，尿钠排泄仍不减少，尿钾排泄减少也不显著，血钾过低亦不易纠正。

（3）高钠试验：对病情轻、血钾降低不明显的疑似患者可做本试验。

由于原醛患者醛固酮的分泌呈自主性，不受高钠摄入的抑制，当患者钠摄入量增加时，在醛固酮作用下钠的重吸收增加，促进钠钾交换，尿钾排泌增加，血钾降低，故原醛症患者经高钠试验后尿钾排量增多，血钾下降，血压升高，症状及生化变化显著，血及 24h 尿醛固酮不受抑制。本病患者由于大量钠进入远曲小管进行钠钾交换，使尿钾增多，血钾降低更明显，对血钾较低的患者不宜做此试验。

（4）螺内酯试验：螺内酯具有竞争性拮抗醛固酮对肾小管上皮的作用，但不抑制醛固酮的产生，对肾小管也无直接作用，因此，只能用于鉴别有无醛固酮分泌增多，不能区别病因是原发还是继发。用药 3 ~ 4d 后对比服药前后基础血压，血钾、钠、CO_2 结合力，尿钾、钠，血、尿 pH，尿量等。如系本病患者血钾可上升甚至接近正常、血压可下降、血 CO_2 结合力下降、尿钾减少、尿 pH 变为酸性，肌无力及麻木症状改善。肾病所致低血钾、高血压的患者对螺内酯往往不起作用。

（5）动态试验：动态观察患者血浆肾素活性的变化可为原醛的诊断提供依据。

动态试验方法：清晨平卧位抽血测肾素活性及血管紧张素 –2，再给患者注射呋塞米（0.7mg/kg，总量不超过 40mg），而后站立 4h 后再抽血测血浆醛固酮、肾素活性及血管紧张素 –2。原醛患者因血浆醛固酮水平增高而使肾素活性明显受抑制，并在低钠饮食（或呋塞米 0.7mg/kg）及立位刺激下，也无显著上升，而继发性醛固酮增多症患者的肾素活性则高于正常。

（6）双侧肾上腺静脉插管检查：是原醛症分型诊断的重要方法之一，整个过程在 DSA 引导下进行，主要用于确定单侧性病变，从肾上腺静脉和下腔静脉中采血，分析比较双侧肾上腺静脉血醛固酮和皮质醇水平，并与下腔静脉比较。患侧的醛固酮升高。

（7）上午立位前后血浆醛固酮浓度变化：醛固酮瘤患者，上午 8 时血浆醛固酮明显升高，如取卧位，到中午 12 时数值也低于上午 8 时，同正常人规律；如取立位，大多数患者在中午 12 时数值不上升，反而下降，此与肾素—血管紧张素受血容量扩张而抑制有关。血浆醛固酮反而下降的原因，与此时血浆 ACTH 按昼夜节律下降有关。增生型患者在站立 4h 后，血浆醛固酮上升明显超过正常人，此点有别于醛固酮瘤患者，这是因为增生型患者肾素—血管紧张素受抑制不如醛固酮瘤严重，站立后可有轻度增高。此外，增生型的肾上腺球状层对血管紧张素Ⅱ的敏感性增强。

四、定位检查

肾上腺的影像学检查在原醛症的诊断及分型诊断中有着非常重要的价值。

1. 肾上腺超声波检查

可作为原醛症患者的初步筛选，一般直径大于1cm的腺瘤多可显示，但分辨率低，小腺瘤与肾上腺增生较难鉴别。

2. 肾上腺CT和/或MRI

CT及MRI对醛固酮瘤的诊断较为敏感，直径小于1cm的腺瘤也可显示。如发现单侧肾上腺直径大于1cm的肿块时，对诊断醛固酮有较大意义。直径大于3cm的肾上腺肿块应警惕肾上腺皮质癌。

3.（131）碘化胆固醇肾上腺扫描

根据（131）碘化胆固醇在肾上腺转化为皮质激素的原理，用扫描法显示腺瘤及增生组织中（131）碘的浓集部位。如一侧肾上腺放射性浓集，提示该侧有腺瘤，一般腺瘤在1cm以上者，90%能做出正确定位。如两侧均有放射性浓集，提示为双侧增生，对增生的诊断价值略低于腺瘤。

4. 肾上腺血管造影

以静脉造影价值较大，并可通过静脉导管分别自左右两侧静脉取血测醛固酮，以鉴别腺瘤或增生，以及腺瘤定位。此法属创伤性检查，多用于诊断无法明确者。

五、诊断

（一）诊断要点

（1）高血压、多尿、烦渴、肌无力。

（2）低钾血症、高钠血症、碱中毒。

（3）血、尿醛固酮增高，而血浆肾素活性降低。

（二）诊断标准

1. 临床症状

①高血压；②低钾血症；③四肢麻痹、手足抽搐、多饮多尿。

2. 实验室检查

①血浆肾素活性受抑制，速尿、立位和低钠饮食试验无反应；②血浆醛固酮浓度或尿醛

固酮排泄量增加；③尿 17– 羟类固醇及 17– 酮类固醇排泄量正常。

3. 肾上腺肿瘤定位诊断

①腹膜后充气造影；②肾上腺静脉造影；③肾上腺扫描（^{131}I、CT）；④肾上腺或肾静脉中醛固酮含量测定。

六、鉴别诊断

凡一般降压药物疗效不佳的高血压患者，特别是出现过自发性低血钾或用利尿药很易诱发低血钾的患者均需考虑原醛症的可能，需进一步检查以明确诊断。如有典型的血尿生化改变，螺内酯试验能纠正代谢紊乱和降低血压，则诊断可初步成立；如能证实醛固酮分泌增高和血浆肾素—血管紧张素活性降低，则可确诊（要注意药物的影响，如螺内酯、雌激素、利尿剂、吲哚美辛等）。由于目前大多数增生病例无须手术治疗，而腺瘤患者手术效果满意，故本病确诊后进一步明确病因和病理甚为重要。要鉴别是腺瘤还是增生，以及腺瘤的定位，可做下列检查。

1. 上午立位前后血浆醛固酮浓度变化

醛固酮瘤的分泌受体位变化影响。正常人在隔夜卧床，上午 8 时血浆醛固酮值为 0.11 ~ 0.33nmol/L，如保持卧位到中午 12 时，血浆醛固酮浓度低于上午 8 时，此与 ACTH、皮质醇的变化情况相一致；如 8 ~ 12 时取立位时，则血浆醛固酮高于上午 8 时，此与立位时肾血流量减少，儿茶酚胺活动增强、肾素—血管紧张素增多有关，说明体位的作用超过 ACTH 的影响。醛固酮瘤患者，上午 8 时血浆醛固酮明显升高，如取卧位，到中午 12 时数值也低于上午 8 时，同正常人规律；如取立位，大多数患者在中午 12 时数值不上升，反而下降，此与肾素—血管紧张素受血容量扩张而强烈抑制有关，血浆醛固酮反而下降的原因，与此时血浆 ACTH 按昼夜节律下降有关。增生型患者在站立 4h 后，血浆醛固酮上升明显超过正常人，此点有别于醛固酮瘤患者，这是因为增生型患者肾素—血管紧张素受抑制不如醛固酮瘤严重，站立后可有轻度增高。此外，与增生型的肾上腺球状层对血管紧张素 –2 的敏感性较强有关。

2. 血浆去氧皮质酮、皮质酮及 18– 羟皮质酮测定

醛固酮瘤患者上午 8 时血浆去氧皮质酮、皮质酮和 18– 羟皮质酮升高显著，而特醛症患者上述类固醇激素为正常或轻度升高，其中以 18– 羟皮质酮的鉴别诊断价值最高。血钾越低，18– 羟皮质酮转为醛固酮越少，增生型血钾降低相对较轻，故影响较少，但立位时增生型者升高。近年来，上海瑞金医院建立了 18– 羟皮质醇（18–OHF）及 18– 氧皮质醇（18–OXOF）的测定方法，可用于原醛症的诊断和鉴别诊断。GRA 患者尿中 18–OHF、18–OXOF 明显高于正常，腺瘤患者亦高于正常，但较 GRA 者低。

3. 赛庚啶试验

血清素具有兴奋醛固酮分泌的作用，赛庚啶为血清素拮抗剂，口服赛庚啶 8mg，分别在服前及服后每半小时抽血 1 次，共 4 次（历时 2h），大多数特醛症患者血浆醛固酮下降 0.11nmol/L（4mg/dl）以上，或较基值下降 30% 以上，多数患者在服药后 90min 时下降最明显，平均下降约 50%，醛固酮瘤患者由于醛固酮分泌呈自主性，故血浆醛固酮无变化。

4. 放射性碘化胆固醇肾上腺扫描或照相

如一侧肾上腺有放射性浓集，表示该侧为腺瘤，一般腺瘤直径在 1cm 以上者，80% ~ 90% 能做出正确定位。如两侧皆有放射性浓集，提示为双侧增生。此法对增生型的诊断符合率为 60% ~ 70%，增生病例有时两侧肾上腺放射性可不对称，一浓一淡，易误诊为腺瘤。

5. B 型超声波

优点为无创伤性，可探出直径大于 1.0cm 的腺瘤，但较小者和增生型难以发现。

6. 电子计算机 X 线体层扫描（CT）或磁共振成像（MRI）

CT 或 MRI 肾上腺检查为首选，可检出小于 1cm 直径的肿瘤，高分辨率的 CT 可检出直径＜ 5mm 的肿瘤，但对增生伴结节型患者可误诊。

7. 肾上腺血管造影

以肾上腺静脉造影的价值较大，并可通过静脉导管分别自左、右侧取血测醛固酮，以鉴别腺瘤或增生，腺瘤侧高于对侧 12 倍以上，增生者双侧均升高，对诊断和定位均有意义。但此项为侵入性检查，要求熟练的插管技术，有一定不良反应，如静脉血栓形成等。

8. 对于有高血压、低血钾的鉴别诊断

（1）原发性高血压患者服用失钾利尿剂（如氢氯噻嗪、呋塞米等）或伴慢性腹泻而失钾，可根据病史鉴别。

（2）继发性醛固酮增多症，尤其是：①肾源性高血压，如急进性高血压、肾动脉狭窄性高血压伴低血钾者，一半血压比原醛症更高，发展更快，常伴有明显视网膜损害；恶性高血压往往于短期内发展至肾功能不全，有尿毒症、氮质潴留和酸中毒；肾动脉狭窄患者约 1/3 在中下腹部及肋脊角区可闻及血管杂音，肾图、静脉肾盂造影，肾动脉造影常可确诊。这类患者血浆肾素活性高，是鉴别诊断的要点；②失钾性肾炎或肾盂肾炎晚期常有高血压伴低血钾综合征，有时与本病不易区别；特别是原醛症后期有失钾性肾病与慢性肾盂肾炎者更不易区别；必须详询病史，肾炎后期往往肾功能损害严重，常伴脱水和酸中毒，低钠试验不能减少尿钾，血钾不升，血压不降。螺内酯试验不能纠正失钾与高血压；血浆肾素活性测定增高证实为继醛症。

（3）肾上腺其他盐类皮质激素分泌过多而引起的高血压与低血钾，包括：① Cushing 综合征，尤其是腺癌和异位 ACTH 综合征引起者，可伴明显高血压与低血钾，但临床综合征可

作鉴别；②先天性肾上腺皮质增生症，及11-羟化酶和17-羟化酶缺陷者都有高血压和低血钾，前者高血压低血钾是大量去氧皮质酮引起，女性可引起男性化，男性可引起性早熟；后者雌雄激素与皮质醇均降低，女性性发育不全，男性呈假两性畸形。

（4）先天性11β-羟类固醇脱氢酶缺陷，11β-HSD催化皮质醇转化为无活性的皮质素，从而调节皮质醇水平。该酶缺陷可引起明显盐皮质激素增多症，临床表现近似原醛症。为常染色体隐性遗传性疾病。多见于儿童和青年人。此病用螺内酯治疗有效，用地塞米松治疗也有效。本病的发病机制是由于11β-HSD缺乏，出现肾小管处的皮质醇与盐皮质激素过多的临床表现。本病患者尿17-羟及游离皮质醇明显低于正常，但血浆皮质醇正常。

（5）其他：

① Liddle综合征。为先天性肾远曲小管回吸收钠增多引起的综合征，是常染色体显性遗传性疾病。此病为家族性，男女均可得病，有高血压、低血钾、碱中毒，但尿呈酸性，醛固酮排量和血浆肾素活性均降低，螺内酯不能纠正失钾，地塞米松治疗无效，而氨苯蝶啶治疗有效，剂量为100mg，每天服3次，待血钾、血压正常，改用维持量，50mg每天服1 ~ 2次。

②肾素瘤。由肾小球球旁细胞腺瘤分泌大量肾素引起高血压和低血钾，多见于青少年，高血压较重，血浆肾素活性高，血管造影、CT、B超等可显示肿瘤，切除肿瘤后可治愈。

③ Bartter综合征。由肾小球球旁细胞增生所致，分泌大量肾素，继发醛固酮增高，引起失钾性低钾血症。由于细胞外液容量不足，对血管紧张素Ⅱ反应低下，以不伴有高血压为特征，本病有家族性，常染色体隐性遗传，发病机制不明。治疗可给予高氯化钠饮食、大量补钾及吲哚美辛等。

七、诊疗程序

对于临床上存在高血压及低血钾症状的患者，首先应进行生化检查，通常的筛选和确诊的检查有血和尿电解质、血和尿醛固酮、血肾素基础及激发试验。对于生化检查结果怀疑原醛症的患者，应进行B超、CT、MRI等影像学检查寻找病灶。影像学检查发现肾上腺明显占位灶，则予以手术治疗；如未发现，则考虑进行肾上腺静脉插管检查。如插管结果提示一侧病变，则考虑手术治疗；如提示双侧病变，则予以药物治疗，嘱患者注意复诊。

八、治疗

原醛症治疗分手术治疗和药物治疗两个方面。

（一）手术治疗

手术治疗对肾上腺醛固酮瘤的效果好。术前应做适当的准备，纠正电解质代谢紊乱，使血钾恢复正常，适当降低血压。术前螺内酯的降压效果常可预测手术的疗效，降压效果较好者术后疗效佳。术后血钾多在3 ~ 7d恢复正常，血压可逐渐降至正常或接近于正常，一般需1个月至数月，也可接近正常后又升高，但降压药物可控制。注意术前不宜用利血平类使体内儿茶酚胺耗损的降压药，可短期使用适量的肾上腺皮质激素，防止术后皮质功能不全的发生。

（二）药物治疗

特发性增生型患者可选择以下治疗药物。

1. 醛固酮拮抗剂

螺内酯化学结构类似醛固酮，可拮抗醛固酮对肾小管的作用，钠排泄增多，氢、钾排泄减少，螺内酯亦可与肾小管细胞质及核内的受体结合，对醛固酮起竞争性抑制作用，导致储钾排钠。

螺内酯初始剂量为200 ~ 400mg/d，分次口服，低血钾多可很快纠正，血压恢复正常则常需4 ~ 8周。治疗几个月后可减至40 ~ 60mg/d。可有胃肠道反应、性欲减退、男性乳房发育、女性月经紊乱等不良反应。

2. 钙通道阻滞剂

可抑制醛固酮的分泌，并抑制血管平滑肌的收缩，减少血管阻力，降低血压。与螺内酯合用可使血钾升高，故需慎用。

3. 血管紧张素转换酶抑制剂

可使醛固酮分泌减少，改善钾的平衡并使血压降至正常。与螺内酯合用时也需注意避免血钾升高。

4. 血清素抑制剂

赛庚啶可抑制垂体POMC类衍生物的产生，可使特发性醛固酮增多症患者的ALD水平下降，但临床效果尚不肯定。

5. 其他

阿米洛利阻断肾远曲小管的钠通道，有排钠储钾作用。初始剂量10 ~ 20mg/d，必要时可增至40mg/d，分次口服。

九、疗效标准及预后

（一）疗效标准

1. 治愈标准

①血压正常，症状消失；②血浆醛固酮水平正常，尿醛固酮含量正常；③血浆肾素、血管紧张素活性正常，且对低钠饮食、立位、注射速尿后呈现正常反应。

2. 好转标准

①血压正常，症状好转；②血浆醛固酮水平下降，尿醛固酮含量减少。

（二）预后

腺瘤手术效果好，术后电解质紊乱得以纠正，多尿、多饮症状消失，大部分患者血压降至正常，其余患者血压也有所下降。特发性双侧增生者，术后低血钾大多可纠正，但血压控制不满意，常需药物治疗，故此类患者不主张手术治疗。

第四节　嗜铬细胞瘤

一、临床表现

嗜铬细胞瘤的临床表现与肿瘤所分泌的肾上腺素及去甲肾上腺素的量、比例及释放方式（阵发性或持续性）有关。现将有关症状分三组讲述。

（一）高血压症群

由于肾上腺素作用于心肌，心搏出量增加、收缩压上升，但对周围血管除皮肤外有扩张作用，故舒张压未必增高；去甲肾上腺素作用于周围血管引起其收缩，促使收缩压和舒张压均升高，此为本病主要症群。临床上据血压发作方式，可分阵发性和持续性两型。阵发性高血压具有特征性，每因精神刺激、弯腰、排尿、排便、按摩、触摸、肿瘤手术检查、组胺试验、灌肠、麻醉诱导等而激发，血压骤然上升，一般在26.7 ~ 33.3/13.3 ~ 20.0kPa（200 ~ 250/100 ~ 150mmHg）。患者感心悸、心动过速（少数有心动过缓），剧烈头痛、头晕，表情焦虑，四肢及头部有震颤，皮肤苍白，尤以脸部为甚，全身多汗，手足厥冷、发麻或有刺痛感，软弱无力，有时出现气促、胸闷、呼吸困难，有时伴有恶心，濒死感。严重发作时可并发肺水肿、心力衰竭、脑出血或休克而死亡。阵发性高血压发作历时一般为数分钟，长者可达16 ~ 24h。患者若不及时诊治，随病情发展，发作会越来越频，发作时间会越来越长。早期血管并无器质性改变，晚期动脉发生器质性变化，此时血压呈持续性升高，但仍可有阵发性加剧。

持续高血压者的表现酷似高血压症。发展快者似急进型高血压，不同之处是患者有儿茶酚胺分泌过多的某些表现，如头痛、畏热、多汗、肌肉震颤、消瘦、疲乏、精神紧张、焦虑、心动过速、心律失常、直立性低血压等。

儿童及青年患者常病情发展较快，可似急进型高血压，短期内可出现眼底病变，并可有出血、乳头水肿、视神经萎缩，以致失明。另外，尚可发生氮质血症或尿毒症、心力衰竭、高血压脑病。

（二）代谢紊乱

儿茶酚胺可使体内耗氧量增加，基础代谢率上升可达 +30% ~ +100%。发作时可见发热，体温上升 1 ~ 2℃，多汗者由于散热体温升高可不明显。体重减轻多见，此系糖原分解、胰岛素分泌受抑、血糖升高、脂肪过度分解所致。由于游离脂肪酸升高、糖耐量降低等代谢紊乱易诱发动脉粥样硬化。

高血钙虽不常见，但已被确认为嗜铬细胞瘤的并发症，此表明伴有甲状旁腺功能亢进，此时多提示可能为家族性。

（三）其他特殊临床表现

1. 低血压及休克

少数患者血压增高不明显，甚至可有低血压，严重者乃至出现休克。另外，可有高血压与低血压交替出现。直立性低血压较为多见。发生低血压的原因为：肿瘤坏死、瘤体内出血，导致儿茶酚胺释放锐减乃至骤停。大量儿茶酚胺引起心肌炎、心肌坏死，诱发心源性休克。肿瘤分泌大量肾上腺素，兴奋肾上腺素能 β 受体，引起周围血管扩张。部分瘤体可分泌较大量多巴胺，多巴胺抵消了去甲肾上腺素的升压作用。大量的儿茶酚胺引起血管强烈收缩，微血管壁缺血缺氧，通透性增高，血浆渗出，有效血容量减少，血压降低。

2. 腹部肿块

嗜铬细胞瘤体一般较大，能在腹部扪及者约为 15%。触诊时应警惕可能诱发高血压发作。腹部肿块有时可为旁神经节瘤、交感神经母细胞瘤及神经节神经母细胞瘤。

3. 消化道症状

由于儿茶酚胺可使肠蠕动及张力减弱，故常可引起便秘、腹胀、腹痛，甚至结肠扩张，还可以引起胃肠血管发生增殖性及闭塞性动脉内膜炎，以致发展为肠梗死、出血、穿孔、腹部剧痛、休克、胃肠出血等急腹症表现。儿茶酚胺又可使胆囊收缩减弱，胆道口括约肌张力增高，引起胆汁潴留和胆石症并发。

4. 膀胱内肿瘤

膀胱内的嗜铬细胞瘤罕见。患者每于膀胱尿液充盈时、排尿时或排尿后刺激瘤体释放儿茶酚胺引起高血压发作，有时可致排尿时昏厥。

5. 高代谢综合征

类似甲状腺功能亢进症的表现，其原因可能与氧化游离脂肪酸增多有关。

6. 高血糖综合征

个别可表现为类似糖尿病，可有血糖升高，但其他症状相对不明显。

7. 低血糖综合征

少见，可能是儿茶酚胺刺激高血糖后引起胰岛素过度分泌所致，或因癌肿转移至肝脏，释放大量胰岛素类似物所致。

8. 红细胞增多症

由于嗜铬细胞瘤可分泌红细胞生成素样物质，刺激骨髓引起红细胞增多。

（四）儿童嗜铬细胞瘤

起病急，可有急性高血压或高压脑病的表现，如剧烈头痛、视力减退、明显消瘦，可有家族性倾向。儿童嗜铬细胞瘤约占全部嗜铬细胞瘤的 10%，与成人相比较，儿童患者持续性高血压较阵发性高血压多见，多位于肾上腺外肿瘤，多发性、双侧性及恶性肿瘤机会较成人多。男性小儿嗜铬细胞瘤的患病率为女性的 2 倍。

（五）伴随临床综合征

家族性嗜铬细胞瘤虽较罕见，但有重要意义，有时伴其他内分泌肿瘤，称为多发性内分泌瘤综合征。此组患者的前述多种临床表现不明显，可同时伴甲状腺髓样癌和甲状旁腺功能亢进症。

多发性内分泌腺瘤伴有甲旁亢时，可有高钙血症，在散发性嗜铬细胞瘤中有时亦可见之。摘除肿瘤后高钙血症多消失，此提示瘤体可产生甲状旁腺素样物质。

另外，嗜铬细胞瘤可与某些疾病同时发生，如皮质醇增多症、von–Reckinghausen 病伴神经纤维瘤、von–Hindau 病（有视网膜血管网状细胞瘤，小脑、延髓、脊髓、血管网状细胞瘤，肺、肝、胰、肾及附睾囊肿及肾上腺样瘤）、结节硬化症、Sturge–Weber 病、遗传性小脑共济失调伴结膜血管扩张、小脑血管瘤等，均与遗传有关，可能与嗜铬细胞瘤同属常染色体显性遗传。

（六）恶性嗜铬细胞瘤

肾上腺嗜铬细胞瘤中恶性约占 10%，肾上腺外嗜铬细胞瘤中恶性约占 40%。恶性嗜铬细胞瘤主要表现有肿瘤复发、转移或瘤栓形成。

二、诊断

嗜铬细胞瘤的诊断依据：血浆或尿中游离儿茶酚胺高浓度，或尿中儿茶酚胺代谢产物高浓度，定量测定常对诊断提供有力的支持。应用适当的影像技术，如 CT、MRI 和 ^{131}I– 间碘苯甲基胍（^{131}I–MIBG）等技术对肿瘤定位。下腔静脉插管分段取血测血浆儿茶酚胺浓度有助于在上述定位检查未能发现肿瘤时应用。

（一）化学测定

包括 24h 尿中或血中儿茶酚胺及其代谢产物的测定。

从诊断的敏感性和特异性的角度来说，最可靠的实验是测定血浆和尿中儿茶酚胺，尿中 VMA 虽特异性较强，但敏感性较低。

1. 24h 尿 3- 甲氧基 -4- 羟基

苦杏仁酸测定正常值＜ 35μmol/d（7.0mg/d）。本病患者多升高，发作后测定阳性率更高。原发性高血压患者与正常人相似，但在应激情况下可以增高。

2. 24h 尿儿茶酚胺测定

2% ～ 5% 的儿茶酚胺以原形从尿中排出。正常人尿儿茶酚胺排泄呈昼夜周期性变化，在活动后排出增多。正常值在 591 ～ 890nmol/24h（100 ～ 150μg/24h）以下，其中约 80% 为去甲肾上腺素，约 20% 为肾上腺素。尿中儿茶酚胺排出量大于 1500nmol/24h（250μg/24h），对嗜铬细胞瘤诊断有意义。分别测定尿中去甲肾上腺素和肾上腺素，有助于判断肿瘤的部位。

3. 血中儿茶酚胺测定

宜在空腹卧床休息 30min 后采血测定，一般在临床上高度怀疑嗜铬细胞瘤而尿 CA 及代谢产物测定值处于临界值时采用，如血浆基础儿茶酚胺 CA ＞ 12nmol/L 支持诊断。

在进行儿茶酚胺测定时，有些具有荧光反应的物质，如香蕉、香草类，四环素、氯丙嗪、水杨酸、核黄素，某些钙离子通道阻滞剂以及利舍平、可乐定、硝普钠等降压药，会产生干扰性代谢产物。同时需避免精神紧张、过度刺激等影响。

（二）药理试验

可供选用的方法很多，但有不少假阳性和假阴性，且有一定危险性，已很少使用。

1. 激发试验

常于血压正常或较低的发作间歇性高血压患者。如血压超过 22.7/14.7kPa（170/110mmHg）则不宜采用。试验前应先做冷加压试验，以资对照。

（1）胰高糖素试验：胰高糖素一次注射负荷量为 0.5 ～ 1.0mg。适用于血浆儿茶酚胺相对较低（400 ～ 1000μg/mL）及血压低于 22.7/13.3kPa（170/100mmHg）者。该剂量有刺激瘤体分泌儿茶酚胺作用，分别采集胰高糖素注射前和注射后 3min 的血标本。注射后血浆儿茶酚胺浓度若为注射后的 3 倍或以上为阳性反应。该剂不会引起明显的升高血压反应，若在试验前 60 ～ 90min 口服哌唑嗪或硝苯地平可阻滞血压升高，试验时备有酚妥拉明，发生显著升压反应时使用，是目前值得推荐的激发试验。此试验特异性较高，但阴性不能排除本病的诊断。

（2）磷酸组胺试验：磷酸组胺一次负荷量 0.14mg 加于 0.5mL 生理盐水内快速静脉注射。试验前需备有酚妥拉明，以便在升压过剧时使用。注射完后每 30s 测量同侧（注射试剂的对侧）血压共 10 次，以后每 2min 测 1 次共 10 ~ 16min，或直至血压恢复基础值。由于该实验有较显著的不良反应和一定的危险性，目前已极少应用，被胰高糖素试验代替。

（3）铬胺试验：负荷量为 1mg/ 次，亦较安全，假阳性约有 3%，家族性嗜铬细胞瘤则有较多假阴性。试验时禁用 MAO 抑制剂，以防诱发高血压危象。

2. 阻滞试验

又称抑制试验，常用于血压高于 25.3/210.3kPa（190/160mmHg）或血浆儿茶酚胺在 1000 ~ 2000μg/mL 可疑嗜铬细胞瘤患者。

（1）可乐定：通过减少中枢神经系统神经递质 CA 的产量，可使嗜铬细胞瘤及其他高血压患者血压下降，但不能减少嗜铬细胞瘤分泌的 CA，故嗜铬细胞瘤患者血、尿中 CA 量并无明显减少。血压的下降包括立卧位。试验前 48h 内停用受体阻滞剂。可乐定负荷量为 0.3mg，分别于服药前和服药后采血测定血浆儿茶酚胺。若其浓度降至 500μg/mL 以下，则可排除嗜铬细胞瘤；若其浓度不下降，可确诊。

（2）酚妥拉明：系肾上腺素能受体阻滞剂，可使本病患者血压迅速下降。负荷量每次 1 ~ 5mg（初试可用 1mg）。先测定基础血压，待血压稳定后，静脉注射酚妥拉明。注射后起初 2 ~ 3min 内每 30s 测血压 1 次，以后每 1 ~ 2min 测血压 1 次，共 15 ~ 30min，直至血压恢复到基础值。如注射后 2min 内血压迅速下降，其幅度＞ 4.67/3.33kPa（35/25mmHg），且持续时间为 3 ~ 5min，可判为阳性。如一度下降后又迅速回升则为假阳性。正常人及其他高血压患者收缩压下降不超过 4.00kPa（30mmHg）。试验前 8 ~ 10d 停用镇静剂、麻醉剂及降压剂（如利舍平等），以免出现假阳性。病程较长者如存在动脉硬化，注射后血压下降可不明显，可呈假阴性。

3. 定位诊断

对于较大的肿瘤，可检查 X 线平片、静脉肾盂造影及膀胱镜逆行肾盂造影、肾周围充气造影及体层摄片等，较小的肿瘤（直径＜ 1cm）可用肾上腺静脉造影术并分段测静脉血中 CA 浓度以协助诊断，但此系创伤性检查，近年来已被电子计算机 X 线体层摄片（CT）、B 型超声波及磁共振（MRI）等所替代。其中 MRI 敏感性极高，且无须注射造影剂。肾上腺外肿瘤定位更不容易，可选用胸腹部 X 线平片、体层摄片、CT、B 型超声波检查、核素等，必要时可对其胸、腹、颈部施行 CT 或 MRI。膀胱镜可发现膀胱内的肿瘤。

如尿中肾上腺素明显增高时，肿瘤多位于肾上腺内；如去甲肾上腺素或 VMA 排出量明显增高，而肾上腺素增高并不明显者，则多见于肾上腺外的交感神经节瘤、交感神经母细胞瘤。肾上腺髓质增生者双侧肾上腺均可增大，可于 X 线片、CT、B 超等检查时发现。^{131}I–MIBG 可被嗜铬细胞瘤体组织特异性地摄取，但不能被正常嗜铬组织所摄取，故有助于瘤体的显影。不能满足单个瘤体的检出，要警惕多发性腺瘤的可能。当临床上高度怀疑、儿茶酚胺浓度测定呈高值，而未获瘤体定位诊断时，可应用静脉插管沿上、下腔静脉不同部位选择性血标本测定儿茶酚胺，此有助于肿瘤的定位。

三、鉴别诊断

嗜铬细胞瘤的鉴别诊断主要应与其他继发性高血压及原发性高血压病相鉴别，特殊病例尚需与甲状腺功能亢进症、糖尿病、更年期综合征等相鉴别。

四、治疗

应用药物长期控制嗜铬细胞瘤高血压是困难的，且其中恶性约占 10%，故手术治疗是首选。要获得满意的手术效果，需内、外科密切配合。

（一）内科处理

控制嗜铬细胞瘤高血压的药物有 α_1 肾上腺素能阻滞剂、钙拮抗剂、血管扩张剂、儿茶酚胺合成抑制剂和血管紧张素转换酶抑制剂等。β 肾上腺能素阻滞剂有时可用于治疗心律不齐和心动过速，但应在 α 肾上腺素阻滞剂已起作用的基础上方可使用，因仅阻滞有扩张血管作用的 β_2 受体可引起高血压，特别是在高儿茶酚胺血症情况下。

其他药物包括儿茶酚胺合成抑制剂（甲基铬氨酸）、生长抑素、生长抑素类似物和生长抑素受体拮抗剂。

当骤发阵发性高血压症群时，应立即予以抢救，主要措施有：给氧，静脉注射酚妥拉明 1 ~ 5mg（用 5% 葡萄糖溶液稀释），同时严密观察心率、心律，并以心电图监护，继以酚妥拉明 10 ~ 50mg 溶于 5% 葡萄糖生理盐水缓慢静滴，同时观察以上指标，一般病例需 40 ~ 60mg 可控制。如有心律不齐、心力衰竭、高血压脑病、脑血管意外和肺部感染等并发症时，应及时对症处理。

（二）手术治疗

切除肿瘤为本病的根治措施。

为了避免在麻醉诱导期、手术剥离、结扎血管和切除肿瘤时出现的血压波动，应在术前 2 周及术中做好准备工作。常用药物如下。

1. 酚苄明

为非竞争性 α 受体阻滞剂，对 α_1 受体作用较 α_2 受体强 100 倍，半衰期长。初始常用剂量每 12h 10mg，以后每隔数天递增 10 ~ 20mg，渐增至每天 40 ~ 80mg 或以上，直至血压降至正常或接近正常。由于该剂作用时间较长，其作用常呈累加，故应警惕直立性低血压，因此，增加剂量应在仔细监测立、卧位血压的前提下逐步进行。

不良反应有鼻黏膜充血、直立性低血压、心动过速等。术前用药至少 10 ~ 14d。同为肾上腺素能受体阻滞剂的酚妥拉明由于作用时间短、不良反应多，仅用于功能试验及危象抢救。

2. 哌唑嗪

为 α_1 受体选择性阻滞剂，作用时间相对较短。首次剂量 1mg，以后渐增至 6 ~ 8mg/d 维持，不良反应有直立性低血压、低钠倾向等。

3. 盐酸普萘洛尔

为非选择性 β 受体阻滞剂，可在 α 受体阻滞剂应用后有心律失常或心动过速（$P > 100$ 次 /min）时使用，但它阻断 β 受体后使 α_1 受体敏感性增加，有时可导致严重肺水肿、高血压，故不宜于 α 受体阻滞剂应用前单独使用，且应用剂量不宜过大。

4. 其他

在上述药物降压效果不佳时，也可试用尼卡地平、卡托普利等。

选择适当麻醉剂，禁用阿托品，以防诱发心动过速、心律失常。麻醉及手术方式一般可采用硬膜外麻醉加静脉滴注镇静剂，做胸腹联合切口。肿瘤巨大者以硫喷妥钠为诱导，继以乙醚麻醉，也可用氟烷，但必须供应足量氧气。能引起心率加速、心律不齐的各种麻醉剂如环丙烷、氯乙烷、三氯乙烷等不宜使用。

在术中及时调节酚妥拉明静滴速度，以便调整血压及血容量（因儿茶酚胺类使血管收缩，瘤体切除后血管扩张引起血容量不足）。术后血压稳定 24 ~ 36h 后，可逐渐撤药物。如有肾上腺危象时，则应按双侧肾上腺全切除术处理。对有癌肿转移及不能手术者，可采用甲基酪氨酸，可抑制 50% ~ 80% 儿茶酚胺的合成，使患者血压、VMA 排出量降至正常，症状有所改善，寿命也可延长。应争取早期使用，晚期疗效较差。不良反应有嗜睡、焦虑、腹泻、口干、溢乳、精神失常、震颤等。肿瘤对放疗不敏感，合并转移后可用环磷酰胺、长春新碱及达卡巴嗪静脉注射。肝转移后也可用栓塞疗法或间位 ^{131}I–MIBG（m^{131}I–Iodobezylguanidine）治疗，可缩小瘤体，减少儿茶酚胺产量。

第六章　糖尿病及急慢性并发症

第一节　糖尿病

一、糖尿病的病因及发病机制

（一）1 型糖尿病（T1DM）

1. 1 型糖尿病是自身免疫性疾病

T1DM 在发病前胰岛素分泌功能虽然维持正常，但已经处于免疫反应活动期，血液循环中会出现一组自身抗体：胰岛细胞自身抗体（ICAs）、胰岛素自身抗体（IAA）、谷氨酸脱羧酶（GAD65）抗体。T1DM 患者的淋巴细胞上，HLA- Ⅱ类抗原 DR_3、DR_4 频率显著升高。患者经常与其他自身免疫性内分泌疾病如甲状腺功能亢进、桥本甲状腺炎及阿迪森病同时存在。有自身免疫病家族史，如类风湿性关节炎、结缔组织病等家族史。50% ~ 60% 的新诊断的 T1DM 患者外周血细胞中，具有杀伤力的 T 淋巴细胞 CD88 数量显著增加。新诊断的 T1DM 接受免疫抑制剂治疗可短期改善病情，降低血糖。

2. 1 型糖尿病的自然病程

（1）第一阶段：具有糖尿病遗传易感性，临床上无异常征象。

（2）第二阶段：遭受病毒感染等侵袭。

（3）第三阶段：出现自身免疫性损伤，ICA 阳性、IAA 阳性、GAD65 阳性等，此阶段在葡萄糖的刺激下胰岛素的释放正常。

（4）第四阶段：胰岛 β 细胞继续受损，β 细胞数量明显减少，葡萄糖刺激下胰岛素释放减少，葡萄糖耐量试验显示糖耐量减低。

（5）第五阶段：胰岛 β 细胞受损大于 80%，表现为高血糖及尿糖、尿酮体阳性，由于有少部分 β 细胞存活，血浆中仍可测出 C 肽，如果病变继续发展，β 细胞损失增多，血浆中 C 肽很难测出。

（二）2 型糖尿病（T2DM）

2 型糖尿病具有明显的遗传异质性，受到多种环境因素的影响，其发病与胰岛素抵抗与胰岛素分泌相对缺乏有关。

1. 遗传因素

目前认为 2 型糖尿病是一种多基因遗传病。与其相关的基因有：胰岛素受体底物 -1（IRS-1）基因、解偶联蛋白 -2 基因（UCP2）、胰高血糖素受体基因、肾上腺素受体（AR）基因、葡萄糖转运蛋白基因、糖原合成酶（GS）基因等。有遗传易感性的个体并不是都会发生糖尿病，环境因素在 2 型糖尿病的发生发展中起着重要作用，这些环境因素包括肥胖、不合理饮食、缺乏体育锻炼、吸烟、年龄、应激等。

2. 肥胖

近年来有一种“节约基因型”假说，贫困生活的人群具有一种良好的本能，就是在贫困和强体力劳动的情况下，当营养充足时，体内的营养物以脂肪方式储存而节约下来，以备在饥荒时应用，当这些人进入现代社会后，体力活动减少、热量充足或过剩，节约基因便成为肥胖和 2 型糖尿病的易感基因。

肥胖者的胰岛素调节外周组织对葡萄糖的利用明显降低，周围组织对葡萄糖的氧化、利用障碍，胰岛素对肝糖生成的抑制作用减低，游离脂肪酸（FFA）升高，高水平 FFA 可刺激胰岛 β 细胞过度分泌胰岛素而造成高胰岛素血症，并损害胰岛 β 细胞功能；FFA 可抑制胰岛 β 细胞对葡萄糖刺激的胰岛素分泌；FFA 升高可使胰岛 β 细胞中脂酰辅酶 A 升高，从而甘油三酯（TG）合成增多；胰岛 β 细胞中脂质的增加可能影响其分泌胰岛素的功能。另外，在人类 β_3 肾上腺素能受体（β_3AR）活性下降对内脏型肥胖的形成具有重要作用。

肥胖者存在明显的高胰岛素血症，高胰岛素血症降低胰岛素与受体的亲和力，从而造成胰岛素作用受阻，引发胰岛素抵抗，也就需要胰岛 β 细胞更多的胰岛素，又引发高胰岛素血症，形成糖代谢紊乱与 β 细胞功能不足的恶性循环，最终导致 β 细胞功能严重缺陷，引发糖尿病。

3. 不合理饮食

目前认为，脂肪摄入过多是 2 型糖尿病的重要环境因素之一。食物中不同类型的脂肪酸对胰岛素抵抗造成不同的影响，饮食中适量减少饱和脂肪酸和脂肪摄入有助于预防糖尿病。

食用水溶性纤维可在小肠表面形成高黏性液体，包被糖类，对肠道的消化酶形成屏障，延缓胃排空，从而延缓糖的吸收；食用水溶性纤维可被肠道菌群水解形成乙酸盐和丙酸盐，这些短链脂肪酸可吸收入门静脉，并在肝脏刺激糖酵解，抑制糖异生，促进骨骼肌葡萄糖转运蛋白（$GLUT_4$）的表达。此外，水溶性纤维还可减少胃肠肽的分泌，胃肠肽可刺激胰岛分泌胰岛素。可见，多纤维饮食可改善胰岛素抵抗、降低血糖。

果糖可加重 2 型糖尿病患者的高胰岛素血症和高甘油三酯血症，食物中锌、铬缺乏也可使糖耐量减低，酗酒者可引发糖尿病。

4. 体力活动不足

运动可改善胰岛素敏感性，葡萄糖清除率增加，而且运动也有利于减轻体重，改善脂质代谢。

5. 胰岛素抵抗

胰岛素抵抗是指胰岛素分泌量在正常水平时，刺激靶细胞摄取和利用葡萄糖的生理效应显著减弱，或者靶细胞摄取和利用葡萄糖的生理效应正常进行，需要超量的胰岛素。

（1）胰岛素抵抗的发生机制：胰岛素抵抗的主要原因是胰岛素的受体和受体后缺陷，包括下列方面。

①在肥胖的 2 型糖尿病中可发现脂肪细胞上胰岛素受体的数量和亲和力降低，肝细胞和骨骼肌细胞上受体结合胰岛素的能力无明显异常。

② β 亚单位酪氨酸激酶的缺陷是 2 型糖尿病受体后缺陷的主要问题。

③胰岛素受体基因的外显子突变造成受体结构异常，使胰岛素与受体的结合减少。

④ GLUT–4 基因突变也是胰岛素抵抗的原因之一，GLUT–4 基因的启动基因区突变可能与 2 型糖尿病的发生有关。

⑤ 2 型糖尿病患者经常存在游离脂肪酸（FFA）增多，从而引起胰岛素抵抗。其机制与 FFA 抑制外周葡萄糖的利用和促进糖异生有关。

（2）胰岛素抵抗的临床意义：胰岛素抵抗是一种病理生理状态，贯穿于 2 型糖尿病发病的全过程，由单纯胰岛素抵抗到糖耐量减低（IGT）到糖尿病早期、后期。研究发现，2 型糖尿病的一级亲属及糖尿病患者都存在胰岛素抵抗，且与血管内皮功能损伤密切相关，而血管内皮功能损伤又是动脉硬化的初始阶段，所以胰岛素抵抗还可以引起心血管疾病，它经常存在于众多心血管代谢疾病，这些疾病常集中于一身，称为代谢综合征。胰岛素抵抗还见于多种生理状态和疾病，如妊娠、多囊卵巢综合征、胰岛素受体突变、肢端肥大症、皮质醇增多症、某些遗传综合征等。

（3）防治胰岛素抵抗的临床意义：防治胰岛素抵抗可预防和治疗 2 型糖尿病；预防、治疗代谢综合征；改善糖、脂代谢；改善胰岛 β 细胞功能；减少心血管并发症的发生率和病死率。

（4）肿瘤坏死因子 α（TNF–α）与胰岛素抵抗的关系：TNF–α 是由脂肪细胞产生的一种细胞因子，在胰岛素抵抗中起着重要作用，它可减低培养的脂肪细胞 $GLUT_4$mRNA 的表达及 $GLUT_4$ 蛋白含量；它可抑制脂肪及肌肉组织中胰岛素诱导的葡萄糖摄取。TNF–α 的作用机制为抑制胰岛素受体酪氨酸激酶、胰岛素受体底物 –1（IRS–1）及其他细胞内蛋白质的磷酸化，使其活性降低，同时降低 $GLUT_4$ 的表达，抑制糖原合成酶的活性，增加脂肪分解，升高 FFA 浓度，升高血浆纤溶酶原激活物抑制物 –1（PAI–1）的浓度。在肥胖、2 型糖尿病患者的脂肪和肌肉组织中 TNF–α 表达量明显增加。

（5）抵抗素（resistin）与胰岛素抵抗的关系：抵抗素是新近发现的由脂肪细胞分泌的一种含有 750 个氨基酸的蛋白质，具有诱发胰岛素抵抗的作用。基因重组的抵抗素能使正常小鼠的糖耐量受损，并降低胰岛素激发的脂肪细胞的糖摄取及胰岛素敏感性。目前认为，它是一种潜在的联系肥胖与胰岛素抵抗及糖尿病的激素。

（6）胰岛素敏感性的检测方法：

①空腹胰岛素。它是较好的胰岛素抵抗指数，与正糖钳夹结果有很好的相关性，适用于非糖尿病患者。

②稳态模式评估法的胰岛素抵抗指数（HOMA-IR）。HOMA-IR 指数 = 空腹血糖（mmol/L）× 空腹胰岛素（mIU/L）/22.5。

③空腹胰岛素敏感性指数（IRI）。IRI= 空腹血糖（mmol/L）× 空腹胰岛素（mIU/L）/25。

④空腹血糖与胰岛素乘积的倒数（IAI）。IAI=1/［空腹血糖（mmol/L）× 空腹胰岛素（mIU/L）］，本方法由我国学者李光伟提出。

⑤空腹血糖与胰岛素比值（FPI）。FPI= 空腹血糖（mmol/L）/ 空腹胰岛素（mIU/L）。

⑥高胰岛素—正葡萄糖钳夹技术（hyperinsulinemia–euglycemic clamp technique）。是在胰岛素—葡萄糖代谢平衡状态下，精确测定组织对胰岛素敏感性的方法。在指定时间内，使血浆胰岛素水平迅速升高并保持于优势浓度（100μU/L 左右），在此期间，每 5min 测定一次动脉化的血浆葡萄糖浓度，根据测定的血糖值调整外源性的葡萄糖输注速度，使血糖水平保持在正常范围（5mmol/L 左右），一般经过 2h 达到胰岛素一葡萄糖代谢稳定状态。由于优势浓度的胰岛素可基本抑制肝糖的输出（内源性葡萄糖产量），因此，稳定状态下的葡萄糖输注率（*M*）等于外周组织的葡萄糖利用率。M 值可作为评价外周组织胰岛素敏感性的指标。本法具有精确、重复性好的特点，缺点是不能知晓肝糖产生的真实情况以及葡萄糖在细胞内代谢的机制。

⑦扩展葡萄糖钳夹技术（extensions to the glucose clamp）。在正葡萄糖钳夹技术的基础上，联合应用放射性同位素追踪技术和间接测热技术，精确测定内源性葡萄糖生成量（肝糖）和机体葡萄糖利用率及细胞内葡萄糖氧化和合成的情况，从而全面了解机体葡萄糖的生成和利用。基本方法为：在钳夹前 2 ~ 3h，输注一定量 3H 标记的葡萄糖，根据所标记底物的放射性，分别计算出葡萄糖消失率（glucose disappearance rate，Rd，又称葡萄糖利用率）、肝糖产量（hepatic glucose production，HGP）。应用间接测热法得出葡萄糖氧化率和非氧化率（糖原合成率），此外，还可得知脂肪和蛋白质氧化利用的情况。该项组合技术是世界上公认的测定胰岛素敏感性的一套较完整技术。此项技术的应用为揭示胰岛素对葡萄糖、脂肪及蛋白质代谢的影响，胰岛素抵抗发生的机制、抵抗发生的部位提供了证据。目前国际上应用的扩展钳夹技术还有很多，但都以正糖钳夹为基础，如正钳夹联合局部插管法、联合局部组织活检等。

⑧微小模型和静脉胰岛素耐量试验（minimalmodel and intravenous glucose tolerance test）。基本方法是静脉注射葡萄糖（0.3g/kg）以刺激内源性胰岛素分泌，在 3h 内抽血

26 ~ 30次，检测胰岛素和葡萄糖浓度，将测定值输入计算机，应用微小模型进行计算。此法的优点是能同步测定和评估胰岛素敏感性和葡萄糖自身代谢效能，并可知晓β细胞分泌功能，应用本法计算出的胰岛素敏感性与正糖钳夹测定的结果有很好的相关性。目前已有简化样本法和改良法。

⑨短时胰岛素耐量试验（short insulin tolerance test）。静脉注射胰岛素（0.1U/kg），在15min内抽取血标本测定葡萄糖浓度，根据葡萄糖的下降率计算胰岛素敏感性。

此法与正糖钳夹结果有很好的相关性，具有操作简单、耗时少、相对精确的特点。

（三）特殊类型糖尿病

特殊类型糖尿病共有七类。

（1）胰岛β细胞功能缺陷：为单基因缺陷所致胰岛β细胞分泌胰岛素不足，目前发现的基因有：① MODY3基因、MODY2基因和MODY1基因；②线粒体基因突变。线粒体DNA常见为tRNALeu（UUR）基因3243突变（A→G）。

（2）胰岛素作用的遗传缺陷：此型呈明显的高胰岛素血症，明显的胰岛素抵抗，包括A型胰岛素抵抗、脂肪萎缩性糖尿病、矮妖精症。

（3）胰岛外分泌疾病：胰腺炎、血色病、外伤或胰腺切除、纤维钙化性胰腺病、肿瘤、囊性纤维化。

（4）内分泌疾病：肢端肥大症、甲状腺功能亢进症、Cushing综合征、生长抑素瘤、胰高血糖素瘤、醛固酮瘤、嗜铬细胞瘤等。

（5）药物或化学物诱导。

（6）感染。

（7）免疫介导伴糖尿病的其他遗传综合征。

二、几种糖尿病类型的鉴别

（一）成人隐匿性自身免疫糖尿病（LADA）

1. 定义

成人隐匿性自身免疫糖尿病（latent autoimmune diabetes in adults，LADA）是T淋巴细胞介导自身免疫性的1型DM亚型。这类患者有以下特点：①指有自身免疫机制参与证据的1型糖尿病；②起病晚、成年方出现；③起病方式缓慢，有较长阶段，至少半年呈非胰岛素依赖状态，以区别于一般认识的多在儿童或青少年急性起病、迅速呈胰岛素依赖状态的1型糖尿病；④易伴随其他自身免疫病，如Graves病、桥本甲状腺炎及阿迪森病。LADA与经典的1型DM一样具有HLA易感基因、胰岛自身抗体和胰岛素分泌缺乏等特点，不同之处在于LADA的胰岛β细胞所受免疫损害呈缓慢性发展，使患者在早期临床表现与2型糖尿病相似，具有一定的胰岛功能，可以在相当长的一段时间内不依赖胰岛素治疗。研究提示，LADA 在病程的某一阶段胰岛功能以不同速度进行性减退，直至成为胰岛素依赖。而且其发病年龄越轻、BMI 越小者其胰岛功能下降得越快，年轻发病者 p 细胞功能呈线性、快速衰竭，而年长者其进展速度明显减慢；BMI 亦呈类似规律，这也是英国前瞻性糖尿病研究（UKPDS）的研究结果所提示的。

2. 临床表现及诊断

LADA 的发病过程分为以下两个阶段。

（1）非胰岛素依赖期：临床表现类似 2 型糖尿病，一般发病 6 个月内无酮症出现，可用饮食和 / 或口服降糖药控制血糖。

（2）胰岛素依赖期：多在起病后半年至数年出现，此期胰岛 β 细胞功能进行性损伤，表现为口服降糖药继发失效，C 肽水平逐渐降低，需依赖胰岛素治疗才能生存。

对于 LADA 的诊断，目前尚无统一标准。国外文献常将谷氨酸脱羧酶抗体（glutamatedecarboxylase antibody，GADA）和 / 或胰岛细胞抗体（isletcell antibody，ICA）阳性的成年起病的非胰岛素依赖患者视为 LADA。目前对 LADA 的诊断基于以下三个标准：①成年人起病，发病年龄从 15 ~ 69 岁不等，以≥ 30 岁最为常见；②诊断糖尿病后至少半年不依赖胰岛素治疗；③胰岛自身抗体阳性。目前研究较多的胰岛自身抗体有 GA-DA、ICA、IAA 和蛋白酪氨酸磷酸酶抗体（IA2-A），其中 GADA 和 ICA 是诊断 LADA 主要指标，而且 GADA 可用来预测患者未来对胰岛素的依赖情况，这在许多前瞻性研究中已经证实。

（二）青年人中的成年发病型糖尿病（MODY）

1. MODY 的含义

青年人中的成年发病型糖尿病（maturity onset diabetes of the young，MODY），1975 年由 Fajans 和 Tattersall 依据 1950 年以来系列报道分析，将此型具有发病年龄早、以常染色体显性遗传为共同特点的 2 型糖尿病患者命名为 MODY。1985 年 WHO 的分类属 2 型糖尿病的一种亚型。近来随着分子遗传学的进展以及对糖尿病病因和发病机理的深入研究，1997 年 ADA 和 1999 年 WHO 糖尿病专家报道，对临床高血糖疾病提出了新的病因学分型，将其归类为特殊类型糖尿病中的 P 细胞功能缺陷糖尿病之一，即单基因突变致胰岛 P 细胞功能遗传缺陷引起的糖尿病，约占 2 型糖尿病的 2% ~ 5%。

2. MODY 的诊断

诊断标准：MODY 的临床表现，与一般 2 型糖尿病相似，葡萄糖刺激后的胰岛素、C 肽反应较低；肥胖比同龄普通人多，而比一般 2 型糖尿病患者少。以其诊断指标，按 Mo-han 等人提出的根据为：①诊断糖尿病的年龄＜ 25 岁；②至少 5 年内无须用胰岛素控制；③无酮症倾向；④有三代或三代以上显性遗传家族史。主要诊断指标是①和④两条。尤其是第 4 条是区别 2 型糖尿病的关键。

（三）内分泌疾病

糖尿病或糖耐量异常在许多内分泌疾病中均可能出现，其中由嗜铬细胞瘤和肢端肥大症引起的糖尿病相对较重，而甲状腺功能亢进和库欣综合征引起的糖尿病一般相对较轻，有时不易与原发性糖尿病区别。

生长抑素瘤及醛固酮瘤诱发的低血钾可引起糖尿病，部分可能为胰岛素分泌抑制所致。

嗜铬细胞瘤主要是过多的儿茶酚胺抑制胰岛素的分泌引起糖代谢异常，促进胰高糖素的分泌。过多的儿茶酚胺也引起游离脂肪酸增加，肝脏磷酸化酶活性增加。

甲状腺功能亢进引起的糖代谢异常，主要是在甲状腺功能亢进状态下增加了糖从消化道的吸收。应用糖皮质激素或库欣综合征引起的糖尿病，主要是由过多的糖皮质激素刺激糖异生，抑制糖的利用，降低肌细胞糖的磷酸化。同时，糖皮质激素使脂动员增加，糖代谢被增加的游离脂肪酸阻碍。这些被认为是外周组织对胰岛素利用降低，特别是胰岛素受体后的障碍。

肢端肥大症时，糖利用障碍是由生长激素的升高引起的，造成脂肪动员增加，对胰岛素敏感性降低，这些也可引起胰岛素抵抗，胰岛素受体后障碍。

（四）胰腺疾病及肝脏疾病

急、慢性胰腺炎，胰腺损伤，胰腺切除，胰腺肿瘤，涉及胰腺的肾上腺瘤，既有胰岛的破坏，又有胰外分泌障碍。由于胰腺储备能力较大，当胰腺有广泛病变时才可引发糖尿病。囊性纤维化、血色病也可损伤 β 细胞及胰岛素的分泌。纤维钙化性胰腺病可有腹痛，并向背部放射。

慢性肝炎肝硬化时，引起的糖耐量异常较为常见；急性肝炎时，引起糖耐量异常的较少；肝脏疾病时，肝对糖的摄取减少，对胰岛素敏感性降低，糖处理能力低下。此外，其他由肝脏疾病引起的有关糖代谢激素的异常也是引起糖代谢异常的因素。

三、糖尿病的高危人群

（1）老龄化：随着年龄增长，体力活动减少，体重增加，胰岛素分泌能力以及身体对胰岛素的敏感性下降，使糖尿病特别是 2 型糖尿病的发生机会增多，所以年龄≥ 45 岁的人群，是糖尿病的高危人群。

（2）肥胖：体重≥标准体重 20% 或体重指数（BMI）≥ 27kg/m^2。

（3）糖尿病有明显的遗传倾向，家族中有患糖尿病的一级亲属的人群也是糖尿病发病的高危人群。

（4）有妊娠糖尿病史或巨大胎儿分娩史者，妊娠期间可能有未发现的高血糖，血糖经过胎盘达到胎儿，而胎儿的胰岛功能正常，充分利用了这些多余的糖分，形成巨大儿。

（5）高血压病患者。

（6）高密度脂蛋白（HDL）≤ 0.9mmol/L，甘油三酯≥ 2.8mmol/L（250mg/dl）。

（7）曾经有空腹血糖受损（IFG）或糖耐量受损（IGT）史者。

四、临床表现

（1）代谢紊乱症状群：“三多一少”，即多尿、多饮、多食和体重减轻。T1DM 患者大多起病较快，病情较重，症状明显且严重。T2DM 患者多数起病缓慢，病情相对较轻，肥胖患者起病后也会体重减轻。患者可有皮肤瘙痒，尤其外阴瘙痒。高血糖可使眼房水、晶体渗透压改变而引起屈光改变致视力模糊。

（2）相当一部分患者并无明显“三多一少”症状，仅因各种并发症或伴发病而就诊，化验后发现高血糖。

（3）反应性低血糖：有的 T2DM 患者进食后胰岛素分泌高峰延迟，餐后 3 ~ 5h 血浆胰岛素水平不适当地升高，其所引起的反应性低血糖可成为这些患者的首发表现。

五、实验室检查

（一）血糖测定

血糖测定是糖尿病的主要诊断依据，也是指导糖尿病治疗及判断疗效的主要指标。最常用方法是葡萄糖氧化酶法。用血浆、血清血测得的血糖比全血高 15%。如果作为诊断，我们建议应用血浆或血清血葡萄糖，正常值 3.9 ~ 6.0mmol/L。

1. 空腹及餐后 2h 血糖

（1）空腹血糖：是指在隔夜空腹（至少 8h 未进任何食物，饮水除外）后没有加上饮食负荷时的血糖水平，同时它也反映了基础胰岛素分泌的功能，所以有其特殊的临床意义。正常人氧化酶法所测血浆血糖为 3.9 ~ 6.0mmol/L。

（2）餐后 2h 血糖：是指进食第一口饭开始计时至 2h 后所采的血，所测的血糖值，健康者进食后 2h 可恢复到空腹水平，而 2 型糖尿病患者则由于胰岛素分泌延迟或有胰岛素抵抗，可使餐后血糖增高。因此，诊断糖尿病或检测血糖时，不但要测空腹血糖，还要测餐后 2h 血糖，以免贻误诊断和治疗。

2. 血糖检查的临床意义

（1）空腹血糖：空腹血糖检查是诊断糖尿病最可靠的方法。一般对尿糖阳性或尿糖虽阴性但有高度怀疑的患者，均需做空腹血糖测定。一般正常人空腹血糖值或 6.1mmol/L，如果空腹血糖≥ 7mmol/L，经过 2 次重复测定结果相同，即可诊断为糖尿病。其中对于血糖过高，已达到上述标准者，虽尿糖阴性，也可明确诊断。

（2）餐后 2h 血糖：餐后 2h 血糖测定是诊断和发现糖尿病的另一种重要方法。临床上有不少患者，空腹血糖不高，但餐后 2h 血糖明显增高。其方法是：早晨空腹时进食一个约 100g 重的馒头或 75 克葡萄糖，然后于餐后 2h 抽血测血糖，若血浆血糖≥ 11.1mmol/L，即使空腹血糖正常，也可诊断为糖尿病。若结果＜ 7.8mmol/L，且空腹血糖正常，可以排除糖尿病。若结果≥ 7.8mmol/L，但＜ 11.1mmol/L 为糖耐量减低（IGT）。

餐后 2h 血糖检查实际上是一种简化的葡萄糖耐量试验。由于这种方法较口服葡萄糖耐量试验抽血次数少，简单易行，易为患者接受，所以为临床上用于筛选和发现空腹血糖正常的糖尿病患者的最常用方法。测定餐后 2h 血糖有两方面的意义，一是用于诊断，二是观察糖耐量的恢复情况，借以反映胰岛的功能状态。若经过一段时间治疗，空腹血糖已恢复正常，而餐后血糖仍高，常提示患者耐糖功能仍不好，胰岛素的分泌尚属延迟。若空腹血糖正常，餐后血糖也正常，说明患者耐糖功能较好，胰岛功能好转。餐后 2h 血糖检查的唯一的缺点是，有些糖尿病患者服糖后高峰不在 2h，而是在 1h 后，到 2h 的时候血糖高峰已下降，这样的患者易被漏诊。所以，对餐后 2h 血糖可疑升高的患者，宜在餐后 1h 和 2h 各抽血一次为好，或者直接做糖耐量试验。

（二）尿糖测定

正常人每日尿中排出的葡萄糖不超过 100mg，一般常规的尿糖定性测不出。若每日尿中排出糖超过 100mg，则称为糖尿。但尿糖阴性并不能排除糖尿病的可能。

尿糖阳性常见疾病：尿糖化验阳性，应首先考虑到糖尿病的可能，但是尿糖阳性并不能肯定是糖尿病，因为下列情况可以使尿糖阳性。

1. 孕妇

20% ~ 30% 的孕妇尿糖可呈阳性反应，特别是在妊娠后期。这是由于肾糖阈降低所致，此时血糖正常，分娩后逐渐恢复正常，预后良好。

2. 肾性糖尿

肾性糖尿是因为肾小管对葡萄糖的重吸收功能减退，肾糖阈低，所以尿中含有葡萄糖，尿糖化验阳性。如慢性肾炎或肾病综合征，还可见于家族性糖尿（与遗传因素有关），Fanconi 综合征，某些重金属中毒及来苏、硝苯均可引起肾小管损害，造成糖尿。肾性糖尿的特点是血糖及糖耐量正常而尿糖阳性。无论是空腹还是餐后尿糖的化验均呈阳性反应，而空腹血糖、餐后血糖及葡萄糖耐量试验（OGTT）均正常。鉴别是否是肾性糖尿，应同步测尿糖和血糖，并做 OGTT，如尿糖阳性而同步血糖和 OGTT 均正常则可考虑是肾性糖尿。

3. 应激性糖尿

机体处于应激状态时，尿糖化验阳性，称为应激性糖尿。如颅脑外伤、脑血管意外、急性心肌梗死等应激因素，此时集体通过大脑—垂体—肾上腺轴促使肾上腺皮质激素、儿茶酚胺的分泌明显增加并且出现暂时性高血糖和糖尿，是可以恢复的。但也有例外，如某些隐性糖尿病因应激而转变为临床糖尿病，表现为应激因素虽已消除但高血糖仍持续存在。

4. 假性糖尿

尿中如果含有还原性物质，可使班氏试剂中的硫酸铜还原成氧化亚铜，如维生素 C、尿酸、水杨酸、链霉素、异烟肼、青霉素等，可造成假性尿糖。

5. 非葡萄糖尿

除葡萄糖外，尿中的乳糖、半乳糖、果糖、戊糖也能影响班氏试剂中的硫酸铜还原成氧化亚铜，因此也可以呈阳性反应，称为非葡萄糖糖尿。还有肝功能不全或遗传性缺陷也会出现果糖尿、半乳糖尿、乳糖尿或戊糖尿。妊娠晚期，由于乳腺合成乳糖过多，而又未被利用，也会随尿排出形成乳糖尿。

因此，尿糖阳性不一定就是糖尿病，而尿糖阴性亦不能除外糖尿病，必须具体情况具体分析，以得到正确的诊断。

（三）尿酮检查

酮体是 β- 羟丁酸、乙酰乙酸和丙酮的总称。尿中出现大量酮体称酮体尿，简称酮尿。

1. 原理

糖尿病患者由于胰岛素缺乏，引起糖代谢障碍，脂肪和蛋白分解活跃可产生大量酮体，从尿中排出形成酮尿。酮体的检测实际上是测定丙酮和乙酰乙酸。在碱性环境中，丙酮和乙酰乙酸可与亚硝基铁氰化钾反应生成紫色物质，根据是否成色、成色的快慢及成色的程度，可作定性试验及半定量检测。

2. 尿酮检测法

（1）尿酮试纸法：此法和尿糖试纸一样，简易方便，但不够精确。

（2）酮体粉测尿酮法：此法需配置酮体粉，故相对麻烦，但酮休粉性质稳定，在室温下可密封保存很长时间，且检测结果较准确，故临床常被采用。检测方法如下：取少量酮体粉置于玻璃片上（相当于小纽扣面积），用滴管将适量尿液滴到酮体粉上（以全部浸湿酮体粉为宜，不要将尿液滴得太多而把酮体粉冲散）。在 2min 内根据颜色变化来判断结果。

3. 结果判定

若呈淡黄色则尿酮体“-”；呈深黄色则尿酮体“+”；呈淡紫色则尿酮体“++”；呈紫色则尿酮体“+++”；呈深紫色则尿酮体“++++”。

4. 注意事项

糖尿病酮症酸中毒时，往往以 β- 羟丁酸升高较明显，那么临床上测定酮体用的亚硝基铁氰化钠仅对乙酰乙酸与丙酮反应，故当尿中以 β- 羟丁酸为主时易漏诊。有些重症酮症酸中毒时尿酮可呈假阳性或弱阳性，临床分析病情时，除考虑肾阈值及肝功能变化外，还应注意此点。

5. 临床意义

（1）尿中酮体阳性见于糖尿病酮症、酮症酸中毒。糖尿病时，机体糖代谢紊乱，组织细胞不能充分利用葡萄糖来补充能量，这样使脂肪分解加速而产生大量酮体。当酮体积聚超过机体的处理能力时，可从尿中排出而出现酮尿。

（2）饥饿、高脂饮食、严重呕吐、腹泻、消化不良等均可导致机体糖代谢障碍、脂肪分解增加、酮体在体内积聚，引起酸中毒，而尿酮体阳性。

（3）糖尿病患者在并发感染、妊娠及分娩、应激状态等因素影响下，易诱发酮症，故应及时进行尿酮体检查。

（四）糖耐量试验

1. 口服葡萄糖耐量试验（OGTT）

此方法是检查人体血糖调节功能的一种方法，是诊断糖尿病、糖耐量减低（IGT）的最主要方法，应用非常广泛。儿童 1 ~ 1.5 岁 2.5g/kg，1.5 ~ 3 岁 2.0g/kg，3 ~ 12 岁 1.75g/kg，最大量不超过 75g。非妊娠成人服 75g 葡萄糖。

（1）方法：一夜禁食 10h 以上，16h 以下，次日清晨（7 ~ 9 时）开始，把 75g 葡萄糖稀释至 25% 的浓度，5min 之内饮完，分别在空腹、服糖后 30min、60min、120min、180min 采血，测血糖，若患者有低血糖史可延长试验时间，并于第 4 小时及第 5 小时测血糖，每次采血后立即留尿查尿糖以排除肾脏因素的影响。正常人服糖后血糖迅速上升，30 ~ 60min 内血糖达到最高峰，高峰血糖水平比空腹超过 50%，此时肝脏摄取及其他组织利用与吸收进入血液的葡萄糖数量相等。在 1.5 ~ 2h 血糖下降至正常水平。

（2）口服葡萄糖耐量试验的影响因素：

①饮食因素。试验前 3d 应该摄入足够的糖类，大于 250g/d。否则容易出现糖耐量减低而出现假阳性，特别是老年人。另外，还要注意脂肪摄入的标准化。

②体力活动。试验前体力活动过少和过多都会影响糖耐量试验结果。

③精神因素及应激。情绪激动及急性应激均可以引起血糖升高，试验前要避免。

④生理因素。妊娠、年龄都可影响糖耐量试验结果。

⑤药物。口服避孕药、烟酸、某些利尿剂、水杨酸类药物可影响糖耐量试验结果，试验前应停药。

⑥疾病。一些疾病，如肝脏疾病、心脏疾病、肾脏疾病、胰腺疾病、骨骼肌疾病、某些内分泌疾病、代谢紊乱等均可影响糖耐量试验结果。

2. 静脉葡萄糖耐量试验（IGTT）

由于缺乏肠道的刺激，IGTT 不符合生理条件，所以只用于有胃肠功能紊乱者。具体方法为：按每千克体重 0.5g 计算，静脉注射 50% 葡萄糖溶液，2 ~ 3min 注完，在注射过程中的任何时间为零点，每 5min 取静脉血验血糖一次，共 60min。将葡萄糖值绘在半对数纸上，横坐标为时间，计算某一血糖值下降到其一半的时间作为 T1/2，再按公式 $K=0.69/T1/2\times 100$ 算出 K 值。正常人 $K\geq 1.2$，糖尿病患者 $K<0.9$。静脉葡萄糖耐量试验（Ⅳ GTT）可了解胰岛素释放第一时相的情况。

（五）糖化血红蛋白 A1 测定

糖化血红蛋白（GHbA1）是血红蛋白 A 组分的某些特殊分子部位和葡萄糖经过缓慢而不可逆的非酶促反应结合而形成的，其中以 GHbAlc 最主要，它反映 8 ~ 12 周的血糖的平均水平，可能是造成糖尿病慢性并发症的一个重要致病因素，是糖尿病患者病情监测的重要指标，但不能作为糖尿病的诊断依据。其参考范围为 4% ~ 6%。

（六）糖化血浆白蛋白测定

人血浆蛋白与葡萄糖发生非酶催化的糖基化反应而形成果糖胺（FA），可以评价 2 ~ 3 周内的血糖波动情况，其参考值为 1.7 ~ 2.8mmol/L。此项化验不能作为糖尿病的诊断依据。

（七）血浆胰岛素和 C 肽测定

β 细胞分泌的胰岛素原可被相应的酶水解生成胰岛素和 C 肽，这两个指标可以作为糖尿病的分型诊断应用，也用于协助诊断胰岛素瘤。目前血浆胰岛素用放免法测定，称为免疫反应性胰岛素（IRI），正常参考值为空腹 5 ~ 25mU/L。C 肽作为评价胰岛 β 细胞分泌胰岛素能力的指标比胰岛素更为可信，它不受外源胰岛素的影响，正常人基础血浆 C 肽水平为 400μmol/L。周围血 C 肽 / 胰岛素比例常大于 5。胰岛 β 细胞分泌胰岛素功能受许多因素所刺激，如葡萄糖、氨基酸（亮氨酸、精氨酸）、激素（胰升糖素、生长激素）、药物（磺脲类、α 受体阻滞剂、α 受体激动剂）等，其中以葡萄糖最为重要。正常人口服葡萄糖（或标准馒头餐）后，血浆胰岛素水平在 30 ~ 60min 上升至高峰，可为基础值的 5 ~ 10 倍，3 ~ 4h 恢复到基础水平。C 肽水平则升高 5 ~ 6 倍。血浆胰岛素和 C 肽水平测定有助于了解 β 细胞功能（包括储各功能）和指导治疗，但不作为诊断糖尿病的依据。

（八）尿微量白蛋白试验

一般无并发症者为阴性或偶有微量。当有尿路感染、高血压、心力衰竭时也可有少量蛋白尿；如果并发糖尿病性肾小球硬化可出现大量蛋白尿，这表示肾脏病变已经较严重。因此，临床上留 24h 尿（也有留 12h 或 8h 尿的）检查白蛋白的排出量（UAE）如超过 20μg/min，提示肾小球功能不全，有早期肾脏病变。尿里持续出现白蛋白时，最好使用胰岛素治疗。即使不使用，也应该用对肾脏功能影响小的口服降糖药物。

六、诊断过程中应注意的问题

糖尿病是以糖代谢紊乱为主要表现的代谢综合征，其病因及发病机制非常复杂，发病后涉及多个脏器的并发症，所以其诊断必须统一、规范，内容项目要齐全，应包含病因诊断、功能诊断、并发症及合并症诊断。首先，要根据诊断标准确定是糖尿病还是IGT，如果确定糖尿病还应该注意区分糖尿病的类型；其次，要明确有无急、慢性并发症，如果有慢性并发症应该注意分期；最后，还应注意是否同时存在合并症，如合并妊娠、Graves病或肝肾疾病等，了解这些情况有助于在治疗过程中采取正确的治疗方案及正确的估计预后。另外，因为糖尿病是一种高遗传性疾病，还应该注意，一定不要忘记询问患者的家族史。体检时注意患者的营养状态、是否肥胖、甲状腺情况等，对已经确诊糖尿病的患者还应注意进行视网膜、肾脏及周围神经的检查，确定是否存在并发症。

七、糖尿病的治疗

国际糖尿病联盟（IDF）提出了现代糖尿病治疗的五个要点，也称为糖尿病治疗的“五架马车”，即饮食控制、运动疗法、血糖监测、药物治疗和糖尿病教育。糖尿病控制与并发症研究和英国前瞻性糖尿病研究分别对大样本的1型和2型糖尿病患者进行为期平均达10年的长期随访，结果表明应用强化治疗使血糖接近正常化可减少糖尿病微血管病变的发生，除控制空腹高血糖，还应注意餐后血糖达标。糖尿病心血管疾病的病因和发病机制十分复杂，除高血糖的毒性外，还有其他危险因素起作用，并且在糖尿病诊断之前就可以促进心血管病变的发生，因此提出了糖尿病防治策略应该全面治疗心血管危险因素，在早期即糖耐量减低阶段即开始干预治疗。除积极控制高血糖外，还应纠正脂代谢紊乱、严格控制血压、抗血小板聚集治疗、处理肥胖、戒烟、改善胰岛素抵抗等。治疗措施以饮食治疗和适宜的体育锻炼为基础，根据病情选用药物治疗。

（一）糖尿病教育

糖尿病教育在糖尿病防治中的作用近年来引起了世界卫生组织、国际糖尿病联盟和国内外糖尿病专家高度重视。1989年第42届世界卫生组织大会要求各成员国要重视糖尿病的防治，要制订和实施糖尿病防治计划，逐步实现三级预防。一级预防是预防糖尿病的发病，二级预防是对糖尿病要做到早诊断早治疗，三级预防是延缓和预防糖尿病并发症的发生和发展。而糖尿病教育则是贯彻三级预防的关键。糖尿病患者将对糖尿病的无知付出高额代价，糖尿病教育是防治糖尿病的核心。许多大型研究报道证实了进行糖尿病教育并改良生活方式可显著降低2型糖尿病的发生率。

1. 糖尿病基础知识教育

（1）糖尿病是一种不能根治的疾病，但是如果得到良好控制，多数患者可以像正常人一样生活。

（2）糖尿病需要终身治疗。

（3）糖尿病控制欠佳可以造成急、慢性并发症，严重者可以造成劳动能力的丧失，甚至最终造成死亡。

（4）糖尿病的并发症与高血压、高血脂、肥胖、体力活动减少、饮食不合理等因素有关。

（5）胰岛素治疗是各种类型糖尿病治疗的有效手段。

2. 糖尿病教育应注意的几个关键问题

（1）使患者根据自己的工作、生活情况的变化随时调整热卡摄入、食物成分比例、食量增减的方法与原则。

（2）能较准确地计算和调整胰岛素的用量，学会胰岛素注射技巧、部位变换以及低血糖的防治方法。

（3）口服降糖药的患者尽量不要自行调药，要及时向医生咨询。

（4）不乱寻医问药，以最低的医疗费用达到最佳的治疗效果。

3. 糖尿病的心理教育

患者得知自己患有糖尿病时，心理行为表现多样，医生应该及时进行解释说明，让患者了解本病的可治性和可防性，解除心理压力、配合治疗。

在治疗过程中避免精神刺激，同时需要家属配合。

4. 糖尿病的饮食治疗教育

（1）标准体重及热卡控制。

（2）学会制订饮食计划。

（3）养成良好的健康饮食习惯。

（4）能够根据运动量、时间及药物作用时间等灵活调整加餐。

5. 糖尿病的运动治疗教育

（1）掌握运动原则，确定适合自己的运动方式。

（2）确定适合自己的运动时间、频率及强度。

（3）明确锻炼强度如何监测。

（4）应该避免哪些运动方式。

（5）在运动中应该警惕哪些症状（如低血糖和心脏症状）出现及应该采取哪些预防和保护措施。

（6）锻炼前后如何调节膳食计划及胰岛素用量。

6. 糖尿病的药物治疗教育

（1）了解口服药的作用、应用原则、适应证、禁忌证。

（2）继发性磺脲类药物失效。

（3）胰岛素的作用、种类、适应证、注射技术及用量调整。

（4）明确药物治疗的同时不能放松饮食治疗及运动。

（5）了解低血糖及其处理。

7. 糖尿病的病情自我监测及护理教育

（1）血糖监测时间，检测糖化血红蛋白及糖化血清蛋白的意义。

（2）监测血压、血脂水平，同时了解它们对糖尿病并发症的作用。

（3）定期检测重要脏器功能。

（4）加强慢性并发症的处理，特别是足部护理。

（二）糖尿病的饮食治疗

1. 糖尿病饮食治疗的目的

（1）减轻胰岛负担。

（2）维持正常体重。

（3）纠正已经发生的高血糖、高血脂等代谢紊乱。

（4）降低餐后高血糖，可减轻对胰岛细胞的刺激。

（5）有利于预防和治疗急性并发症，改善整体健康水平。

（6）妊娠糖尿病患者饮食治疗能保证孕妇和胎儿的健康，糖尿病患儿饮食治疗能保证糖尿病患儿的正常发育。

2. 糖尿病患者不适应运动的情况

（1）严重 1 型糖尿病。

（2）肾脏并发症。

（3）高血压和各种心脏病。

（4）眼底病变。

（5）暂时性脑缺血。

（6）严重神经肌肉及关节病变。

（7）极度肥胖等。

（三）糖尿病的口服药物治疗

应用口服降糖药物治疗适合于饮食、运动无法控制的 2 型糖尿病患者。口服降糖药物治疗的适应证为：血糖不太高，改善生活方式 1 ~ 2 个月后仍然不能使血糖控制在正常范围者；存在显著高血糖症状的患者在改善生活方式的同时可给予药物治疗。应用口服降糖药物时应注意，每种药物都有不同的组织作用特异点，当联合用药时要根据患者的具体情况决定哪种组合最合适。口服降糖药物分为胰岛素促泌剂（磺脲类、格列奈类）和非胰岛素促泌剂（α 葡萄糖苷酶抑制剂、双胍类、格列酮类）。

治疗糖尿病药物的选择和治疗程序：①对于肥胖或超重的 2 型糖尿病患者，在饮食和运动不能满意控制血糖的情况下，首选非胰岛素促泌剂。2 型糖尿病的药物治疗应着眼于解决胰岛素缺乏和胰岛素抵抗两个问题。有代谢综合征或伴有心血管疾病危险因素者，首选双胍类或格列酮类；②对于正常体重的 2 型糖尿病患者，在饮食和运动不能满意控制血糖的情况下，首选胰岛素促泌剂。如血糖控制仍然不满意，有代谢综合征或伴有心血管疾病危险因素者应选用双胍类或格列酮类；③ α 葡萄糖苷酶抑制剂适用于餐后血糖升高而空腹血糖升高不明显者。

使用口服降糖药时应注意以下几点。

（1）掌握适应证：① 1 型糖尿病患者在胰岛素治疗的基础上，可联合使用胰岛素增敏剂、双胍类和糖苷酶抑制剂。而不应该用促胰岛素分泌剂；② 2 型糖尿病肥胖者，首选双胍类、糖苷酶抑制剂或胰岛素增敏剂，后用促胰岛素分泌剂；③ 2 型糖尿病消瘦者首选促胰岛素分泌剂或胰岛素增敏剂，可联合使用糖苷酶抑制剂或双胍类药物。

（2）先从小剂量开始，再根据餐后 2h 血糖情况，调整药物剂量。

（3）合理联合用药：同类降糖药一般不合用；用一种降糖药物后，如效果尚不理想，可考虑联合用药；不同作用机理的药物可以联合，以扬长避短；每一类药物不用到最大剂量，可避免或减少药物的不良反应。单一药物治疗疗效逐年减退，长期疗效差。一般联合应用两种药物，必要时可用三种药物。

（4）兼顾其他治疗：在降血糖治疗的同时，还要考虑其他问题如控制体重、控制血压、调整血脂紊乱等。

（5）要考虑药物的相互作用：当与下列具有增强降血糖作用的某个药物合用时，可能会导致低血糖反应，如别嘌呤醇、环磷酰胺、喹诺酮类、水杨酸等；当与下列具有减弱降血糖作用的某个药物合用时，可能引起血糖升高，如皮质类固醇、高血糖素、雌激素和孕激素、甲状腺素、利福平等。

1. 磺脲类药物

（1）磺脲类药物的作用机制：磺脲类药物通过与胰岛 β 细胞膜上的 K^+ 通道相结合，使 β 细胞去极化，细胞内 Ca^{2+} 增加，触发胰岛素释放；还可以改善胰岛素受体及受体后缺陷，增加外周组织对胰岛素的敏感性，从而促进周围靶器官，特别是肌肉组织对胰岛素介导的葡萄糖的利用。

（2）磺脲类药物的适应证：①新诊断的非肥胖的 2 型糖尿病患者经饮食、运动治疗 2 个月疗效不满意者；②肥胖的 2 型糖尿病患者服用双胍类药物血糖控制不满意或因胃肠道反应不能耐受者。由于其增加胰岛素分泌，可使患者体重增加，一般不作为肥胖患者的首选药物。

（3）磺脲类药物的服用方法与应用特点：磺脲类药物应在餐前半小时服用。不同磺脲类制剂的降糖作用和时间差别很大，应根据病情做出合适的选择，一般空腹血糖轻中度升高者宜选用格列喹酮（糖适平），也可选格列齐特（达美康）或格列吡嗪（美吡达）；空腹血糖中度以上升高者可选用格列本脲（优降糖）或格列吡嗪；对老年人应选用降糖作用温和、剂量范围大的格列喹酮和格列吡嗪，应慎用格列本脲。另外，要根据作用时间决定每日给药次数，格列喹酮和格列吡嗪半衰期短，每日给药 3 次，格列本脲、格列美脲、格列齐特 1 ～ 3

次 /d。

（4）不良反应：磺脲类药物，尤其是第一代和长效类药物容易发生低血糖及低血糖昏迷，所以应从小剂量开始，缓慢加量，特别是老年患者更应注意；少数患者发生皮疹、黄疸；偶见肝功能异常和骨髓异常；肾功能不全者除格列喹酮外，不宜服用。

（5）磺脲类药物的禁忌证：① 1 型糖尿病；②单纯饮食及运动治疗能够满意控制血糖的轻型患者；③并发急性代谢紊乱，如酮症酸中毒、乳酸酸中毒、非酮症性高渗性昏迷等；④严重感染、外伤、手术等应激情况；⑤严重肝、肾功能不全，影响药物动力学者；⑥妊娠期（有致畸危险和引起胎儿和新生儿低血糖）。

（6）磺脲类药物的原发或继发失效：

原发失效。指糖尿病患者接受足量的磺脲类药物治疗开始 1 个月后未见明显的降糖效应，常见于自然病程晚期才获得初诊的 2 型糖尿病患者，其胰岛功能丧失或严重受损造成。这种情况往往在合并使用双胍类药物后病情有所改善。

继发失效。指糖尿病患者接受磺脲类药物治疗后收到明显的治疗效果，但继续原来治疗降血糖疗效逐渐减弱，加大剂量至足量后空腹血糖仍高于 10mmol/L，餐后血糖高于 14mmol/L，且这种高血糖持续数月。此时宜加用或改用胰岛素治疗。双胍类药物也部分存在继发失效。

（7）影响磺脲类药物作用的药物：

加强磺脲类降糖作用的药物。①从蛋白结合位点代替磺脲类、抑制磺脲类从尿中排出：阿司匹林、水杨酸、非激素类抗炎药、磺胺药；②竞争抑制磺脲类代谢：乙醇、H_2 受体阻滞剂、抗凝药、单胺氧化酶抑制剂；③拮抗内源性胰升糖素：β 受体阻滞剂。

减弱或对抗磺脲类降糖作用的药物。①增强磺脲类排除的酶诱导剂：乙醇（慢性饮用）、巴比妥类药物、氯普吗嗪；②胰岛素分泌抑制剂，拮抗胰岛素作用：噻嗪类利尿剂、糖皮质激素、雌激素、吲哚美辛（消炎痛）、烟酸。

2. 双胍类药物

（1）双胍类药物的作用机制：①双胍类药物可延缓肠道对葡萄糖的吸收，但葡萄糖吸收总量不减少；②抑制糖原异生、肝糖分解从而减少肝糖输出；③增加机体对胰岛素的敏感性，从而增加外周组织对葡萄糖的摄取和利用，达到降糖目的；④促进各类细胞葡萄糖转运因子的转位。双胍类药物在高血糖状态下有降糖作用，但对正常血糖无降糖作用，故不引起低血糖。

（2）双胍类药物的适应证：①以胰岛素抵抗为主的糖尿病患者，特别是肥胖的 2 型糖尿病患者；②非肥胖 2 型糖尿病患者用磺脲类药物，不能满意控制血糖时；③ 1 型糖尿病患者和 2 型糖尿病患者使用胰岛素治疗时若联合应用双胍类，不仅可增加胰岛素的降糖作用，减少胰岛素用量，并可减少血糖不稳定者的血糖波动；④葡萄糖耐量减低者。

（3）双胍类药物的不良反应：①消化道反应，有食欲缺乏、恶心、呕吐、腹痛及腹泻等；②乳酸增高及乳酸酸中毒。因其促进肌肉中糖的无氧酵解，产生大量乳酸，机体缺氧时易致乳酸中毒，应引起重视。苯乙双胍比二甲双胍多见，尤其在肝肾功能不全、心肺疾病、贫血及老年人多见。

（4）双胍类药物的禁忌证：①糖尿病酮症酸中毒、高渗性昏迷、严重感染、创伤及大手术等；②糖尿病患者伴心衰、肝肾衰竭、慢性肺部疾病、组织缺氧、酗酒等均禁用双胍类药物，因易引起乳酸性酸中毒；③糖尿病者在妊娠期间亦不能应用双胍类药物；④消化道反应剧烈不能耐受者或有慢性消化道疾病者；⑤酒精中毒者。

（5）影响双胍类药物作用的其他药物：①利福平抑制双胍类药物的吸收而减弱其降糖作用；②乙醇抑制苯乙双胍代谢，加强其降糖作用；③甲氰咪胍减少双胍类药物在肾脏清除，加强其降糖作用。

3. α- 糖苷酶抑制剂

（1）作用机制：该类药物的降糖机制是抑制多糖或双糖转变为单糖，延缓葡萄糖在肠道的吸收从而降低餐后血糖并兼有减轻胰岛素抵抗的作用。长期应用也可降低空腹血糖。其中阿卡波糖主要是抑制 α- 淀粉酶，伏格列波糖主要是抑制双糖水解酶的作用。

（2）适应证：该类药物的适应证很广，可单独或与双胍类同用于肥胖的 2 型糖尿病患者；与磺脲类或与磺脲类、双胍类联合用于仅用磺脲类血糖控制不理想的 2 型糖尿病患者；与胰岛素合用于 1 型糖尿病患者和 2 型糖尿病需用胰岛素者，不仅可以减少胰岛素用量，还有助于减轻餐后早期高血糖及餐后晚期低血糖。

（3）不良反应：主要是消化道反应，表现为腹部胀满、胀气、肠鸣音亢进和排气过多，少数患者有腹泻或便秘。这些症状多在服药 2 周左右缓解，仅少数患者不能耐受而停药。

（4）禁忌证：原有消化不良、消化道溃疡、肠梗阻倾向、感染、恶性肿瘤、酗酒、严重肝肾功能损害者；妊娠或哺乳妇女及小儿。

（5）注意事项：糖苷酶抑制剂的使用应从小剂量开始，逐渐增加剂量，并与第一口饭一起嚼碎咽下。避免同服考来烯胺、肠道吸附剂、消化酶制剂。

4. 胰岛素增敏剂

胰岛素增敏剂除了二甲双胍外，目前还有噻唑烷二酮类药物（TZDs），它属于过氧化物酶增殖体所激活的受体，是一种核受体，简称 PPAR-γ，被激活后的这种受体蛋白，能够结合 DNA 的反应成分，继而影响基因的转录，其生物效应是改变和调节一系列糖类和脂肪的代谢。现在应用于临床的有罗格列酮和吡格列酮。

（1）作用机制：目前噻唑烷二酮类药物的作用机制还在进一步探讨当中，根据最近的研究可归纳为以下几点：①激活 PPAI-γ，能够减少脂肪的溶解和增加脂肪细胞的分化。减少外周组织的胰岛素抵抗；②降低瘦素和肿瘤坏死因子 -α 的表达，减少 PAI-1 分泌，降低游离脂肪酸水平，从而增加周围组织对胰岛素的敏感性和反应性，提高糖原合成酶的活性，促进骨骼肌对胰岛素介导的葡萄糖摄取和利用；③通过抑制肝糖异生的限速酶 -1，6 二膦酸果糖酶和 2，6 二膦酸果糖酶的活性而降低肝糖输出；④提高胰岛素敏感性，从而抑制肝内合成内源性甘油三酯并促进其清除，改善糖尿病患者的血脂，防止动脉硬化的产生，延缓其发展；⑤清除自由基，降低过氧化脂质的形成，抑制动脉硬化的形成；⑥减少血管平滑肌细胞的钙离子内流、内皮细胞合成一氧化氮增加，改善血管内皮功能。

（2）适应证：①胰岛素抵抗、肥胖或伴有高血压的2型糖尿病患者；②胰岛素抵抗者；③可单独用于2型糖尿病的治疗，也可与磺脲类、双胍类药物或胰岛素合用。

（3）不良反应：肝转氨酶升高、头痛、头晕、恶心、腹泻、体重增加和水钠潴留。

（4）禁忌证：1型糖尿病患者、酮症酸中毒、肝功能异常者。

（5）用药注意事项：用药期间监测肝功能，转氨酶升高3倍以上者停药。

5. 非磺脲类胰岛素促泌剂

非磺脲类胰岛素促泌剂又称餐时促胰岛素分泌剂，其化合物能促进胰岛β细胞中胰岛素的第一时相分泌。其特点是只在进餐时才会迅速而短暂地刺激胰腺分泌胰岛素，起效快，作用持续时间短，安全性好。此类药物包括瑞格列奈和那格列奈。

（1）作用机理：通过与胰腺β细胞膜上的ATP敏感性钾通道（K-ATP）偶联受体相互作用，使浆膜去极化，随即通过电压敏感性L型钙通道的开放，引起钙离子内流和胰岛素分泌。它与磺脲类药物不同之处在于：它在胰岛β细胞膜上的结合位点不同，不直接刺激胰岛素的胞泌作用。

（2）适应证：2型糖尿病、餐后高血糖。

（3）不良反应：①轻度胃肠功能紊乱、腹泻、呕吐；②个别患者出现乳酸、转氨酶升高，疗程结束后即可消失；③少数患者出现轻微低血糖；④过敏反应；⑤体重轻微增加。

（4）禁忌证：1型糖尿病患者、肝肾功能不全者。

（5）应用：可以单独使用或与双胍类、噻唑烷二酮联合使用。格列奈类药物不能与格列苯脲或其他促胰岛素促分泌剂合用。格列奈类药物可减少餐后高血糖并且在单独使用时，一般不导致低血糖。一般进餐前服药（餐前15min即可），不进餐不服药。

（6）影响格列奈类药物的其他药物：

增强降糖作用。单胺氧化酶抑制剂、非选择性β受体阻滞剂、ACEI、非甾体类抗炎药、乙醇、促合成代谢激素、奥曲肽。

减弱降血糖作用。口服避孕药、噻嗪类、皮质激素、甲状腺素、拟交感神经药。

因格列奈类药物均经肝细胞色素P450酶代谢，凡影响肝脏P450酶活性的药物如酮康唑、某些抗生素、环孢霉素、类固醇可抑制该类药物代谢，而诱导P450酶活性的药物如利福平、巴比妥、卡马西平可促进该类药物代谢。

6. 中成药

中药抗高血糖的作用弱而缓，降血糖的作用不如西药。西药合用中药治疗糖尿病比单用西药治疗进行比较，可以减少西药的用量，延迟西药的失效期。目前，用来降血糖的中成药有近40种，其中绝大多数是纯中药，少数几种加了西药类降糖药，如消渴丸。人们发现近

50种中草药或植物具有降血糖作用，如苦瓜、桑枝、桑白皮、玉米须、人参、冬虫夏草、知母等，它们既可单味入药，也可制成复方制剂。另外，活血化瘀药能够提高糖尿病患者的疗效。

（四）胰岛素

1. 胰岛素的生理作用

胰岛素通过与肝脏、脂肪组织、肌肉等组织的细胞膜受体结合后发挥效应。主要作用是增加葡萄糖的穿膜转运，促进葡萄糖摄取、促进葡萄糖在细胞内的氧化或糖原合成，并为合成蛋白或脂肪提供能量，促进蛋白质及脂肪的合成，减少酮体生成。其与生长激素有协同作用，促进生长、促进钾向细胞内转移，有水钠潴留作用。

2. 适应证

①1型糖尿病患者；②2型糖尿病患者经饮食及口服降血糖药治疗未获得良好控制者；③糖尿病并发急性代谢紊乱，如酮症酸中毒、高渗性昏迷和乳酸性酸中毒伴高血糖时；④合并重症感染、消耗性疾病、视网膜病变、肾病、神经病变、急性心肌梗死、脑卒中；⑤因存在伴发病需外科治疗的围手术期；⑥妊娠和分娩；⑦全胰腺切除引起的继发性糖尿病。

3. 胰岛素的类型

胰岛素制剂可分为速（短）效、中效和长（慢）效三类。速效有普通（正规）胰岛素（RI），皮下注射后发生作用快，但持续时间短，是唯一可经静脉注射的胰岛素，可用于抢救糖尿病酮症酸中毒。中效胰岛素有低精蛋白胰岛素（NPH，硫酸鱼精蛋白胰岛素）和慢胰岛素锌混悬液。长效制剂有精蛋白锌胰岛素注射液（PZI，鱼精蛋白锌胰岛素）和特慢胰岛素锌混悬液。速效胰岛素主要控制1餐饭后高血糖；中效胰岛素主要控制2餐饭后高血糖，以第2餐饭为主；长效胰岛素无明显作用高峰，主要提供基础水平胰岛素。

4. 胰岛素的不良反应

（1）低血糖反应：最常见，一般由体力活动太多、饮食减少、药物用量过大引起，发作多较急，如昏迷持续6h以上可能导致中枢性不可逆性损害。

（2）过敏反应：以注射局部疼痛、硬结、皮疹为主，偶有全身性过敏反应如荨麻疹、紫癜、血清病、局限性水肿、支气管痉挛、虚脱、胃肠道反应。多见于注射含有附加蛋白的制剂时。

（3）注射部位皮下脂肪营养不良。

（4）胰岛素拮抗或胰岛素耐药性糖尿病：耐药性的定义为每日胰岛素需要量超过200U，持续48h以上。发生率为0.1%～3.6%。

（5）胰岛素性水肿：糖尿病控制后4～6d可发生水钠潴留而导致水肿。

（6）屈光失常：视力模糊属暂时性变化，多见于血糖波动较大的1型糖尿病患者。

（7）高胰岛素血症与肥胖：与胰岛素剂量与使用方法有关，剂量越大越易引起肥胖和高胰岛素血症，故应强调胰岛素治疗的同时饮食控制和运动。加用双胍类及α-糖苷酶抑制剂有助于减少胰岛素用量，减轻外周高胰岛素血症。

5. 胰岛素的应用原则

（1）急需控制糖代谢紊乱者用短效类，如酮症等急性并发症、急性感染、大手术前后、分娩前及分娩期。1 型或 2 型糖尿病初治阶段，为摸索剂量和治疗方案，可用短效胰岛素，每日 3 ~ 4 次。

（2）可采用长效制剂于早餐前注射或中效制剂晚 10 时睡前注射，以维持血浆胰岛素基础水平，并使次晨血糖控制较好。

（3）为减少注射次数可采用混合剂，早晚餐前注射，中效和长效的比值可以灵活掌握，在制备混合剂时为避免鱼精蛋白锌进入胰岛素瓶内，应先抽短效胰岛素再抽鱼精蛋白锌胰岛素。也可直接应用混合好的胰岛素。

（4）如病情严重伴循环衰竭、皮下吸收不良、有抗药性需极大剂量时，常使用胰岛素或锌结晶胰岛素静脉滴注。

（5）采用纯度较高的制剂时剂量减少 30% 左右，从动物胰岛素转为人胰岛素时剂量减少 10% ~ 25%。

（6）1 型糖尿病血糖波动大不易控制者、2 型糖尿病伴胰岛素抵抗者可与口服降糖药联合应用。

6. 应用胰岛素的注意事项

（1）患者需要密切监测血糖，学会根据血糖情况调节胰岛素用量，特别是在患病期间、饮食或运动改变时。

（2）指导患者如何识别低血糖症状，处理低血糖发作。

（3）胰岛素剂量取决于进食量、体力活动、精神状态、伴发疾病、应激状态、胰岛素制剂种类、患者体内抗体情况、注射部位、联合用药情况、是否伴有肥胖、肝肾功能不全等。

7. 影响胰岛素作用的因素

（1）胰岛素制剂的种类，胰岛素的来源。

（2）胰岛素的浓度与剂量（浓度高、剂量大的吸收缓慢，作用延迟）。

（3）给药方法。不同的给药方法会影响胰岛素的吸收，按吸收速度由快至慢分别为静脉注射、腹膜内注射、肌内注射、皮下注射。

（4）注射技术。

（5）注射部位和温度。不同部位吸收由快至慢分别为：腹部、前臂、大腿、臀部。洗热水澡可加速胰岛素的吸收。

（6）注射与进食的间隔时间，进食种类。

（7）患者有无胰岛素抗体。

（8）运动。运动增加肌肉对胰岛素的敏感性，注射部位的肌肉运动加速胰岛素的吸收。

（9）肝肾功能。当肝肾功能不全时，影响胰岛素的清除，使胰岛素半衰期延长，血液循环中游离胰岛素增多可导致严重低血糖，故应减少胰岛素用量，特别是避免中长效胰岛素。

（10）应激因素。机体处于应激状态时，儿茶酚胺等拮抗胰岛素的激素分泌增多，使胰岛素效价降低，血糖升高，此时需要增加胰岛素用量。

8. 胰岛素的一般用法

口服降糖药效果欠佳时可采用口服降糖药与中长效胰岛素联合治疗的方法，即白天用口服药，加睡前注射一次中效胰岛素。当血糖仍然不理想时可停用口服药，而完全用胰岛素治疗，具体方法如下：

（1）给予速效和长效胰岛素混合制剂，2 次 /d，早餐和晚餐前注射。此方法可能出现中午和 / 或午夜低血糖，但上午吃一些零食可预防中午低血糖，睡前注射中效胰岛素代替晚餐前的混合胰岛素可预防午夜低血糖。

（2）3 次 /d 餐前注射速效胰岛素，加睡前注射中、长效胰岛素，此方法可以灵活安排进餐时间。

（3）灵活应用，餐前注射短效胰岛素加长效胰岛素，以模仿生理胰岛素基础分泌。此法可以根据进食和运动时间安排，或饮食中糖类的含量调整胰岛素的使用，饮食中每 10 ~ 15g 糖给予 1 ~ 2U 胰岛素。

（4）胰岛素抵抗患者胰岛素用量较大，可加用噻唑烷二酮类药物、二甲双胍或 α- 糖苷酶抑制剂。

（5）胰岛素泵持续皮下给药。

（6）胰岛素注射笔匹配专用胰岛素制剂，定量准确、注射方便，特别适合老年和视力减退的患者。

9. 胰岛素用量

开始胰岛素治疗时每日总剂量的计算如下。

（1）按体重计算：1 型糖尿病 0.5 ~ 1U/（kg · d）；新诊断的 1 型糖尿病 0.2 ~ 0.6U/（kg · d）；青春期 1 型糖尿病 1.0 ~ 1.5U/（kg · d），因青春期生长发育迅速，故需要量增大；2 型糖尿病 0.1 ~ 0.2U/（kg · d）。

（2）按生理需要量计算：正常人每天分泌 30 ~ 40U 胰岛素，胰岛素可从 24 ~ 40U/d 开始。

10. 胰岛素泵治疗

（1）治疗特点：①胰岛素泵的脉冲式连续输注方式符合生理状态下胰岛素分泌，能够持续提供基础胰岛素，减少了餐前胰岛素用量，可更快地消除胰岛素抵抗状态。避免了高胰岛素血症，且较胰岛素吸收快，缩短了胰岛素吸收入血的起效时间；②胰岛素泵只使用速效或超短效胰岛素，减少了使用多种胰岛素制剂引起的吸收差异；③可自由调整基础量，减少低血糖的发生，并能有效抑制“黎明现象”；④ 24h 持续输入基础量胰岛素，不进食、晚进食也不至于引起低血糖，而多进食也可适量追加胰岛素，从而使患者全天血糖接近正常，更适于生活方式多变的人、低血糖无感知者及糖尿病自主神经病变者。

（2）适应证：①所有1型糖尿病患者，尤其是经常规治疗血糖控制不佳、血糖剧烈波动、对低血糖不能感知而多次发生低血糖、夜间低血糖、对胰岛素特别敏感或胰岛素需求量很少者；②胰岛功能差需要胰岛素治疗的2型糖尿病患者；③有“黎明现象”者，空腹血糖＞11.1mmol/L（200mg/dl）；④生活方式多变，工作、进食、活动不规律者；⑤妊娠；⑥器官移植后血糖难以控制者；⑦严重糖尿病自主神经病变，如胃麻痹、下肢疼痛等。

（3）胰岛素泵治疗时胰岛素用量的计算：可根据实际体重或以前胰岛素总量进行计算。

体重在理想体重的20%以内时，每日胰岛素总量=0.4 ~ 0.9U/kg，或按以前胰岛素总量的75%计算。

基础量=40% ~ 50%每日胰岛素总量。

餐前量=50% ~ 60%每日胰岛素总量，如果基础量已经平衡了生物节律因素，则可将餐前量平均分配到三餐前。

（4）胰岛素泵治疗时胰岛素用量的调整：①基础量的调整主要根据早晨空腹血糖。②餐前量的调整根据下次餐前血糖值调整；③如果连续2d血糖值大于靶血糖值，增加餐前量1U/次；连续2d血糖值小于靶血糖值，减少餐前量1U/次；④每次剂量调整不超过1 ~ 2U，观察2 ~ 3d后再根据血糖情况继续调整。

11. 胰岛素类似物

（1）胰岛素类似物与普通人胰岛素比较有着诸多益处，促使胰岛素的给药方式更趋完善。

①起效快速。避免人胰岛素的起效时间需30 ~ 60min，必须餐前30min给药的缺点，仅邻近餐前15min注射，或于餐后即用，同时作用持续时间短。

②贴近生理治疗。胰岛素类似物和长效胰岛素联合应用，三餐时注射短效类似物及睡前注射甘精胰岛素，可帮助患者更准确地模拟正常人在生理状态下的胰岛素代谢过程，以最大限度地将血糖控制在正常范围，且不易引起低血糖的发生。

③峰效时间与餐后血糖峰值同步，更好地控制餐后血糖升高。另注射时间随意，便于灵活应用，如根据进餐的需要及在餐后追加使用。

④显著减少夜间低血糖发作。

⑤可降低糖合血红蛋白（HbA1c），达到＜7%的指标。

⑥注射部位的药物吸收较稳定，个体内的变化以及个体间的差异较小，吸收的变异度有很大的改善。另外，人胰岛素注射剂量较大时，可在皮下形成储存，疗效与持续时间难以预计，而类似物极少出现此类现象。

⑦睡前注射甘精胰岛素与口服降糖药联合应用将提高2型糖尿病的血糖控制，且比通常预想的更容易实行和节约费用。

⑧口服肾上腺皮质激素的糖尿病患者的缺陷常是餐后血糖处理受损，皮质激素可抑制胰

岛素的分泌，增加糖异生，减少外周组织对葡萄糖的摄取。但胰岛素类似物可改变这一弊端。

（2）胰岛素类似物的应用原则：

①甘精胰岛素的 pH 值低，不能与其他胰岛素注射剂混合，以免发生凝聚，使吸收延迟。

②由动物胰岛素改用人胰岛素类似物时，剂量应减少 10% 左右，否则易致低血糖的发生。

③对过敏者、妊娠妇女、动物源性胰岛素呈现免疫抵抗者、初始采用胰岛素治疗者、间断应用胰岛素者宜尽量首选人胰岛素。

④甘精胰岛素宜提倡睡前给药，以控制“黎明现象”高血糖及白天葡萄糖毒性所致的夜间高血糖。并可替代三餐间的基础胰岛素的分泌。

⑤与可升高血糖的药联合应用，如肾上腺皮质激素、异烟肼、雌激素、口服避孕药、烟酸、吩噻嗪类利尿药联合应用，可适当增加剂量；当与含硫抗菌药、水杨酸盐、单胺氧化酶抑制剂、血管紧张素转换酶抑制剂、β 受体拮抗剂、奥曲肽等药联合应用，可减少胰岛素类似物的需求量。且 β 受体拮抗剂可能掩盖胰岛素所致的低血糖现象，需要特别警惕。

（五）胰高糖素样肽 -1（GLP-1）类似物及 DDP- Ⅳ抑制剂

GLP-1 是一种主要的肠促胰素，大多是位于回肠和结肠的 L 细胞合成和释放，作用于多个部位：胰腺 β 细胞和 α 细胞、胃肠道、中枢神经系统和心脏，正常情况下基础空腹状态下 GLP-1 水平比较低，餐后则迅速升高。GLP-1 不仅刺激胰岛素分泌，还能抑制胃排空，减少胃肠蠕动，所以除降糖外还可以控制体重。但是体内 GLP-1 很容易被二肽基肽酶（DDP- Ⅳ）降解，目前已经上市 GLP-1 的类似物为艾塞那肽。DDP- Ⅳ抑制剂类似物也已经被 FDA 批准应用。

第二节　糖尿病急性并发症

一、糖尿病酮症酸中毒

糖尿病酮症酸中毒（Dabetic ketoacidosis，DKA）是糖尿病常见的急性并发症之一，临床以发病急、病情重、变化快为特点。本症是糖尿病患者在各种诱因的作用下，胰岛素不足明显加重，升糖激素不适当升高，造成糖、蛋白质、脂肪以致水、电解质、酸碱平衡失调而导致的高血糖、高血酮、酮尿、脱水、电解质紊乱、代谢性酸中毒等为主要生化改变的临床综合征。1 型糖尿病患者有自发酮症倾向，发病率约 14%。

（一）诱因

（1）停用胰岛素或口服药或随意减量。

（2）感染：以呼吸道、泌尿系统（尤其女性）、消化道的感染最为常见。

（3）暴饮暴食：进食过多高糖、高脂肪食物或饮酒等。

（4）精神因素：如精神创伤、过度激动或劳累等。

（5）应激：外伤、骨折、手术、麻醉、妊娠、心肌梗死、脑血管病等，均可引起DKA。应用肾上腺皮质激素治疗，亦可诱发 DKA。

（6）原因不明。

（二）发病机制

DKA 的发病机制较为复杂，近年来国内外多从激素异常和代谢紊乱两个方面认识和阐述本病的发病机制。

1. 激素异常

近年来，普遍认为 DKA 的发生原因是胰岛素水平降低，拮抗胰岛素的激素如胰高血糖素、肾上腺素、生长激素和皮质醇水平升高。

2. 代谢紊乱

在生理状态下，体内的糖、脂肪、血酮、电解质、水等物质的代谢处于神经内分泌系统的精确调节控制之下，保持着动态平衡状态。当胰岛素的分泌绝对或相对不足时，拮抗激素绝对或相对增多而促进了体内代谢分解，抑制合成，使脂肪和蛋白质的分解加速，生成酮体，酮体由乙酰乙酸、P– 羟丁酸和丙酮组成。

（三）病理生理

DKA 的病理生理过程非常复杂，主要包括以下几个方面。

1. 严重脱水

DKA 患者常伴有严重的失水，失水量可达体重的 10% 左右，失水早期主要为骨骼肌的细胞内液，晚期则主要为细胞外液，后者约占总失水量的一半。

（1）渗透性利尿：DKA 患者的肾糖阈值比正常人高，肾小球滤出的葡萄糖量比正常人高 5 ~ 10 倍。近端肾小管未能回吸收的葡萄糖直接影响水和电解质的回吸收，从而引起大量排尿。

（2）摄入水减少：DKA 时，患者由于酸中毒往往出现厌食、恶心、呕吐，使水和电解质的摄入量减少，丢失量增多；对于神志障碍的患者，口渴感觉中枢迟钝，饮水量减少，可使脱水进一步加重。

（3）细胞外液的渗透压增高：DKA 时血糖急骤升高，使细胞外液总渗透压增高，机体为维持细胞内外液的平衡，细胞内液向细胞外转移。

（4）呼吸失水增多：DKA 时，微血管的通透性增强，使面部呈现轻度水肿；同时由于血 H^+ 增加和肺泡 PCO_2 增高，刺激呼吸中枢出现呼吸深快，丧失更多水分，可使脱水更加严重。

（5）其他：DKA 时，蛋白质分解加速，产生大量的酸性代谢产物，这些酸性物质排出时带走大量水分，使脱水加重。

2. 电解质代谢紊乱

（1）低钠、低氯：渗透性利尿使钠的再吸收受到抑制；酮体排出时结合大量的钠离子；一部分钠离子进入细胞内代替丢失的钾离子；呕吐及摄入的不足；胰岛素的不足及胰高血糖素的增多，可引起失钠性脱水。DKA 时，血清氯化物也可低于正常，但不如钠下降明显。由于钠的丢失比氯化物多，血氯有时可相对性增高。

（2）低钾：DKA 时组织分解代谢旺盛，大量的钾离子从细胞内释出；渗透性利尿排出大量的钾离子；肾小管钾钠交换增加，使钾丢失更多；摄入不足，呕吐；应激状态下肾上腺皮质激素、醛固酮分泌增加，促进了钾的丢失。治疗前，大量的钾离子由细胞内转移到细胞外，严重的脱水使血液浓缩、肾功能不全等，使患者的血钾可暂时正常甚至高于正常值。用胰岛素及补液治疗后，血容量趋于正常，肾血流量恢复，大量的钾随尿排出。胰岛素发挥生物效应后，促使细胞摄取葡萄糖，钾离子重新返回细胞内，这时血钾将迅速下降。通常在治疗 1 ~ 4h 后明显。若严重的低血钾未被纠正，可出现低钾性麻痹、心律失常、呼吸停止。

（3）低磷、低镁：DKA 时，细胞分解代谢增加，磷从细胞内释放，经肾随尿排出，致机体缺磷。镁代谢与钾、磷相似。由于组织蛋白分解代谢过盛，镁离子由细胞内释放出，随尿排出体外，患者血镁正常或低于正常。

3. 代谢性酸中毒

DKA 时，血 pH 值最低可达 6.8。引起代谢性酸中毒的原因有：游离脂肪酸的代谢产物 β 羟丁酸、乙酰乙酸在体内堆积，超过肾脏的排泄能力时，血 pH 值降低；有机酸阴离子由肾脏排出时，大部分与阳离子尤其是 Na^+、K^+ 结合成盐类排出，因此大量碱基丢失，加重了酸中毒。蛋白分解加速，其酸性代谢产物增加。为了减轻酸中毒对机体的不良影响，体内进行如下代偿调节。

（1）细胞内外液缓冲系统的动员：维持细胞内外液 pH 值不变。

（2）呼吸系统代偿：刺激呼吸中枢，呼吸加深加快，使肺泡的 PCO_2 降低，血 pH 增加。pH 值低于 7.1 时，可出现酸中毒呼吸（Kussmaul 呼吸）；血 pH 值降至 7.0 时，出现呼吸中枢麻痹而呼吸减弱，可引起二氧化碳麻醉及深昏迷。

（3）肾脏代偿：肾小管排 H^+ 量增加，酸中毒可部分被纠正。DKA 时，由于严重脱水及血液黏度增高，常有肾血流量及肾小球滤过率降低等暂时性的肾功能不全，肾小管脱氨速度降低，肾小管排 H^+ 量降低，代偿机制丧失，酸中毒更为严重。

4. 多脏器病变

（1）心脏：DKA 时，由于脱水、电解质紊乱、酸中毒，开始表现为血容量虽不足但血压暂时正常，尚无休克表现，也可无心率加快，以后在血压下降时心率可升至 110 ~ 120 次 /

min。原有心脏病变者，DKA易导致心力衰竭。不适当的补碱，可使心肌收缩力下降，加重或诱发心衰。

（2）脑：DKA早期，由于葡萄糖利用失常，能量来源主要为游离脂肪酸及酮体，此二者对DKA患者的脑功能均有抑制作用，使脑处于抑制状态。晚期常并发脑水肿使病情恶化。

（3）肝脏：DKA时，糖原合成减少，分解增多，糖异生增强，肝糖输出增多。肝内甘油三酯合成减少，酮体生成增多，引起血糖与血酮水平均明显升高。

（4）肾脏：DKA时，由于葡萄糖、酮体等排出，出现渗透性利尿，引起严重脱水，电解质紊乱。当脱水严重、循环衰竭时可引起急性肾功能不全。

（四）临床表现

DKA的早期症状主要为糖尿病本身症状的加重，多饮、多尿症状突出。随着病情的进展，可出现消化系统、呼吸系统、神经系统的症状。

DKA早期常出现食欲减退、恶心、呕吐，可发生肠胀气甚至麻痹性肠梗阻。可出现腹痛，酷似急性胰腺炎等急腹症表现。

DKA时可能闻到患者呼出的酮味，似烂苹果味，呼吸加快。严重时出现Kassmaul呼吸，患者常有呼吸困难，呼吸中枢可处于麻痹状态，出现呼吸衰竭。

轻度的DKA仅有头昏、头痛、烦躁等症状，一般无意识障碍。严重时可出现表情淡漠、反应迟钝、嗜睡、痉挛、肌张力下降、瞳孔对称性扩大、膝腱反射减退或消失，最后昏迷。

几乎所有的DKA患者均有不同程度的脱水，病程初期或轻型患者脱水可不明显；随着病情的进展，发展为明显的脱水，表现为黏膜干燥、皮肤弹性减退、眼球凹陷、眼压降低等；严重的脱水可出现心跳加快、血压下降、四肢发凉、体温下降，最后发生严重休克；少尿、无尿，以致肾衰竭；心肌收缩力减弱，周围血管扩张，有效血容量减少；诱发或加重心衰。

（五）实验室检查

1. 尿

尿糖阳性或强阳性，尿酮体呈强阳性。肾功能严重损伤者，可出现尿糖与酮体弱阳性，诊断时必须注意检测血酮；可有管型尿与蛋白尿；尿比重常增高，有时可达1.045以上，肾小管功能不全时，尿比重可不高。

2. 血

血糖明显升高，多在16.7 ~ 33.3mmol/L以上；血酮体通常＞5mmol/L，严重患者可达25 ~ 30mmol/L；二氧化碳结合力（CO_2CP）降低，碱剩余（BE）负值增大，阴离子间隙常增大；在代偿期，动脉血pH值可在正常范围。失代偿时pH值低于7.35；血钠多数下降；血清钾于病程初期正常或偏低，少尿、失水、酸中毒严重时可升高至5.5mmol/L以上。补液和胰岛素治疗后，血清钾又可降至3mmol/L以下，发生低钾血症；甘油三酯、胆固醇均可增高，高密度脂蛋白—胆固醇（HDL–C）水平常可降至正常范围的下限以下；尿素氮、肌酐常因脱水而升高，治疗后可恢复正常；白细胞常增高，无感染时也可高达（15 ~ 30）$\times 10^9$/L 以上，尤以中性粒细胞增高更为显著。血红蛋白与血细胞比容常可升高，其升高情况与脱水的程度有关；血淀粉酶升高者应注意是否伴有急性胰腺炎的存在。

（六）诊断与鉴别诊断

典型 DKA 的诊断并不困难，对于有明确的糖尿病史的患者突然出现脱水、酸中毒、休克、神志淡漠、反应迟钝甚至昏迷，应首先考虑到 DKA 的可能。对于尚未诊断为糖尿病，突然出现脱水、休克，尿量较多，呼气中伴有烂苹果味者，必须提高警惕。对于可疑诊断为 DKA 的患者，应立即检测尿糖、酮体、血糖、二氧化碳结合力及血气分析等。

对于已明确诊断为糖尿病者，若发生脱水、低血压或休克者与其他原因的脱水、休克相鉴别；有急腹症表现者要与胰腺炎、胆囊炎等相鉴别；昏迷者，还应与其他原因引起的昏迷相鉴别，如低血糖昏迷、非酮症高渗性昏迷、乳酸酸中毒昏迷。

1. 饥饿性酮症

某些患者由于其他疾病引起剧烈呕吐、禁食等状态时，也可产生大量酮体及酸中毒，但这些患者血糖不高，尿糖阴性，有助于鉴别。

2. 高渗性高血糖状态

本症多见于老年 2 型糖尿病患者，患者多有神志障碍、意识模糊、反应迟钝、抽搐等，实验室检查血 Na 升高至＞ 145mmol/L，血糖显著升高，常大于 33.3 mmol/L，血渗透压增加大于 330mOsm/L，酮体阴性或弱阳性（详见非酮症高渗性昏迷）。

3. 低血糖症昏迷

起病较突然，发病前有用胰岛素及口服降糖药史，用药后未按时进食或过度运动等。患者可有饥饿、心悸、出汗、手抖、反应迟钝、性格改变。查体：患者皮肤湿冷，与高渗昏迷、酮症酸中毒皮肤干燥不一样，实验室检查血糖＜ 2.8 mmol/L，尿糖、尿酮体均阴性。

4. 乳酸性酸中毒昏迷

多发生在服用大量苯乙双胍（降糖灵）、休克、缺氧、饮酒、感染等情况，原有慢性肝病、肾病、心衰史者更易发生。本病的临床表现常被各种原发病所掩盖。由缺氧及休克状态引起者，在原发病的基础上可伴有发绀、休克等症状。无缺氧及休克状态者，除原发病以外，以代谢性酸中毒为主，常伴有原因不明的深呼吸、神志模糊、嗜睡、木僵、昏迷等。休克可见呼吸深大而快，但无酮味，皮肤潮红；实验室检查，血乳酸＞ 5mmol/L，pH ＜ 7.35 或阴离子间隙＞ 18mmol/L，乳酸 / 丙酮酸（L/P）＞ 3.0。

5. 其他

以腹痛为主者应注意与急腹症相鉴别，血、尿糖与血、尿酮体测定有助于诊断。

（七）治疗

对于轻度的 DKA 患者应鼓励进食进水，用适量胰岛素，以利于降糖；中度或重度 DKA 应用小剂量胰岛素疗法，及时纠正水、电解质及酸碱平衡紊乱，同时应积极去除诱因。

1. 小剂量胰岛素疗法

关于胰岛素的用量和用法，用小剂量 0.1U/（kg·h）持续静脉滴注法。血糖在 13.9mmol/L 以上时，应用生理盐水加胰岛素静脉滴注，血糖降至 13.9mmol/L 以下时，改为 5% 葡萄糖液加入胰岛素静脉滴注，血糖下降以每小时 3.9 ～ 6.1mmol/L 为宜。应在 1 ～ 2h 复查血糖、尿糖、尿酮体及离子情况。由于胰岛素是添加在 5% 葡萄糖液内，可以防止低血糖，并为三羧酸循环提供葡萄糖，加快消酮。酮症消失后，可根据患者血糖、尿糖及进食情况将胰岛素改为皮下注射治疗。

2. 补液

DKA 患者脱水严重，必须及时足量补液，这是抢救 DKA 首要的、关键的措施。如果年轻、没有心脏病和肾病患者，通常使用生理盐水，在前 2h 内输入 1000 ～ 2000mL 液体；对于年老或伴有心脏病、心力衰竭、高血压的患者，应适当减少静脉补液，减低补液速度。

3. 纠正电解质及酸碱失衡

对于轻症的 DKA，经胰岛素治疗及补液后，低钠和酸中毒可逐渐得到纠正，不必补碱。当血 pH 值低于 7.1 时，可抑制呼吸中枢和中枢神经系统功能，应给予治疗。

（1）补钾：DKA 治疗期间钾离子的分布会出现显著变化，所以，在治疗过程中，患者常在 1 ～ 4h 后发生低血钾。在整个治疗过程中，只要无高钾情况存在，应预防性补钾，尽可能使血钾维持在正常水平。补钾为：开始 2 ～ 4h 通过静脉输液，每小时钾为 13 ～ 20mmol/L（1.0 ～ 1.5g 氯化钾），等病情稳定，患者能进食时，改为口服补钾，3 ～ 6g/d。由于钾进入细胞内并达到正常水平需要一定的时间，补钾应持续 5 ～ 7d。

（2）补碱：随着补液和胰岛素的应用，轻症酸中毒可随之纠正，不用补碱。严重的酸中毒可直接威胁患者生命，应及时补碱。补碱的指征为：①血 pH ＜ 7.1；②血 K^+ ＞ 6.5mmol/L；③对输液无反应的低血压；④治疗过程中出现的严重高氯性酸中毒。首次给予 5% 碳酸氢钠 100 ～ 200mL，以后再根据 pH 值及 HCO_3^- 决定用量，当 pH 值升至 7.1 以上时，停止补碱。

4. DKA 并发症及处理

（1）脑水肿：脑水肿是 DKA 死亡的重要原因之一。其发生可能是细胞内外渗透压梯度的增加，导致水分过多进入中枢神经系统的细胞引起脑组织水肿，与输入过多的钠盐和血糖下降过快及过快补碱有关。治疗上可减慢静脉补液滴速并避免低渗液体；减慢输入胰岛素的剂量，防止血糖下降过快；静脉滴注甘露醇以提高细胞外液渗透压，亦可应用地塞米松、呋塞米。

（2）休克：应快速补充晶体液，甚至胶体液。如经上述治疗仍不能纠正，则应考虑有无严重感染或急性心肌梗死等存在，并予以及时处理。

（3）血栓形成：梗死是 DKA 并发症的重要死亡原因之一。脱水、血黏度增加，血栓形成较为常见。心肌梗死患者补液过快易引起心衰、肺水肿，应予以预防。可应用强心、利尿、扩血管治疗。

（4）心律失常：血钾过低或过高均易引起心律失常，尤其室性心律失常，应注意预防，有条件者可做心电监护，以便及时治疗。

（5）肾功能不全：是 DKA 的重要死亡原因之一。与严重脱水、休克、酸中毒有关，应注意预防，一旦发生，及时治疗。

（6）成人呼吸窘迫综合征（ARDS）：常见于 50 岁以下 DKA 患者，起病急骤，可表现为呼吸困难和呼吸急促，可伴中枢性发绀和非特异性胸痛。胸片显示两侧肺部渗出。诱发因素为过度的液体输入和血糖下降过快。可予以间歇正压辅助性呼吸和限制含钠液体的输入量。

（7）胃肠道并发症：患者可有恶心、呕吐表现，可予以对症治疗。

（8）严重感染：是 DKA 最常见的诱因。不能以发热和血象的高低判断有无感染存在，如发现情况，宜应用抗生素及时治疗。

（八）预防

DKA 是可以预防的糖尿病急性并发症，取决于患者对糖尿病及 DKA 重视的程度。

每一位糖尿病患者都应学习自我管理：要有相对稳定的生活制度与饮食习惯，不要随意停用或减少胰岛素或降糖药物的用量，禁止酗酒和暴饮暴食，避免精神刺激和各种应激状态，防止各种感染。DKA 一旦发生，应争取在短时间内予以治疗。

二、糖尿病高渗性高血糖状态

糖尿病高渗性高血糖状态（hyperosmolar hyperglycemic state，HHS），也称非酮症性糖尿病高渗昏迷（hyperosmolar nonketotic diabetic coma，HNDC），是糖尿病的一种少见而严重的急性并发症，也是糖尿病昏迷的一种特殊类型。以严重高血糖、高血浆渗透压、严重脱水、无明显酮症、伴有进行性意识障碍为主的临床表现。HHS 发生率为糖尿病酮症酸中毒的 1/6 ~ 1/10，多见于老年糖尿病患者，此症病情危重，病死率极高，以往报道为 40% ~ 70%。近年来由于诊治水平的提高，病死率显著下降，但仍高达 15% ~ 20%。

（一）诱因

（1）应激，如急性感染、手术、烧伤、外伤、急性心肌梗死、脑血管意外、急性胰腺炎、消化道出血、中暑或低温等。其中急性感染占诱因的首位。

（2）使用引起血糖增高的药物，如糖皮质激素、甲状腺激素、免疫抑制剂、利尿剂等。

（3）大量输入葡萄糖液、静脉高营养和高糖饮食等。

（4）合并库欣综合征、肢端肥大症、甲状腺功能亢进等内分泌疾病。

（5）饥饿、限制饮水、严重呕吐或腹泻、使用利尿剂或脱水剂、腹膜透析或血液透析、大面积烧伤患者或并发尿崩症，引起脱水。老年人由于渴感中枢不敏感，主动饮水少，更易引起脱水。

（6）如急、慢性肾功能不全，急、慢性肾衰竭，糖尿病肾病等。由于肾小球滤过率下降，对血糖的清除率亦下降。

（二）病理生理

1. 极度高血糖

（1）体内胰岛素供应不足，葡萄糖利用减少，导致高血糖。

（2）体内胰岛素降糖作用减弱：可由感染、创伤、手术等应激而致胰岛素拮抗激素如糖皮质激素、儿茶酚胺、胰高血糖素等分泌增加，拮抗了胰岛素的作用，并可抑制组织对葡萄糖的摄取，致使血糖升高。

（3）机体葡萄糖负荷增加：应激引起皮质醇等胰岛素拮抗激素分泌增加，内源性葡萄糖负荷增加。也可因高糖饮食或腹膜透析而致大量葡萄糖进入人体内，外源性葡萄糖负荷增加，致使血糖升高。

（4）由于重度脱水，肾脏调节水、电解质平衡功能降低，血糖排出受限，以致血糖极度升高。

2. 高血钠

部分患者有高血钠，造成了细胞外液的高渗状态，导致细胞内脱水。脱水严重者可发生低血容量休克。血容量减少与应激可使醛固酮与肾上腺皮质激素分泌增加，严重脱水可引起继发性高血钠。

3. 重度脱水与血浆高渗透压

脱水的程度与病情轻重呈正比，失水可达 12 ~ 14L。极度高血糖而致尿糖增加，引起严重的高渗性利尿。由于渗透性利尿，使水、钠、钾等从肾脏大量丢失，尤其水的丢失较电解质丢失为多，因而引起低血容量高渗性脱水，形成脑组织细胞内脱水，脑供血不足，产生精神神经症状，进一步加重昏迷。

4. 轻度酮症或非酮症

患者多为 2 型糖尿病，血浆胰岛素水平比 1 型糖尿病患者高。一定量的内生胰岛素可抑制脂肪的分解，减少游离脂肪酸进入肝脏和生成酮体，故血酮无明显升高，且高血糖本身有抗酮体作用。明显的血浆高渗透压可抑制脂肪细胞的脂解，肝脏生成酮体减少；血浆游离脂肪酸水平很高而无酮症，与患者肝脏的生酮作用障碍有关。

（三）临床表现

起病一般比较缓慢，往往表现为糖尿病症状加重，呈烦渴、多饮、多尿、乏力、头晕、食欲缺乏、恶心、呕吐、腹痛等，反应迟钝，表情淡漠。如得不到及时治疗，则病情继续发展，由于严重的失水引起血浆高渗和血容量减少，体重明显下降、皮肤干燥无弹性、眼球凹陷、血压下降、心率加速，甚至四肢发冷等休克表现状态。有的由于严重脱水而少尿、无尿。神经系统方面可表现为不同程度的意识障碍，意识淡漠、昏睡直至昏迷。有时有幻觉、胡言乱语、躁动不安等。有时精神症状严重。有时体温可上升达40℃以上，由于极度高血糖和高血浆渗透压，血液浓缩，黏稠度增高，易并发动静脉血栓形成，尤以脑血栓为严重，导致较高的病死率。

（四）实验室检查

1. 尿常规

尿糖强阳性，尿比重增高和尿渗透压升高（尿糖约占尿渗透压的50%）。尿酮体阴性，可有蛋白尿和管型，与肾小管功能受损有关。

2. 血液生化检查

血糖显著增高，常在33mmol/L以上，最高可达267mmol/L。血pH值和二氧化碳结合力正常或偏低，偏低的原因可由于血酮体或乳酸增多，因此，阴离子隙可增大。血钠可正常、增高或降低，血钾多正常（由于细胞内钾移向细胞外，但体内总体钾是缺乏的）。血磷和镁可因尿中丢失增多而降低。由于肾功能减退，血中尿素氮和肌酐均升高，以尿素氮增高更明显。血浆总渗透压大于350mosm/l，有效渗透压大于320mosm/l。其他实验室检查，周围血象常有白细胞总数增加，红细胞比容增大。

（五）诊断与鉴别诊断

1. 诊断

（1）在临床上，遇有下列情况时要想到HHS可能：①多饮、口渴、多尿等较前明显加重；②有恶心呕吐、食欲改变等情况；③有神志改变；④体重减轻、眼球凹陷、皮肤干燥；⑤皮肤弹性差，尤其是伴血压偏低和脉细速时；⑥失水，血液浓缩；⑦尿糖强阳性，尿比重增高；⑧血糖显著增高，常在33mmol/L以上。

（2）实验室检查：主要包括尿糖与尿酮体定性、血糖与血酮体定量、二氧化碳结合力、尿素氮及肌酐、血钠、血钾，并根据血钠、血钾、血糖和尿素氮计算血浆渗透压。

（3）诊断根据：凡中、老年人有神志不清者，均应考虑本综合征的可能。本综合征的诊断根据为：①中、老年人，病前有或无DM史；②血糖在33mmol/L以上；③血浆渗透压≥350mosm/（kg·H_2O）；④无或只有轻度酮症。血糖低于33mmol/L者，但有血钠增高，仍符合高渗状态。因此，上述诊断标准中并非缺一不可或固定不变，对具体患者应综合分析。

2. 鉴别诊断

首先应与脑血管意外患者相鉴别，这种患者血糖多不高，或有轻度应激性血糖增高，但不可能过高。其次应与糖尿病酮症酸中毒及乳酸酸中毒、低血糖症昏迷相鉴别。

（六）治疗

此症是内科急症，病死率极高，必须迅速抢救。

1. 迅速补液

扩充血容量，纠正血浆高渗状态，是治疗本症的关键。有低血容量休克者，应先静脉滴注生理盐水，在血容量恢复、血压回升至正常且稳定，而血浆渗透压仍高时，改用0.45%氯化钠液。血压正常而血钠＞150mmol/L者，则开始即用低渗液。当血浆渗透压降至350mosm/l以下，血钠在140 ~ 150mmol/L以下时，应改输等渗氯化钠液。若血糖降至14mmol/L（250mg/dl）左右时，改输5%葡萄糖液或葡萄糖盐水。休克患者开始除补等渗液外，可酌情间断输血浆或全血。

2. 胰岛素治疗

应用小剂量胰岛素治疗的原则与酮症酸中毒时相同，与补液同时进行。当血糖降至13.9mmol/L时应改用5%葡萄糖液或葡萄糖盐水，病情稳定后改为胰岛素常规皮下注射。

3. 补钾

患者体内钾总量减少，且用胰岛素治疗后血钾即迅速下降，应及时补钾。如患者无肾衰竭、尿少及高血钾，治疗开始即应补钾。患者清醒后，钾盐可部分或全部以口服补充。

4. 纠正酸中毒

部分患者同时存在酸中毒，一般无须特殊处理。合并有严重酸中毒者，每次给予5%碳酸氢钠不超过150mL，总量控制在600mL以内。

5. 控制感染，维持重要脏器功能

如合并心力衰竭者应控制输液量和速度，避免引起低血钾和高血钾，应随访血钾和心电图。

6. 应进行严密的监测，以指导治疗

有条件者应血压、心电监护，每2h查尿糖及尿酮体，每2 ~ 5h查血糖、血钾、血钠和肾功能，计算渗透压。详细记录出入量。

7. 糖皮质激素的应用

由于高血浆渗透压和高血糖等原因，易并发肺水肿和脑水肿，不宜使用甘露醇和利尿剂。应在足量有效抗生素基础上，早期给予糖皮质激素治疗。

（七）预防

临床医师应提高对此症的警惕和认识。在诊治老年患者时，无论患者有无糖尿病病史都要注意避免可能导致 HHS 的因素，以防止 HHS 的发生。老年人应定期查血糖，以早期发现和早期治疗无症状性糖尿病；严格控制糖尿病；防止各种感染、应激、高热、胃肠失水等导致高血糖和严重失水，以免出现高渗状态；注意避免导致此症的药物；注意透析疗法时失水。尽力防止诱发高渗昏迷。

第三节　糖尿病慢性并发症

一、糖尿病与高血压

糖尿病（DM）合并高血压是常见的内科疾病，有 20% ~ 90% 糖尿病患者存在高血压。近年来，随着我国老龄人口的增加，其患病率呈上升趋势，严重危害人们的身体健康。

（一）高血压及其分类

高血压在 1999 年 WHO/ISH 高血压指南的定义为：未服抗高血压药物情况下，收缩压≤18.7kPa（140mmHg）和 / 或舒张压 12.0kPa（90mmHg）。根据血压升高水平，又进一步将高血压分为 1、2、3 级。

1. 高血压水平分类

收缩压与舒张压属不同级别者，应按两者中较高的级别分类。患者既往有高血压病史，目前已服抗高血压药，血压虽已低于 18.7/12.0kPa（140/90 mmHg），也应诊断为高血压。

2. 高血压的危险因素及危险分层

家族史，高血糖，高甘油三酯，超重（肥胖），钠盐摄入过高，多饮酒，膳食中钾、钙减少会加重高钠影响是危险因素。

（二）糖尿病高血压的发生机制

糖尿病高血压的发生机制尚未完全阐明。1 型与 2 型糖尿病高血压的发生机制存有异同，归纳起来与以下几个方面有关。

1. 高血糖与高血压

（1）高血糖促进糖在近曲小管的重吸收，而伴随糖的重吸收，增加体内钠的容量（约增加 10%），细胞外液容量增加致高血压。

（2）高血糖使血浆渗透压升高，从而使血容量增加。

（3）血糖与电解质相似，能引起血液中晶体渗透压升高，从而使血容量增加，导致外周血管阻力增加。

（4）高血糖非酶不可逆糖基化产物形成，并形成一种阿氏产物，阿氏产物转变成不可逆的糖基化终末产物（AGE）。后者于巨噬细胞中特有的AGE受体结合，最后引起细胞外基质增生和平滑肌细胞增殖，导致血管收缩增强并加重糖尿病的血管动脉粥样硬化。

（5）交感神经系统的活性可能是血压与血糖相关的一个环节。

2. 胰岛素抵抗与高血压

关于高胰岛素血症和胰岛素抵抗与血压的关系，国外20年前已有报道，国内近年来才引起广泛的注意。高胰岛素血症和胰岛素抵抗引起高血压的发病机制可归纳为：

（1）高胰岛素血症影响体内脂代谢，促进血管壁的脂肪和脂肪酸的合成，促进动脉粥样硬化，动脉顺应性减低，血管收缩力增强。

（2）胰岛素影响肾小管细胞膜钠离子转运，钠离子重吸收增加，导致钠潴留。

（3）胰岛素影响细胞内外离子的转运，使细胞内钠离子及钙离子增多，从而提高肾小管平滑肌对加压物质的敏感性。

综上所述，在糖尿病患者中高胰岛素血症是高血压的发生、发展的一个重要因素。

3. 遗传与高血压

代谢综合征和2型糖尿病均为多基因遗传疾病，有着共同的遗传基础。糖尿病伴高血压的家族史以及有明显的种族差异性，均提示其发病具有遗传背景。目前一些研究对2型糖尿病伴高血压的遗传缺陷进行了探讨，所涉及的基因位点包括胰岛素受体基因、ACE基因、肾素—血管紧张素系统遗传缺陷、$β_3$-肾上腺素能受体基因、糖原合成酶（GSY）基因、葡萄糖转运因子4（$GLUT_4$）及脂蛋白酯酶（LPL）基因等。其中已证实胰岛素受体基因异常与胰岛素抵抗明显相关。胰岛素受体基因功能的失调也是高血压发生的因素之一。

4. 动脉硬化与高血压

糖尿病除长期慢性高血糖所致血管长寿蛋白质及脂质的氧化、非酶糖基化和凝血机制异常外，其血浆脂质异常还往往表现为“致粥样脂相”，即TG、LDL-C及VLDL-C增高，而HDL-C降低（“三高一低”），因而其动脉粥样硬化远较一般人群发生率高、发病时间早、病变程度重。再加之糖尿病易发生动脉硬化，使动脉壁增厚、管腔狭窄、血管弹性及顺应性降低（动脉顺应性降低35%，收缩压可升高25%），易引起单纯收缩期血压升高而舒张压正常或降低、脉压增大。若动脉硬化累及肾动脉引起肾动脉狭窄，则可导致高肾素型高血压或肾素依赖型高血压。

5. 电解质与高血压

电解质如钠、钾、钙、镁与高血压的关系已为人们所注意，其中，钙占最主要地位。国外一些学者对有关钙的流行病、实验室及临床的研究，揭示了它是与高血压发病有关的另一个重要因子，饮食中钙含量的改变对体循环的血压有很大影响。糖尿病患者血糖升高，尿糖排出量增加，应运而生的尿钙流失剧增，从而导致体钙的流失，糖尿病患者钙代谢异常与其高血压的关系愈显得密切相关。细胞外钙与高血压的发病：已有报道称，血压升高则血浆钙离子浓度降低，且许多研究观察到钙有膜稳定性能，由此推论，血钙在高血压发病机制中的作用是因为其不足以维持血管平滑肌细胞膜的稳定性。已知钙有连接细胞、稳定细胞膜并抑制细胞收缩功能，当钙连接于细胞膜的量很少时，则细胞膜对各种刺激更加敏感，因此提出高血压血管平滑肌的细胞膜稳定性低于正常，且维持稳定性需要更高浓度的细胞外钙。细胞内钙与高血压的发病：高血压患者血小板内钙的测定，提示在高血压患者中的细胞内钙离子浓度升高。已知血压升高是因心排血量的增加或体循环血管阻力不适当比例的增加而引起，绝大部分可能取决于钙跨心肌膜和血管细胞膜转运的速度和程度。细胞内钙离子浓度的增加，一方面启动所说蛋白系统，增加心肌的收缩力，引起心肌收缩增强，动脉收缩痉挛和静脉回流增加；另一方面钙作为细胞内的第二信使，参与去甲肾上腺素、醛固酮及肾素的释放，通过体液调节使外周血管阻力增加，其结果均使血压升高，因此，大多数学者认为高血压是通过离子钙的升高这一途径而发生。

6. 糖尿病肾病与高血压

糖尿病肾病可因水钠潴留、钠利尿作用降低、肾舒血管因子如前列腺素 E 和某些激肽减少而导致肾性高血压。有研究表明，尿白蛋白超过 30mg/24h，血压就开始升高［血压上升幅度为每年 0.4 ～ 0.5kPa（3 ～ 4mmHg）］，当尿白蛋白超过 300mg/24h，达到临床蛋白尿阶段，血压往往已经达到高血压临界水平，到糖尿病肾病晚期，70% 的患者有高血压。由于糖尿病肾病时肾入球小动脉玻璃样变，影响了入球动脉缺血对球旁细胞释放肾素的刺激，调节肾素释放的 β 肾上腺素能神经病变，肾脏中肾素前体（肾素原）合成障碍及高血糖、高渗和水钠潴留反馈抑制 RAS 系统，故糖尿病肾病引起的高血压多属低肾素型高血压或容量依赖型高血压。

7. 其他因素

糖尿病患者因急性代谢紊乱或病情控制不佳，反复出现或长期存在 RAS 系统活跃或肾上腺素能活性增强，可使血容量、血管张力及心搏出量增加而引起血压升高。糖尿病患者也可因心血管自主神经病变而出现伴立位低血压的卧位高血压。糖尿病还可因合并内分泌腺体疾病而发生内分泌性高血压。

（三）临床表现

糖尿病高血压的临床表现包括糖尿病和高血压两组疾病症状。其特有表现如下。

1. 肾素活性正常或低肾素活性型高血压

据研究，糖尿病无肾病并发症者血浆肾素活性多属正常，少数（20% ～ 30%）患者为低肾素活性，仅绝少数患者肾素活性增高，肾素活性高低分布情况与原发性高血压者很相似。糖尿病肾病患者当尿蛋白排量超过 2g/24h 者，血浆肾素活性及血浆醛固酮水平均明显降低。糖尿病肾病患者的低肾素、低血管紧张素Ⅱ及低醛固酮的特点，以致糖尿病肾病患者中恶性高血压极为罕见。

2. 卧位高血压伴直立位低血压

糖尿病患者有时可发生直立性低血压，有自主神经病变的患者更易发生。卧位血压正常或升高者均可伴有直立性低血压。维持直立时的正常血压需要压力感受器反射激活各种血管活性激素、血容量与心输出量等因素对血压调节的协调作用，这些机制可互相代偿，任何某一种机制障碍都不足以引起直立性低血压。糖尿病患者可能同时发生几种机制障碍，例如，压力感受器反射因有神经病变而变得很迟钝，RAS 系统活性降低对血管的刺激作用低于正常，尿蛋白丢失过多引起低蛋白血症导致血容量减少，糖尿病心脏病变使心肌收缩力减弱。上述机制中，若同时出现几种障碍而彼此无法有效代偿时便可发生直立性低血压。

（四）诊断

糖尿病高血压的诊断并不困难，具有糖尿病史、高血压病史及临床症状即可成立。但为了有助于治疗，应尽可能弄清病因。可根据条件给予必要的辅助检查，如血及尿常规、血黏度、血糖、血电解质、血浆肾素、血管紧张素、醛固酮的测定，血及尿中 17– 羟皮质类固醇、17– 酮皮质类固醇的测定，以及腹部 B 超、血管造影等检查以除外继发性高血压。

（五）治疗

高血压是糖尿病患者发生心脑血管病变的重要危险因素，显著增加糖尿病患者的病死率。高血压还可以明显促进糖尿病肾病和糖尿病视网膜病变的发生和发展。因此，严格控制血压比强化控制血糖更为重要。

1. 非药物治疗

非药物治疗是指对行为和生活方式的优化，是糖尿病合并高血压治疗的基础和早期血压升高的干预措施。当血压处于 17.3 ~ 18.6/10.7 ~ 11.9kPa（130 ~ 139/80 ~ 89mmHg）水平，主张进行非药物干预至多 3 个月，如无效则开始药物治疗。非药物干预包括：①戒烟；②减肥，超重 10% 以上者至少减肥 5kg；③限酒，男性每日乙醇摄入应小于 20 ~ 30 mL，女性小于 10 ~ 20mL；④限制钠盐，每日氯化钠摄入小于 6g；⑤优化饮食结构，多吃水果和蔬菜，减少脂肪摄入；⑥加强体力活动，提倡中等强度的运动（每周应至少 5 次、每次半小时以上），如快步行走或游泳 30 ~ 45min，每周 3 ~ 4 次；⑦缓解心理压力，减轻工作压力。其他如补充微量营养素，添加钙、镁、纤维素或鱼油，但尚无明确的证据。

2. 药物治疗

（1）治疗目的：减少糖尿病并发症的发生，减少致死致残率，提高患者的生活质量，延长寿命。

（2）药物治疗原则：糖尿病高血压患者均应给予降压药物治疗，患糖尿病时降压药的选择如下：

首先，对糖尿病患者降压药的选择应充分考虑到这位患者的全身情况，如年龄、病程、性别、合并糖尿病并发症的情况。对于长期血糖控制不良的患者，即使患者否认并发症史，仍要考虑到可能存在的潜在并发症的可能。此外，患者的经济状况也需认真考虑，因为这将影响患者长期降压治疗的依从性及达标率。

其次，要充分了解各类降压药的降压机理、适应证、禁忌证、不良反应及药物相互不良反应。良好的降压药不但要能降低血压，还应对靶器官有良好的保护作用，能减少心血管终点事件发生，ACEI、ARB 及某些钙拮抗剂均已被证实可改善内皮功能，改善临床终点事件，是糖尿病合并高血压的一线用药，而某些利尿剂和 β 受体阻滞剂可导致血糖、血脂恶化。

（3）控制目标和血压监测：降血压同时要干预与治疗所有的可逆的危险因素，包括高血糖、高血脂、吸烟、肥胖。对老年人血压治疗目标应＜ 18.7/12.0kPa（140/90mmHg）、中青年血压≤ 17.3/11.3kPa（130/85mmHg）、糖尿病肾病患者血压应≤ 17.3/11.3kPa（130/85mmHg），但当尿蛋白＞ lg/d 时，最佳目标血压应≤ 16.7/10.0kPa（125/75mmHg）；当尿蛋白＜ 0.5g/d，最佳治疗目标血压应≤ 17.3/10.7kPa（130/80mmHg）。糖尿病患者应当从血压超过 17.3/10.7kPa（130/80mmHg）开始干预。治疗后应密切监测血压的控制情况，以确保控制达标。

（4）糖尿病合并高血压的预后：糖尿病患者如已有靶器官损害（左室肥厚、动脉粥样斑块形成、蛋白尿、脑卒中、冠心病）则不论血压控制如何均为高危或极高危高血压，有药物治疗的强适应证，10 年内发生主要心血管事件的危险＞ 20% ~ 30%。糖尿病患者一旦合并高血压，死亡率成倍增高。

（5）常用降压药物种类：常用降压药物有六类，包括血管紧张素转换酶抑制剂（ACEI）、血管紧张素Ⅱ受体拮抗剂（ARB）、钙离子通道拮抗剂（CCB）、利尿剂、β 受体阻滞剂、α 受体阻滞剂。

① ACEI 和 ARB。ACEI 能使血管紧张素Ⅱ生成减少，抑制血管紧张素Ⅱ的致病作用，使血压降低，同时还可以减轻胰岛素抵抗（IR），降血脂，防止动脉粥样硬化，减轻或者逆转左心室肥厚、改善心功能等。ARB 是一种新型有效、耐受性良好的口服降压药。它可以特异性地阻断血管紧张素Ⅱ与 ATI 受体的相互作用，进而松弛血管平滑肌，抑制血管收缩，减少血浆容量，减少儿茶酚胺及抗利尿激素的释放，抑制血管平滑肌及心肌细胞的增殖，故其主要通过降低外周血管紧张性而降低血压，一般情况下，不增加心率。最近研究指出，该药可以改善高血压患者的肾功能，减轻左室肥厚，对心力衰竭患者有心脏保护作用等。ACEI 和 ARB 不但能延缓糖尿病肾病的进展、降低蛋白尿，还可以防止糖尿病肾病的发生。因此，糖尿病合并高血压患者伴有微量白蛋白尿或者临床蛋白尿时，应首选 ACEI 或 ARB 作为基础治疗。欧洲高血压治疗指南和美国糖尿病学会（ADA）均建议 2 型糖尿病合并高血压患者

伴微量白蛋白尿或者临床蛋白尿时，应首选 ARB，而 1 型糖尿病合并高血压患者在伴微量白蛋白尿或者临床蛋白尿时首选 ACEI。如果 ACEI 不能耐受，则应选择 ARB，反之亦然。使用该药时应注意监测肾功能和血钾水平，若肌酐大于 264mmol/L，停用 ACEI；若肌酐大于 440mmol/L，停用 ARB。对于严重肾功能不全、血钾大于 5.5mmol/L、孕妇、严重肾动脉狭窄者禁用。

② CCB。CCB 降压机制为阻止钙离子进入血管平滑肌和心肌细胞内，使血管平滑肌松弛、心肌收缩力下降。可分为二氢吡啶类和非二氢吡啶类，二氢吡啶类包括硝苯地平、尼群地平等；非二氢吡啶类如维拉帕米、地尔硫䓬，在心力衰竭、窦房结功能低下、心脏传导阻滞时禁用。在 CCB 中，首选长效 CCB 如氨氯地平、非洛地平、拉西地平等，因为其降压作用平稳、持久，对靶器官保护作用好，对糖、脂代谢无不良影响，而且有抗动脉粥样硬化作用，患者依从性也较好。主要不良反应有头痛、颜面潮红、踝部水肿。

③利尿剂。传统观点认为，利尿剂（噻嗪类、袢利尿剂）长期使用均可以使血糖、血脂、血尿酸增高，血钾降低，并可引起男性性功能障碍等，故糖尿病合并高血压患者不宜首选使用。但吲达帕胺具有利尿和钙拮抗的作用，对糖、脂代谢无不利影响，可以首选使用。小剂量利尿剂在糖尿病合并高血压患者中使用，降压效果显著，而且价格便宜，不良反应少，因此，利尿剂是最常用的联合降压药物。

④ β 受体阻滞剂。其包括美托洛尔、阿替洛尔、比索洛尔、普萘洛尔等。由于该药可加重胰岛素抵抗，使血脂异常，并掩盖低血糖症状、延迟低血糖恢复，故 1999 年世界卫生组织 / 国际高血压学会（WHO/ISH）认为 1 型糖尿病为 β 受体阻滞剂的相对禁忌证，而 2003 年公布的欧洲高血压治疗指南把糖耐量异常作为 β 受体阻滞剂的相对禁忌证。但 UKPDS 证实治疗糖尿病合并高血压患者，阿替洛尔与卡托普利比较糖尿病终点、心肌梗死、脑卒中及总死亡率均无统计学差异。因此，小剂量的 β 受体阻滞剂可用于治疗糖尿病合并高血压患者，尤其是同时合并冠心病者。

⑤ α 受体阻滞剂。可选择性地阻滞血管平滑肌突触后膜 α_1 受体，舒张小动脉及静脉，降低外周血管阻力，从而有效降低血压。长期应用可改善脂代谢，降低胆固醇、甘油三酯、低密度脂蛋白，升高高密度脂蛋白，对糖代谢无影响，还能减轻前列腺增生患者的排尿困难，故适用于伴有前列腺增生的糖尿病高血压患者，包括哌唑嗪、特拉唑嗪、多沙唑嗪等。但易引起体位性低血压和产生耐药性，故其应用受限制。

3. 特殊类型高血压的治疗

（1）老年单纯收缩期高血压：老年糖尿病患者大动脉硬化更多见，因此，单纯收缩期高血压（舒张压不高）常发生于此类患者。业已证明，收缩压升高与舒张压升高有同等的心、脑、血管并发症的危险，对收缩期高血压治疗的必要性及药物治疗的安全性、可行性已基本明确。但老年收缩期高血压患者的血压多不稳定，降压治疗宜谨慎进行，可先用改变生活方式的治疗措施，效果不明显或不满意时加用药物治疗。在具体实施时，下列几点应予以注意。

①有足够证据表明，收缩期高血压持续＞21.3kPa（160mmHg）应予以治疗。

②几乎所有有关老年高血压的大型临床试验的一线药物都使用小剂量利尿剂，并证明可显著降低死亡率。另外，因为老年女性特别有盐敏感，而且因为利尿剂有助于防止骨质疏松（老年人常患此病），故首选利尿降压药对老年糖尿病高血压患者应当认为是合理的。

③迄今尚无药物只降低收缩压而不降低舒张压，降压药物使收缩压下降的同时都程度不等地使舒张压下降。SHEP 试验结果显示，单纯收缩期高血压的老年患者，舒张压从 10.2kPa（77mmHg）降至 9.2kPa（69mmHg）的 4 年期间心血管意外的发生率是降低了，而不是增加，但对已经存在冠心病或左心室肥厚的患者舒张压太低可能有害。

另外，对 75 岁以上的老年患者要特别小心，有报道提到舒张压下降 0.7kPa（5mmHg）可引起死亡率增加。

（2）卧位高血压伴直立性低血压：糖尿病高血压中最难控制的是卧位高血压伴直立性低血压，若对卧位高血压给予有效治疗，则会出现无法耐受的直立性低血压。在伴有低醛固酮血症者，可因肾失钠而引起血容量减少，使内源性升压激素的血管正常反应减弱。在此情况下，可用 9- 氟氢化可的松治疗，用量为 0.05 ~ 0.20mg/d。夜间将床头抬高 8 ~ 10cm，白天穿弹力袜，并服小剂量麻黄碱，可使立位血压保持较高水平，而夜间血压有所下降。降低夜间卧位高血压，可在临睡前服用降压药，但应避免使用能加重直立性低血压的药物如利尿剂、β 受体阻滞剂和交感神经抑制药。

4. 药物的联合应用

临床实践中发现单药治疗高血压疗效有限，而联合多种降压药血压达标率明显增高。强化控制血压常需要联合应用 1 种以上的降压药。但具有相似或重叠机制的药物（如 ACEI 与 β 受体阻滞剂）一般不联用。特别值得一提的是，ACEI 和钙拮抗剂的联合，除增加降压效果外，还具有加强肾脏保护功能，而对糖代谢无影响等优点，故特别适应于糖尿病高血压患者。目前主要的联合形式有：利尿剂 +ACEI、ACEI+CCB、利尿剂 +β 受体阻滞剂、利尿剂 +CCB、β 受体阻滞剂 +CCB、CCB+ARB、利尿剂 +ARB，这些药物联合不同，作用点也各有差异。

5. 减药

高血压一般须终生治疗，自行停药后血压迟早会升高，如患者为较早期高血压且控制良好，应小心逐渐地减量，并密切监测血压，即使完全停药后仍要经常监测血压，一般高血压治疗可达数十年之久。

6. 降糖药物治疗

由于胰岛素抵抗是 2 型糖尿病和高血压的共同发病基础，因此，改善胰岛素抵抗对糖尿病合并高血压患者尤为重要。目前认为，罗格列酮、二甲双胍、阿卡波糖均有改善胰岛素抵抗的作用，故对 2 型糖尿病合并高血压患者肯定是有益的。

二、糖尿病视网膜病变

糖尿病视网膜病变（DR）是糖尿病常见的严重并发症，是糖尿病患者致盲的重要原因之一。糖尿病视网膜病变的发病率视不同国家、地区及年龄组而有较显著不同，多发生于 40 岁以上的患者，近年来随着糖尿病发病率的上升，DR 的发病率和致盲率也在逐年增加，严重影响了患者的生存质量。

糖尿病视网膜病变在不同年龄组发病率各不相同，＜ 40 岁者其发病率仅占 1% 或更低，＞ 50 岁者约为 10%，非增殖性糖尿病视网膜病变者常发生于成年人，而增殖性者最常见于青年人。糖尿病视网膜病变发生率与糖尿病的病程有重要关系，病程超过 10 ～ 15 年者其发生率为 15% ～ 20%，病程 20 ～ 25 年者其发生率为 80% ～ 90%。近年来的国内报道称，病程在 5 年以下者糖尿病性视网膜病变为 38% ～ 39%，病程 5 年以上者发生率为 50% ～ 56%，10 年以上者为 69% ～ 90%。糖尿病病程的长短以及糖尿病控制的好坏决定着糖尿病视网膜病变的发生率。

（一）发病机制

糖尿病视网膜病变发病机制比较复杂，病变过程从非增殖型向增殖型发展，所有的眼底变化皆系糖尿病性视网膜微血管病变的结果。研究表明，DR 的发生、发展受多种因素的协同作用。它与多元醇代谢异常、蛋白质非酶糖化、脂质氧化及自由基作用、细胞凋亡、DG-PKC（甘油二酯蛋白激酶 C）系统的激活及细胞因子、血管舒张性前列腺素产物、血流动力学的改变、血液黏稠度的改变、生长激素分泌异常、视网膜内生长因子、超氧化物歧化酶（SOD）活性下降，以及微量元素和血栓素水平的改变等多种因素有关。

1. 糖代谢紊乱

糖代谢紊乱是产生糖尿病性视网膜病变的根本原因。糖代谢紊乱与糖酵解过程的紊乱有关。糖酵解过程紊乱与三个关键限速酶——己糖激酶（HK）、磷酸果糖激酶（PFK）和丙酮酸激酶（PK）活性有关。血糖正常时醛糖还原酶主要以无活性形式存在于各种组织中，血糖浓度升高，过量的葡萄糖即经过醛糖还原酶催化转变为山梨醇。醛糖还原酶可促使高浓度葡萄糖转化为山梨醇，然后被山梨醇脱氢酶再转为果糖，并使半乳糖转化为卫茅醇。由于山梨醇和卫茅醇在细胞内很少进一步发生代谢，不能通过细胞膜而堆积于细胞内，致使细胞破裂，组织水肿，在视网膜内引起毛细血管细胞受损、基底膜增厚、毛细血管闭锁，这些改变长期以来被认为是糖尿病视网膜病变最关键的早期损害。血糖控制不佳，发生 DR 的危险度会迅速增加。在一组日本 NIDDM 患者的 10 年观察中，血糖长期控制不良者发生 DR 明显增多，而已有 DR 者，其病变加重亦与未合理控制血糖有直接关系。因此，为了预防和延缓 DR 的发生，严格控制血糖水平是非常重要的。空腹血糖＞ 11.1mmol/L 的患者应高度警惕 DR 的发生，尤其对于病程 10 年以上的患者，定期监测空腹血糖水平有重要的临床价值。

2. 非酶促性糖基化作用

长期的高血糖导致蛋白质非酶性糖基化，造成微血管壁的损害，基底膜的增厚，通透性增加，甚至引起血管堵塞，红细胞变形能力低下，糖化血红蛋白出现，这些都能引起视网膜的低氧状态，均可导致DR的发生。有研究表明，HbAIC ＞ 9%组视网膜病变的发展比＜ 7.5%组提前了近2年。增殖型患者HbAIC水平比没有增殖型的患者高（10.9%对8.6%; $P < 0.01$）。HbAIC含量越高，红细胞聚集速度越快，大量红细胞迅速聚集，易使微小动脉形成血栓；同时，红细胞内血红蛋白的糖化，使其对氧的亲和力增大，血栓形成以及氧解离速率降低，组织缺氧，诱发一系列血管生长因子的增生，打破血管生成因子、抑制因子间的动态平衡，这是DR发生、进展的基础。临床研究证实，DR患者有视网膜组织缺氧，而HbAIC对氧的亲和力高于正常的血红蛋白，使氧不能在组织中扩散，因而糖尿病患者HbAIC升高时组织缺氧加重，视网膜组织容易发生病变。

3. 血流动力学的改变

萧敏、麦爱玲等应用彩色多普勒血流成像（CDFI）技术检测糖尿病球后动脉血流动力学的改变，结果表明糖尿病患者眼动脉、视网膜中央动脉的血流动力学特点：①眼动脉的改变比视网膜中央动脉明显；②呈低流速、低流量、高阻力型改变；③眼动脉呈缺血样改变。提示眼动脉缺血性改变比视网膜中央动脉明显。而视网膜中央动脉是眼动脉分支，因而眼动脉呈缺血样状态势必影响视网膜中央动脉血流状况。因此，血流减慢和组织供氧减少，是导致视网膜缺血性病变的重要血流动力学因素。糖尿病患者血小板的黏附和聚集异常，以及血液成分改变和黏度增高等，都可能与视网膜的循环障碍和缺血有关。

4. 血液流变学的改变

糖尿病视网膜改变与血液黏稠度增高有密切关系。由于糖尿病微血管内皮损害，血管通透性增高，造成血浆外渗，血液浓缩，血液流速缓慢；持续高血糖，造成糖基化血红蛋白增高，红细胞聚集性增高和变形能力下降，微循环障碍，红细胞氧解离度下降，产生低氧血症。加上血清脂蛋白、纤维蛋白原和 α_2- 球蛋白等含量升高，使血液黏稠度进一步加大，导致血管内皮损害，管腔堵塞，易致微血栓生成。因此，降低血液黏稠度对防治糖尿病性视网膜病变具有一定临床意义。

5. 视网膜内生长因子

许多文献报道了大量不同种类的生长因子可以促成或抑制视网膜血管增殖。这些因子包括成纤维细胞生长因子（FGF）、上皮细胞生长因子（EGF）、肿瘤坏死因子（TNF）、血小板衍生生长因子（PDGF）。缺血导致生长因子的释放是目前较流行的糖尿病视网膜病变产生机制的一种假说。胰岛素样生长因子（IGF）升高影响糖尿病视网膜病变发生发展，且糖尿病视网膜病变进展，上述因子更趋升高。这些因子在视网膜新生血管形成过程中起重要作用，它们是强有力的促血管生长因子，可刺激血管内皮细胞、成纤维细胞及视网膜色素上皮细胞发生增殖和移行，导致新生血管形成。可以说，FGF、EGF 和 TNF 水平升高，是糖尿病视网膜病变恶化的征兆。

6. 超氧化物歧化酶（SOD）活性下降

国内有学者认为，体内自由基（FR）增多、脂质过氧化增强在糖尿病视网膜病变中起重要作用。糖尿病视网膜病变患者自由基反应增强与红细胞免疫功能下降之间尚有内在联系，两者都是促使糖尿病视网膜病变发生发展的重要环节。因此，针对性抗氧化治疗，改善红细胞免疫功能可能对防治糖尿病视网膜病变有一定作用。

必须指出的是，20 世纪 70 年代以来，眼底视觉电生理检测已证明在糖尿病视网膜病变出现症状、体征之前已有异常波形变化，表明视网膜神经组织结构的病变极可能先于眼底血管改变，也表明糖尿病视网膜病变影响的范围很可能并非单纯或主要限于血管病变。

糖尿病视网膜病变与遗传有一定的关系。有人认为，HLA 类型与视网膜病变间的关系表明遗传因素可能对糖尿病并发症的发生与否起支配作用。Ramsea 推测，HLA–B15 可能是产生增殖性糖尿病视网膜病变的一个易感性因素，同样，有人认为糖尿病的微血管基膜易于增厚亦与遗传有关。

近年来，关于糖尿病相关的易患因素的分子遗传学的研究表明了糖尿病的多基因遗传性质。其中糖尿病在内的各种眼部并发症与可能的有关基因表型的关系等较深层次的研究虽刚在起步阶段，但其对糖尿病及其眼部病变的病因与发病机制研究呈现了可观的应用前景。

（二）临床分期及糖尿病视网膜病变的表现

1. 临床分期

根据中华医学会第三届全国眼科学术会讨论通过的标准及荧光血管造影分期。

Ⅰ期：微血管瘤合并小出血点，后极部或视盘周围毛细血管扩张，点状荧光遮蔽。

Ⅱ期：黄白色硬性渗出合并出血斑，后极部荧光点集聚成堆，轻度毛细血管外渗漏。

Ⅲ期：灰白色软性渗出（棉絮样白斑）合并Ⅰ期、Ⅱ期病变，静脉充盈扩张、迂曲，视网膜内微血管异常，有毛细血管无灌注及渗漏，黄斑区可见强荧光，外围渗漏呈以中心窝为中心的花瓣状外观的黄斑囊样水肿。

Ⅳ期：新生血管合并玻璃体出血，视网膜渗漏严重。

Ⅴ期：新生血管和纤维增殖。

Ⅵ期：新生血管和纤维增殖，引起视网膜脱离。

2. 糖尿病视网膜病变在检眼镜下及荧光素血管造影表现

糖尿病视网膜病变的诊断与评估，临床上多依靠检眼镜（眼底镜）观察或进行眼底照片拍摄分析。但 1960 年以后，真正在临床上广泛使用的眼底荧光血管造影，使人们对视网膜病变的研究有了突破性进展。常见的有以下几种病变。

（1）微动脉瘤：微动脉瘤是检眼镜下出现最早及最多见的一种表现，呈一种大小不等、边界清楚的红或暗红斑点，散布于黄斑及其周围，多少不一，检眼镜见到的数量，远远少于眼底荧光造影（FFA）检查所见。但也有从检眼镜或眼底彩色片上确认为微血管瘤，造影片上却不见荧光充盈，可能因微血管瘤内血流停滞或瘤体壁玻璃样变性所致，也可能是小出血点的误诊。微血管瘤为毛细血管壁内周细胞部分丢失后该处管壁薄弱形成的梭样或囊样膨隆，有时位于毛细血管一侧，如憩室状。微血管瘤的半衰期自数月至数年不等。一般长期不消退，也可逐渐变成粉色或边缘发白，最后形成小圆白点。微动脉瘤形成自网膜毛细血管，通常见于闭塞的毛细血管附近。

（2）黄斑血管拱环及黄斑无血管区改变：人眼视网膜黄斑部有一个发育良好的黄斑血管拱环和黄斑无血管区。糖尿病性视网膜病变的最早病理改变为毛细血管闭塞。正常黄斑血管拱环和黄斑无血管区可于眼底荧光血管造影清晰显示。糖尿病视网膜病变也同样最易使其发生改变，黄斑拱环近中心区只有一层血管，糖尿病视网膜病变时黄斑拱环毛细血管闭塞、毛细血管间隙变大，环缘断裂，毛细血管芽进入无血管区及无血管区周围毛细血管床间隙加宽，使黄斑无血管区边界不清与扩大。

（3）视网膜内出血：网膜内出血乃继发于微动脉瘤、毛细血管或小静脉破裂，出血形状取决于出血的位置深浅，一般多为圆点样出血，位于深层（外丛状层），边界清，污渍点样出血亦位于深层（外丛状层），边界稍模糊。出血不在黄斑中心凹与视力下降影响不大。出血一般均多散布于眼后极部，若仅有周边网膜出血、血管阻塞，应眼科会诊注意有否其他眼病。

（4）“硬性”渗出斑：硬性渗出斑可为条斑样数点丛集成堆或绕成簇的微动脉瘤呈大的硬性渗出环，颜色为黄白色。硬性渗出斑位于外丛状层，其成分为血清脂蛋白，是来自异常通透性的血管，特别是微动脉瘤。硬性渗出斑散在于后极部网膜，但好发于黄斑区，致网膜增厚。在荧光造影中，除非硬性渗出斑极厚，一般不遮蔽荧光，硬性渗出斑本身不为荧光显影。有时在硬性渗出斑中央可见渗漏的微动脉瘤及扩张的毛细血管。大片渗出可呈现假荧光；蜡样渗出斑可能是毛细血管基底膜病变的结果。

（5）黄斑水肿：黄斑水肿是非增殖性糖尿病视网膜病变视力下降最常见的原因，通透异常的微动脉瘤、毛细血管以及视网膜内血管异常，引起血浆脂蛋白及其他血浆成分蓄积于细胞外间隙。临床上只有当视网膜增厚了方被检眼镜发现，而荧光造影常可清楚显示。黄斑水肿可仅为局部视网膜内微循环不正常，包括局部有渗漏的微动脉瘤及扩张的毛细血管，这些病变的外围常伴以硬性渗出所形成的环。黄斑水肿亦可为弥漫性扩张毛细血管渗漏所致，外层视网膜带有囊样改变。最严重的弥漫性黄斑水肿见于青年起病的糖尿病患者，常迅速发展至严重的增殖型视网膜病变。

（6）棉絮状斑（软性渗出）：广泛的小动脉闭塞预示着较重的非增殖型糖尿病视网膜病变或者说它临近增殖期，临床上表现为大量棉絮状斑点状出血及静脉串珠。棉絮状斑为神经纤维层小梗死灶，乃由小动脉暂时性血流减少或阻塞所致，颜色灰白、斑点样出血则为小动脉阻塞。荧光造影下显示早期的棉絮状斑及出血斑点的遮蔽荧光，其周围为毛细血管无灌注的弱荧光区。棉绒状斑能自行消退，消退后，检眼镜就无从见到，但 FFA 上仍为无灌注区。

（三）分型及临床表现

临床上通常将糖尿病视网膜病变分为 2 型，即非增殖型（NPDR）与增殖型（PDR）。两型的划分以新生血管的出现为界，未见新生血管的视网膜病变都属非增殖型。非增殖型糖尿病视网膜病变的眼底表现主要有微血管瘤，出血，水肿，软、硬性渗出物以及视网膜内微血管异常，视网膜静脉扭曲、扩张或呈串珠状等。眼底一旦出现新生血管，视网膜病变即进入增殖期。

（四）糖尿病视网膜病变的诊断

DR 的诊断根据检眼镜检查及眼底血管荧光造影（FFA）检查所见。

（五）糖尿病视网膜病变的治疗

DR 的发病机制尚未完全阐明，症候错综复杂，患者的周身情况不同，因此必须根据视网膜病变的具体情况及患者的全身状况合理治疗，才能取得较好的疗效。

1. 降糖治疗

越来越多的研究表明，糖尿病初期及时对血糖进行良好控制可延缓糖尿病视网膜病变的发生。控制血糖对已形成的糖尿病视网膜病变也有益，可使病损程度减轻或使之稳定。但也有研究发现，血糖控制良好的患者视网膜病变进展率达 34.6%，控制不佳的患者也有不发生视网膜病变者。通过胰腺和胰岛移植改善代谢，可能是更为理想的方法。

（1）胰岛素：胰岛素强化治疗（即连续皮下胰岛素灌注或复合注射）能有效地延缓和阻止 1 型糖尿病患者视网膜病变的发生发展。同样也适用于 2 型糖尿病患者。

（2）口服降糖药：主要包括磺酰脲类（SU）药物、双胍类（BG）药物、α- 糖苷酶抑制剂、胰岛素增敏剂等药物。该类药物主要用于 2 型糖尿病。

（3）蛋白非酶糖基化终末产物（AGE）抑制剂：AGE 抑制剂氨基胍的研究及应用越来越受到重视，许多报道都证实氨基胍对抑制 DR 的发生发展具有一定的作用。

（4）醛糖还原酶抑制剂（ARI）：ARI 通过抑制多元醇代谢途径中关键酶醛糖还原酶来改善多元醇代谢途径的平衡，恢复神经传导速度，防止视网膜组织中蛋白质异常渗漏。但目前就 ARI 是否能控制和延缓 DR 的发展还有一定的争论。

2. 控制血压的治疗

对于 1 型和 2 型糖尿病患者来说，严格控制血压是十分重要的。糖尿病视网膜病变的发生与发展同高血压有关。糖尿病合并高血压的患者容易发生视网膜病变。因此，对于合并高血压者，应给予积极治疗。使用血管紧张素转化抑制剂（ACEI）等降血压药，以预防高血压对视网膜循环的有害影响。

血管紧张素转换酶（ACE）抑制剂常作为糖尿病高血压患者的首选药。

3. 改善视网膜微循环

（1）导升明：1971 年 Sevin 等首先报道了导生明（2，5- 二羟苯磺酸钙）治疗 DR 的临床疗效。导升明作用的主要机制有：①减少组织胺、5- 羟色胺、缓激肽、前列腺素和血栓素 B_2 等血管活性物质的生成；②降低全血和血浆的高黏滞性；③减少人红细胞和内皮细胞内山梨醇的形成。减轻细胞渗透性和功能紊乱，降低毛细血管的高通透性，降低血细胞的高聚性；④减少血小板聚集因子的合成和释放，从而改善视网膜的循环状态，抑制血栓形成。

（2）抑制白细胞停滞的药物：许多研究表明黏附分子（adhesionmolecules）的表达增多与毛细血管内白细胞停滞有关。所以利用黏附分子抗体能够减少白细胞停滞以及所带来的血栓危害性。

（3）抗血栓治疗：以往通常用阿司匹林来改善 DR 的微循环障碍，但对于其疗效还存在争议。DT-TX30 是一种将血栓素、酶抑制剂和血栓素受体拮抗剂混合的一种新药，能改善微循环的血流量，但有可能加重玻璃体出血。

4. 降脂药及其他

降脂药对于缓解 DR 也有一定的作用，它能大大降低因血脂过高所引起的增生性视网膜病变。另外，使用生长因子抑制剂、维生素 E 抗氧化治疗等方法也对 DR 的发展有一定的延缓作用。

5. 局部治疗

临床实践证明，单用全身治疗难以改善眼底情况。治疗糖尿病进行性视网膜病变或已经进展为增殖期糖尿病视网膜病变的有效手段为激光治疗和玻璃体手术。激光光凝是当前 DR 首选治疗，已获眼科界公认。在各种波长中，氩绿激光效果最好。因这一波长不仅能被黑色素吸收，还能为血红蛋白吸收，所以不仅可用于大面积光凝，也可直接用以光凝新生血管及有渗漏的微血管瘤。

三、糖尿病肾病

糖尿病肾病（DN）是糖尿病常见的慢性微血管并发症之一，为 DM 重要死亡原因。广义的糖尿病肾脏病变包括感染性和血管性病变，与 DM 有关的肾病包括糖尿病性肾小球硬化症、肾小管上皮细胞变性、动脉—小动脉硬化症、肾盂肾炎及肾乳头坏死等。

通常所说的糖尿病肾病，即狭义的糖尿病肾病，是指一种以微血管损害为主的肾小球病变，分结节性、弥漫性和渗出性肾小球硬化三种，典型的是结节性肾小球硬化。

DN 是决定 DM 患者预后及影响其生活质量的重要因素之一。但不是每个 DM 患者都发生 DN。1 型糖尿病中发生率为 30% ~ 40%，在 2 型糖尿病中约为 20%，也有报道为

15% ~ 60%。发生率与人种有关，欧洲 DN 发病率最低，印第安人及日本人的发病率较高。美国 Joslin 临床报道，发生蛋白尿的平均病程为 17 年。出现蛋白尿后 6 年内约有 20%、10 年内约 50%、15 年内约 75% 的患者发生终末期肾衰，平均生存期为 15 年。在美国每年进入血液透析或肾移植的患者中，约有 25% 的病因为糖尿病肾病。近年来，我国糖尿病及糖尿病肾病的发病率也在显著上升，据 1999 年中华医学会肾脏病分会的统计，我国血液透析患者中糖尿病肾病已上升到第二位，约为 13.5%，仅次于肾小球肾炎。

（一）病因与发病机制

DN 的主要病因、发病机制如下。

1. 遗传因素

据统计，近 40%1 型糖尿病患者在发病 15 ~ 25 年以后出现典型 DN。但仍有 50% ~ 60% 的患者尽管 DM 病史很长亦不出现 DN。有些患者血糖控制良好仍可出现 DN，而有些血糖控制很差的 DM 患者终身未出现 DN。DM 患者之间的差异性不能完全用代谢异常来解释。因此，近年来有人提出遗传因素是 DN 发生的一个危险标志。糖尿病肾病的发生具有家族聚集现象。DN 患者的糖尿病同胞肾病的发生率是无 DN 患者同胞的 2 ~ 5 倍。

2. 血流动力学的影响

在 DN 的发生中，血流动力学异常起着关键的作用，甚至有可能是启动因素。在 DM 早期，患者即有肾血流量增多，肾小动脉压力增高，肾小球滤过率增加。引起高滤过的因素是：

（1）血糖升高，用胰岛素控制高血糖可使部分患者的 GFR 恢复正常，仍有一些患者 GFR 不能恢复，故高血糖使 GFR 升高的确切机制仍不清楚。

（2）DM 时常伴有胰高血糖素和生长激素水平升高，尤其是在血糖控制不良时，可影响肾小球出、入球动脉舒缩功能紊乱。

（3）DM 时血管活性物质的反应增强，如血管紧张素Ⅱ、内皮素、激肽释放酶—激肽系统、前列腺素系统、心钠素以及一氧化氮等活性的改变，肾小球出、入球动脉舒缩平衡失调，造成高灌注、高滤过状态。

（4）继发于高血糖时山梨醇产生过多，山梨醇是使肾血管扩张的因素之一，也是 DM 并发症的一个重要发病机制。

因此，DM 时可能由于上述多种因素导致：肾小球入球小动脉扩张，阻力下降，出球小动脉阻力增加，小球内静水压增加，小球处于高滤过状态，促成了 GFR 升高。目前还没有发现哪一个确切因素能完整地解释这一现象。

3. 肾小球滤过屏障功能改变

DN 时肾小球基底膜对蛋白质的通透性增加。这种状态除与肾血流动力学异常有关外，还与肾小球基底膜结构的改变密切相关。肾小球基底膜是由具有负电荷屏障的直径 5 ~ 5.5nm 微滤孔构成，既有分子大小选择性，又有电荷极性选择性。在肾小球基底膜的三层结构中（内外透明层和中间致密层），致密层主要由胶原组成，胶原分子间连接成网络状，形成“分子筛样屏障”；内外透明层由硫酸肝素及涎酸等阴离子物质组成，形成负电荷屏障。糖尿病时硫酸肝素和涎酸减少，电荷屏障受损，导致带负电荷的小分子白蛋白易滤过。

4. 蛋白的非酶糖基化

高血糖可引起蛋白非酶糖基化反应，产生糖基化蛋白。在糖化蛋白质与未糖化蛋白质之间，及糖化蛋白质分子之间互相结合、互相交联，形成更为复杂的糖化蛋白终产物（AEGs）。这一过程进行得非常缓慢且不可逆。胶原蛋白是构成血管基底膜的主要成分，代谢周期长，易受糖基化的影响。在肾小球的毛细血管内，糖基化的胶原蛋白分子之间异常交联增多，形成网状糖基化产物，使血浆中一些蛋白质分子如白蛋白、免疫球蛋白、低密度脂蛋白等渗入毛细血管外层，并与胶原蛋白的糖基化终产物结合，造成蛋白质沉积，肾小球毛细血管基底膜逐渐增厚以及毛细血管和肾小球的阻塞。

5. 多元醇代谢通路激活与肌醇代谢紊乱

DM 患者的高血糖状态促使细胞的多元醇代谢通路活性增加。葡萄糖透入细胞内的过程是非胰岛素依赖性的，由于细胞内外的浓度差而被摄入细胞内的葡萄糖代谢为己糖，但如果细胞内葡萄糖超过一定数量而形成高血糖时，醛糖还原酶就会被活化，多元醇通路激活，葡萄糖在醛糖还原酶的作用下生成大量的山梨醇。山梨醇积聚增多引起细胞高渗水肿，使肌醇进入细胞受限，细胞内肌醇含量降低，影响磷酸化过程，使 Na^+–K^+–ATP 酶活性降低及细胞生理功能发生障碍。另外，醛糖还原酶将葡萄糖转化为山梨醇消耗了细胞内储存的还原性辅酶Ⅱ，使其他利用还原性辅酶Ⅱ的酶，如谷胱甘肽还原酶、一氧化氮合成酶以及前列腺素过氧化氢酶等的活性受到影响。

6. 高血压对 DN 的影响

DN 与高血压可同时存在，互为因果，形成恶性循环。高血压作为一个危险因子与 DN 的发生、发展有密切联系。Hasslacher 等报道，伴有持续性蛋白尿的 DM 患者，44% 发生高血压；而无蛋白尿的 DM 患者高血压的发生率仅为 7%；如血肌酐升高者，高血压的发生率高达 90%。糖尿病伴发高血压机制，通常认为 1 型 DM 早期血压多正常，多年后当合并微血管病变后出现血压升高，属肾性高血压。2 型 DM 合并 DN 也会出现肾性高血压，但大多是原发性高血压，高血压发生在肾病之前。

7. 血脂代谢紊乱

DN 患者中总胆固醇、甘油三酯、载脂蛋白 B 的升高和高密度脂蛋白胆固醇的下降比不合并 DN 的患者更明显，但其因果关系有待进一步研究。

8. 激素和细胞因子

胰岛素样生长因子（IGF）–1、转化生长因子（TGF）–β、血小板衍化生长因子（PDGF）、肿瘤坏死因子（TNF）–α、白介素 –17 及单核细胞趋化因子（MCP）–1 等被发现与 DN 发病有关。

（二）病理生理学改变

1 型及 2 型糖尿病患者 DN 病理改变相似。大体标本显示患者肾脏不论初期还是晚期，体积通常是增大的，初发病者约增大 20%，即使已发展到早期慢性肾衰竭阶段，患者肾脏体积仍大于正常。糖尿病患者一系列的病理结构改变起初是肾小球和肾小管上皮细胞的肥大，随后出现肾小球、肾小管基底膜的增厚，以及肾小球系膜细胞外基质成分进行性扩张。

1. 肾小球改变

（1）肾小球肥大和基底增厚：肾小球肥大是糖尿病早期即出现并一直持续的一个特征。动物研究表明，除了毛细血管延伸和滤过面积增加外，可能还有新生毛细血管成分的建立，增大的肾小球容积和毛细血管面积增加维持高的 GFR。肾小球基底膜在 DM 起病 2 ～ 3 年后开始增厚，这种增厚通过胰岛素治疗和严格的血糖控制是可逆的。

（2）肾小球系膜细胞的扩张与肾小球硬化：糖尿病肾小球病变独特的病理变化除了基底膜增厚以外，最特征的病变是结节性肾小球硬化，或叫 Kimnel-steil-Wilson 病变（K-W 结节），在超过 25% 的糖尿病患者尸检时发现。结节的形成是对肾小球毛细血管微动脉瘤的扩张及系膜溶解造成损伤的一种反应；弥漫性肾小球硬化，较结节性肾小球硬化更常见，发生率高于 K-W 病变，表现为肾小球系膜区细胞外基质弥漫性堆积，通常发生在糖尿病发生后 5 ～ 7 年，常伴随基底膜进行性增厚。

（3）渗出性病变：DN 患者中肾小球的渗出病变相对多见，但特异性较差，多见于长期严重高血压患者。渗出性改变见于小叶的周围，渗出物中含有黏多糖、纤维蛋白、脂蛋白等。

2. 肾小管改变

肾小管上皮细胞肥大，包括基底膜延伸、肾小管基底膜增厚。白蛋白和球蛋白沿着增厚的基底膜线状沉积。这些蛋白由于肾小管毛细血管通透性增加而被动转运导致肾小管基底膜增厚。当发展到大量蛋白尿期，由于蛋白重吸收增加，脂质沉积增加，导致脂质空泡形成，溶酶体数量增多，近端肾小管出现形态学改变。肾脏肥大和基底膜空泡形成在所有长期 DM 患者中均可见到。长期血糖控制不良可能导致集合管和上皮细胞糖原的沉积。HE 染色表现为透明空泡，PAS 染色证实为细胞内糖原沉积。

3. 肾血管病变

肾血管病变与肾小球病变同时发生，主要为肾小动脉和细动脉玻璃样变，主要由于血浆蛋白沉积、凝固于小动脉中层和内皮下层造成的。肾小动脉和细动脉玻璃样变也见于各种原因导致的高血压，但糖尿病肾病的发生率更高，表明此变化与糖尿病患者的糖代谢障碍进而诱发的蛋白和脂类代谢障碍有关。

（三）临床表现及分期

DN 的临床表现有蛋白尿、水肿、高血压、肾功能减退及肾小球滤过率改变等，因其在不同阶段表现不尽相同，目前国内学者将糖尿病肾病分为五期，故分期叙述如下。

1. Ⅰ期（肾小球高滤过期）

此期特点为肾脏及肾小球体积增大，肾血流量和肾小球滤过率（GFR）、肌酐清除率均增加。其他生化指标和尿微量白蛋白检查多数未见异常。当GFR大于140mL/min时可作为发生DN的预兆指标。此期变化是可逆的。

2. Ⅱ期（无临床症状肾损害期）

此期开始出现肾小球结构损害，即肾小球基底膜增厚和系膜膨胀，肾脏体积增大与肾血流量增多，高滤过状态依然存在。无高血压，尿白蛋白排泄率（UAER）正常（＜20μg/min或＜30mg/24h），运动后可出现微量白蛋白尿排泄，休息后消失。运动后出现微量白蛋白尿排泄，可为临床预测DN早期损害提供线索。此期变化仍是可逆的。

3. Ⅲ期（微量白蛋白尿期）

即早期DN，一般出现在糖尿病发病10 ~ 15年，肾脏结构损害加重，肾小球基底膜增厚和系膜基质增生更明显，已有肾小球结节型和弥漫型病变以及小动脉玻璃样变。其临床特征为持续性微量白蛋白尿，尿白蛋白排泄率（UAER）持续高于20 ~ 200μg/min（相当于30 ~ 300mg/24h），运动后大幅度增加，微量白蛋白尿逐年增加。血压开始时正常，GFR增加，后期血压逐渐升高，GFR开始下降。微量白蛋白检测可作为早期DN预测的指标。有效治疗大多数本期病变仍是可逆的。

4. Ⅳ期（临床糖尿病肾病期）

患者出现明显临床症状，40%的糖尿病患者在15 ~ 25年后发展成这一期。典型的病理形态学改变为肾小球基底膜明显增厚，系膜明显增宽，关闭坏死的肾小球数目增加，残余肾小球代偿性肥大，GFR开始下降。

（1）微量白蛋白尿发展为持续性的临床蛋白尿：白蛋白排泄率（UAER）大于200μg/min，尿蛋白定量大于0.5g/24h，常规尿检蛋白阳性，开始常为间歇性，病情控制不良或劳累后出现，以后逐渐呈现持续性，且逐渐增加，可表现为大量蛋白尿（＞3.0g/24h）、低蛋白血症等。

（2）高血压：约一半以上的患者出现高血压。多数实验发现，血压升高程度与24h尿蛋白排泄量及DN的发展速度呈正相关。

（3）水肿：与GFR进行性降低呈正相关。糖尿病肾病患者体液潴留和水肿发生相对较早，常可见于无低蛋白血症者。尤其是老年患者，由于心功能不全和继发于神经病变和周围血管病变而影响血管舒张功能。开始仅清晨眼睑水肿，以后波及全身，与体位关系较大，下肢、会阴、腰背部更易出现。严重水肿多同时伴有低蛋白血症，可表现为多发性浆膜腔积液。

（4）此期常同时存在糖尿病增殖期视网膜病变。

糖尿病患者一旦出现临床蛋白尿，其肾脏病变是不可逆转的，肾功能将进行性下降，从大量显性蛋白尿发展到出现氮质血症的间隔一般为 1 ～ 3 年。患者终将发展为需要进行血液透析或肾移植的终末期肾病。

5. V期（肾衰竭期）

是 DN 的终末阶段，为期 2 ～ 3 年，常于患病 20 ～ 30 年后发生。多数肾单位闭锁，GFR 明显下降，当 GFR 降至正常值的 25% ～ 50% 以下时，含氮物质如尿素氮、肌酐等在体内潴留，出现氮质血症。随着肾脏病理和 GFR 进一步恶化，蛋白尿、水肿、高血压等临床症状逐渐加重，贫血、肾性营养不良、代谢性酸中毒、高血钾和尿毒症性脑功能障碍相继出现，最终常死于泌尿系统感染、心功能不全和心脑血管意外。

（四）实验室检查

1. 尿蛋白

根据其蛋白排出量可将 DN 分为早期肾病期和临床肾病期。早期肾病期又称微量白蛋白尿期，24h 尿或白天短期收集的尿白蛋白排泄率＞ 30 ～ 300mg/d。如果 6 个月内连续尿液检查有 2 次尿白蛋白排泄（UAE）在 30 ～ 300mg/d 之间，并排除其他可能引起 UAE 增加的原因，如酮症酸中毒、泌尿系统感染、运动、原发性高血压、心衰等，即可诊断为早期 DN。如常规方法测定尿蛋白持续阳性，尿蛋白定量＞ 0.5g/d，尿中白蛋白排出量＞ 300mg/d，或白蛋白的排泄率＞ 200μg/min，排除其他可能的肾脏疾病后，可确定为临床显性 DN。

计算随机尿白蛋白 / 肌酐比值（albumin/creatinine ratio，ACR）较单纯白蛋白测定更具早期诊断价值。

肾活检病理学诊断具有早期诊断意义，即使在尿检正常的 DN 患者其肾脏可能已存在组织学改变，光镜下可见具有特征性的 K-W 结节样病变，电镜下系膜细胞增殖，毛细血管基底膜增厚。但由于肾活检是一种创伤性检查，不易被患者所接受。

肾小球滤过率及肾脏体积测量对 DN 的早期诊断也有一定价值，早期肾体积增大，GFR 升高，后期 GFR 下降，肾体积与慢性肾小球肾炎不一样，无明显缩小。同位素测定肾血流量和 GFR，可以反映早期的肾小球高滤过状态，肌酐清除率、血肌酐、尿素氮浓度测定可反映肾功能，但尿素氮、血肌酐不是肾功能检测的敏感指标。

2. 早期诊断的生化指标主要有

（1）层黏蛋白 P_1（laminin，L-P_1）：L-P_1 是基底膜上的一种糖蛋白，尿中 L-P_1 是直接来源于肾小球基底膜。在肾功能恶化时血尿 L-P_1 显著升高，尿 L-P_1 与 HbAp、尿白蛋白（Ualb）以及多种蛋白质（β_2 微球蛋白等）均相关。甚至在尿白蛋白正常者尿 L-P_1 也增多，随着 DN 恶化，尿 L-P_1 排泄量增多。

（2）Ⅳ型胶原（type Ⅳ collagen）：高血糖刺激肾小球系膜基质中Ⅳ型胶原合成、沉积增加。已发现血液Ⅳ型胶原在 DM 患者无尿白蛋白时就高于正常对照者，随着 DN 进展其增高更明显。在合并其他微血管病变（视网膜病变、神经病变）时Ⅳ型胶原也均升高，并与尿白蛋白排泄量相关。

（3）硫酸乙酰肝素蛋白多糖（heparan sultate proteoglycan，HS–PG）：在正常情况下，HS–PG 是维持肾小球毛细血管负电荷屏障，在 DM 时含量减少，而尿中 HS–PG 排出增多。

（4）纤维连接蛋白（fibronectin，Fn）：Fn 是肾小球细胞外基质中的固有成分。血浆中 Fn 由肝细胞、血管内皮细胞、血小板产生，与凝血、维持血小板功能、组织修复、红细胞与内皮细胞黏附等有关，与 DM 微血管病变发生有关。尿中含有 Fn 降解产物 UFnDP，其排泄量也与尿白蛋白相关，与肌酐清除率呈负相关。

（5）转铁蛋白（transferrin，Tr）：Tr 的等电点比白蛋白高（即比白蛋白少一个阴离子）。一般来说，具有较高等电点的蛋白质更易滤入肾小球囊。因为后者表面负电荷层对其排斥降低。所以，从理论上讲当肾小球发生损害时 Tr 要比 Alb 更早从尿中排出。

（6）免疫球蛋白（immunoglobulinsa，IgG）：IgG 为基本不带电荷的大分子蛋白，若尿中查见增多，表示肾小球病变已达滤孔屏障损伤阶段。IgG 有四个亚型（1，2，3，4）。IgG4 是带负电荷的蛋白，故在电荷屏障损伤阶段，可见 IgG4 与白蛋白排泄率呈正相关的排出增多，特别是 IgG4/IgG 比值意义更大。到临床蛋白尿期则比值下降（滤孔屏障损害），与 IgG 排出增多相关。故 IgG4、IgG4/IgG 比值可反映早期电荷屏障损伤。

（7）唾液酸（Sialic acid，SA）：SA 是构成肾小球基底膜的非胶原酸性蛋白成分，构成阴电荷屏障。基底膜损伤时，尿中唾液酸排出增多，特别是糖蛋白综合型 SA/ 总 SA 在尿排泄率比值与尿白蛋白排泄率呈正相关关系。

（8）转型生长因子 –β（TGF–β）：TGF–β 是调节肾小球细胞间质沉积物合成和分解的主要生长因子之一。测定尿和血中 TGF–β 含量可反映肾小球系膜细胞 TGF–β 的生成量，可间接了解肾小球病变状况。尿中 TGF 排出量和尿蛋白含量相关。

（9）血清尿酸测定：肾尿酸盐清除率能反映肾小球的血流动力学变化，可能比其他常用的指标更精确、更敏感。尿尿酸排泄与细胞外液扩充有一定关系，当细胞外液减少时，尿尿酸排泄降低。故测定血清尿酸盐浓度和排泄分数有助于抗利尿激素分泌不适当（过多）综合征（SIADH）、早期 DN 和肾前性氮质血症的诊断。

3. 反映肾小管功能障碍的标志物

尿中尚有另一类分子量＜ 7000kD 的可自由滤过肾小球的低分子蛋白质。当肾小管功能正常时，它们可在肾小管全部被重吸收。一旦尿中出现这些蛋白，则表示肾小管重吸收功能障碍，包括 β_2 微球蛋白（β_2–MG）、视黄醇结合蛋白（retinol binding protein，RBP）、α_1 微球蛋白（α_1–MG）、尿蛋白 –1（Up1）等。

4. 尿酶检测

20 世纪 70 年代初，由于测量方法精密度提高，国外早已把尿酶的检测应用于临床，发现许多酶是 DM 肾病检测的灵敏指标。N– 乙酰 –D 氨基葡萄糖苷酶（NAG）、碱性磷酸酶、γ–

谷氨酰转肽酶、β-半乳糖苷酶（GAL）、溶菌酶、氨基乙酰基脯氨基双肽氨肽酶（GP-DPA）、氨肽酶、胸腺核糖酸酶（Rnase）等。常用的有NAG，分子量130kD，广泛存在于近曲小管上皮细胞溶酶体内的一种糖分解酶，可作为早期较敏感的诊断指标。

（五）诊断与鉴别诊断

1. 糖尿病肾病的诊断

DN的诊断尚无统一标准。肾活检可发现特异性病理改变，因为有创伤性检查，多数患者不能接受。当出现持续性蛋白尿、高血压、水肿甚至肾功能不全表现时，虽然诊断较为明确，但肾病已达不可逆程度，失去了预防和有效治疗的时机，故早期诊断是十分必要的。DN往往与糖尿病的其他微血管和大血管病变同时发生，特别是在肾脏病变中、晚期，许多患者具有心血管、眼底及神经系统的并发症。因此，DN患者求诊时应做眼底检查，检测自主神经系统如体位性高血压和糖尿病膀胱功能，检测心电图、心脏超声波，了解心脏情况。

2. 鉴别诊断

鉴别诊断主要是鉴别糖尿病肾病与非糖尿病肾病。有研究表明，约1/3的糖尿病合并肾病的患者为非糖尿病肾病，如各种肾小球疾病、肾动脉硬化、尿路感染等。一般来说，糖尿病肾病表现为渐进的发展过程：微量白蛋白尿，显性蛋白尿，肾病综合征，最后发展成氮质血症和肾衰。如糖尿病肾病的发展不典型，并出现非特征性的临床表现，如肉眼血尿，无任何眼底病变的氮质血症，糖尿病病程小于5年的患者出现肾病综合征的表现等，在这些情况下，应该做肾活检鉴别糖尿病肾病和非糖尿病肾病。鉴别糖尿病肾病和非糖尿病肾病有重要意义，其治疗方案及预后的确定和评估各不相同。

（1）糖尿病患者中非糖尿病引起的肾脏病变：各种肾小球疾病均可出现于糖尿病患者，如IgA肾病、微小病变性或新月体型肾小球肾炎、系膜增生性肾小球肾炎、毛细血管内皮增生型肾小球肾炎及肾淀粉样变。糖尿病患者以出现膜型肾病为最常见，多发生于40～60岁，此与T2DM的发病年龄相仿。在老年糖尿病患者中，前列腺肥大和糖尿病膀胱病变引起的尿潴留为最常见。

（2）糖尿病引起的其他肾脏病变：

尿路感染。其是糖尿病患者常见的一种感染，约10%的糖尿病患者有肾间质炎症和瘢痕等组织学证据。糖尿病妇女菌尿发生率为非糖尿病对照组的2倍，大部分可以无症状，但可加重肾功能恶化，故必须努力消除。感染时可出现微量白蛋白尿甚至常规尿蛋白阳性，感染控制后可消失，如持续不恢复正常，则提示糖尿病肾病。

肾乳头坏死。据报道，肾乳头坏死病例中约50%以上为糖尿病患者。此病多见于病程较长者，女性更多见，尤其是反复尿路感染者多数影响到双侧肾脏。常见症状为尿路感染和/或肾绞痛、血尿和脓尿。若无感染时出现脓尿应特别注意有隐性肾乳头坏死的可能。

（六）预防

DCCT 已肯定地揭示了理想的血糖控制，能有效地预防 DN 的发生发展。糖尿病患者一旦出现临床蛋白尿，其肾脏病变是不可逆转的，肾功能将进行性下降，治疗十分困难。因此，重在预防。DN 预防可分三级：①一级预防，是指不让患者发展为早期 DN；②二级预防，是指阻止早期 DN 向临床 DN 发展；③三级预防，是指阻止确定为临床 DN 的患者向终末期肾衰（ESRD）发展。预防糖尿病肾病应尽量控制糖尿病肾病发生、发展的各种危险因素。

1. 控制血糖

UKPDS 研究（UK Prospective Diabetes Study）结果表明，严格控制血糖可以显著地减少包括糖尿病肾病在内的糖尿病微血管并发症。DCCT 研究证明，严格血糖控制组（糖化血红蛋白＜ 7.0%）微量白蛋白尿的发生危险性降低 34% ~ 43%。我国学者同样认为，从患糖尿病起即应积极治疗高血糖，而且一定要严格达标：空腹血糖＜ 6.1mmol/L，餐后血糖＜ 8.0mmol/L，糖化血红蛋白＜ 6.5%。

2. 控制血压

高血压本身就是肾脏损害的危险因素，约 80% 的糖尿病患者合并有高血压。糖尿病患者出现高血压，对肾功能的损害会更加严重，高血压与肾功能的下降显著相关。血压控制标准：一般患者应≤ 17.3/10.7kPa（130/80mmHg），蛋白尿者（≥ 1g/24h）应≤ 16.7/10.0kPa（125/75mmHg）。

3. 戒烟

多数研究已经表明，吸烟不仅是心血管疾病的危险因素，而且可以加速肾脏病变的进展。

4. 控制血脂

氯沙坦治疗 2 型糖尿病肾病的大规模多中心随机临床试验 RENAAL 中证实胆固醇和甘油三酯水平与糖尿病肾病的进展相关。凡是合并高血脂的糖尿病患者均应进行调脂治疗，将血脂控制到：总胆固醇＜ 4.5mmol/L、LDL- 胆固醇＜ 2.5mmol/L、HDL- 胆固醇＞ 1.1 mmol/L、甘油三酯＜ 1.5mmol/L。

5. 易感因素评估

通过对糖尿病患者病史的询问和家系的调查明确有无遗传倾向，有条件者可做易感基因的检测。对有易感因素的患者应加强肾病的检测和随访。对所有糖尿病患者均应做微量白蛋白尿测定并进行筛查，对于预后判断、决定是否强化治疗具有重要价值。

（七）治疗

糖尿病肾病尚无特效的治疗方法。提倡早期诊断、早期治疗，包括下列方法。

1. 控制血糖

血糖控制肯定是DN的决定因素，大量临床和实验研究资料表明，DN早期病理改变是可逆的。对一些患者进行强化胰岛素治疗，可以看出代谢的良好控制对早期DN的肾脏改变是有益的，可降低增加的GFR，使增大的肾脏缩小，减少微量白蛋白尿。根据DCCT及UKPDS研究，建议将HbAk控制在7.0%以下。

糖尿病患者未发生DN时，降糖药物的选择范围较广，但并发DN后，对于降糖药物的选择，应以不加重肾脏负担的药物为主。

（1）口服降糖药物：

①在磺脲类药物中，格列喹酮（糖适平）可用，其95%由胆汁从肠道排出，只有5%经肾排出，因而不增加肾脏负担，适用于DN和轻度肾功能不全的2型DM患者。

②非磺脲类促泌剂——瑞格列奈，主要在肝脏中代谢。其代谢产物中90%经大便排泄，2%以原形药物由粪便排出，仅有8%的代谢产物出现在尿液中，故可用于有轻、中度肾功能不全的2型DM患者。

③a-葡萄糖苷酶抑制剂——阿卡波糖（拜糖平），胃肠道吸收不到1%，主要在胃肠道以原形随大便排出。可用于DN和轻度肾功能不全的DM患者。

④胰岛素增敏剂——噻唑烷二酮类，现在主要包括罗格列酮（文迪雅）、吡格列酮，主要经肝脏代谢，可用于DN和轻度肾功能不全的2型DM患者。

（2）胰岛素应用：对已出现早期DN的1型和2型DM患者，以采用胰岛素控制血糖为最好。当出现肾功能不全时，胰岛素的降解、排泄均减少，因此对胰岛素的需用量应减少，最好选用半衰期短的制剂。

2. 降压治疗

DM的高血压不仅是DM人群发生冠心病、脑卒中的危险因素，而且是使肾病进一步进展、恶化的主要因素之一。近年来，许多动物试验及临床研究显示，降压治疗对DM患者的肾脏可提供良好的保护作用。理想的血压控制能有效地降低尿白蛋白的排泄，减慢GFR下降速度，延缓肾衰的发生。

（1）治疗目标：目标血压应降到＜17.3/10.7kPa（130/80mmHg），对已有肾病表现患者应该控制血压在16.7/10.0kPa（125/75mmHg）以下。

（2）治疗方法：包括非药物治疗和药物治疗。非药物治疗包括减肥、限制钠盐、戒烟、规律地锻炼、不饮或少量饮酒等。一旦出现早期肾脏病变，即使血压不高也应进行抗高血压药物治疗。大量研究证明，无论采用何种抗高血压疗法，都可以减缓1型和2型糖尿病肾脏病变的进展。

（3）血管紧张素系统阻断剂：包括ACEI或ARB。ACEI和ARB作为首选的抗血压药得到公认，特别对DN患者。ACEI虽有同时扩张肾小球入球和出球小动脉的作用，但其对出球小动脉的扩张作用特别强，因此，最终结果是使肾小球毛细血管压力降低，减轻了肾单位的工作负荷。ARB 具有同 ACEI 相似的药理作用。ACEI 和 ARB 除了降压作用外，还能逆转血管壁、心脏的不良重构，恢复其结构和功能，降低心脑血管疾病死亡率。

ACEI 和 ARB 对 DN 的保护作用除有效地降低血压外，尚有抑制肾脏基质纤维化、相对优势地扩张肾小球出球小动脉，降低肾小球内高压，减轻肾小球高灌注压、高滤过状态，增加肾小球基底膜的选择通透性，减少肾小球蛋白的滤出，降低尿蛋白，有效地延缓 DN 进程。ACEI 和 ARB 对 DM、高血压及糖尿病肾病患者应作为首选药。

（4）钙通道阻滞剂（CCB）：此类药物降压安全有效，其降压疗效和降压幅度较其他类降压药强，且不影响糖、脂代谢，长期控制血压的能力和服药依从性较好，还有抗动脉粥样硬化作用。目前对 CCB 是否存在独立于降压作用外的肾脏保护作用仍有争议。

（5）β 受体阻滞剂：常与 ACEI 或 CCB 联合使用，具有良好的降压作用。高血压患者常伴心率增快，β 受体阻滞剂能有效地减慢心率。常用的 β 受体阻滞剂包括美托洛尔、比索洛尔等。

（6）α 受体阻滞剂：有一定的降低血压作用，对糖、脂代谢无影响。这类药物对前列腺肥大的老年患者有增加尿流量的额外作用。α 受体拮抗药有首剂反应，直立性低血压多见，长期应用可能出现耐药现象。

（7）利尿剂：对糖、脂代谢有不良作用，尤易引起电解质紊乱。通常必要时仅应用小剂量噻嗪类利尿剂，对糖、脂肪、电解质代谢无明显不良影响。

3. 降脂治疗

越来越多的研究提示，DM 两大主要并发症，动脉粥样硬化和 DN 存在共同的病理基础，氧化的 LDL-C 在其发病机制中发挥重要作用。在 DN 发展过程中，LDL-C、LP（α）和 TG 被认为起致病作用。因为心血管疾病是最常见的引起死亡的原因，在 DM 患者更明显，因此，降脂治疗对降低心血管疾病的并发症是有好处的。

但是降脂治疗是否能延缓 DN 的进展，并不像高血压、蛋白尿那样肯定，有待进一步研究。

4. 低蛋白饮食

20 世纪 80 年代以来，动物实验和临床研究表明，大量蛋白饮食可以明显增加肾小球滤过率，加速肾脏病的进展。高蛋白饮食可引起肾小球滤过膜屏障的损害，引起肾小球高滤过，促进肾小球硬化作用。从肾小球滤过的蛋白质仅小部分从尿液中排出成为尿蛋白，而大部分系由肾小管吸收、分解，在此过程中需消耗大量能量，并产生大量氧化代谢产物而进一步加重肾脏损害。现已证实，限制蛋白饮食能在不依赖血糖控制的情况下明显减少夜间微量蛋白尿，可以减低肾小球内压、降低肾小球滤过率，延缓临床肾病的发生发展。肾功能正常的患者，蛋白质摄入量为 0.8g/（kg · d）；出现肾功能不全者应降至 0.6g/（kg · d）。

5. 醛糖还原酶抑制剂

醛糖还原酶活性增加可使细胞内山梨醇积聚，在 DN 并发症的发生中起重要作用。严格控制高血糖时多元醇通路的活性受抑制，组织山梨醇的蓄积和己糖水平减少，从而抑制氧化还原失衡，对控制 DN 有重要意义。醛糖还原酶抑制剂在早期 DN 的治疗中的价值还需进一步研究。

6. 氨基胍（AG）

一些胍类复合物（氨基胍）比蛋白质中赖氨酸 s- 氨基更活跃，与早期糖基化蛋白质形成一种不活泼物质，代替了糖基化终产物的形成，阻止 AGEs 在血管壁上的积聚，同时可抑制醛糖还原酶及一氧化氮（NO）合成酶的作用。NO 是一很强的扩血管物质，直接升高组织血流量并介导其他内皮细胞依赖的扩血管物质如组胺、缓激肽与 5- 羟色胺的扩血管和升高血管通透性的作用。一些动物实验提示，DM 早期组织器官血流量增加，如血管通透性的改变部分由 NO 合成增加所致。

（八）糖尿病肾病终末期治疗

糖尿病肾病（DN）发展到终末期的过程是缓慢的而且不可逆的，肾脏替代治疗人群原发于糖尿病患者逐年增多。糖尿病肾病终末期治疗方法包括药物治疗、透析疗法和胰肾移植。

1. 药物治疗

包括醛氧化淀粉、聚磺苯乙烯及尿毒清等可吸附肠道与血液中过多积聚的代谢毒物，因而常用于 DN 肾功能不全治疗。大黄用于慢性肾衰的治疗，除通便清浊之外，对延缓肾衰竭进展有一定作用。

2. 透析疗法

透析治疗可以延长糖尿病肾病患者生命。目前常用的方法包括腹膜透析和血液透析。DN 比非糖尿病肾病终末期提早透析已形成共识，若血清肌酐 442 ~ 528μmol/L 或肌酐清除率＜ 15mL/min 应该开始透析。因为 DN 进展快、并发症多，糖尿病机体代谢异常，影响氮质代谢和肌酐的生成，所以肌酐数值不能表示疾病严重程度，对年老和营养不良的患者应以肌酐清除率为标准。有时虽然生化指标未达到透析指标，但有明显的并发症也应开始透析，如明显的尿毒症症状、高钾血症或发生与水潴留相关而药物难以控制的心力衰竭和高血压。终末期 DN 透析应注意透析充分、控制血压、胰岛素用量个体化、补充足够的热量、纠正血脂异常、预防各种感染等。

（1）腹膜透析：腹膜透析具有血流动力学稳定、血浆溶质浓度相对稳定、无须血管通路、容易控制高血压、心血管并发症少、容易纠正贫血、清除中分子物质多、不需要复杂的透析设备、不用肝素而减少肝素相关并发症、可以腹腔注入胰岛素、保存残余肾功能等优点。DN 腹膜透析对于延缓糖尿病的血管病变、神经病变的发生和发展有重要的意义。但是腹膜透析同样存在缺点，如糖负荷过多；易出现高脂血症；可发生腹膜炎等感染并发症；蛋白质和氨基酸丢失多，容易导致营养不良；导管并发症多，容易发生腹膜硬化失去功能；容易产生水负荷过多，导致心血管并发症。

（2）血液透析：其优点是代谢废物清除率高，疗效快，远期生存率较高。主要死因为心脏病、猝死、感染、终止治疗。诱发因素有高血压、高血糖、高血脂、动脉转移性钙化和透析相关因素。合理地预防透析并发症可以提高患者生活质量，延长生存期。

3. 终末期 DN 肾移植或胰肾联合移植

同种异体肾脏移植是治疗 DN 晚期肾衰竭的有效方法。成功的肾移植，还可使视网膜病变和神经病变明显好转，但心血管疾病仍是失败和死亡的主要原因。胰肾联合移植比单纯肾移植有更好的效果，患者不必应用胰岛素延缓或预防 DN 的复发。

四、糖尿病性神经病变

糖尿病性神经病变是糖尿病常见的并发症之一，病变可累及中枢神经及周围神经，后者尤为常见。由于诊断标准和研究方法的不统一，糖尿病性神经病变的发生率文献报道差异很大，一般报道占糖尿病患者总数的 15% ~ 95%。而且可以侵及神经系统的各个部位，包括中枢神经、颅神经、感觉神经、运动神经和自主神经。糖尿病性神经病变的发生与糖尿病控制情况、有无高血压、是否吸烟等因素有关。该病严重影响患者的生活质量，但目前临床尚缺乏特异性治疗方法。

（一）病因及发病机制

糖尿病性神经病变的病因及发病机制迄今尚未完全阐明。近几年大量的临床和实验研究显示是由多种原因所导致，与糖尿病代谢紊乱、微循环病变、蛋白非酶糖基化、神经因子缺乏、免疫、氧化应激、细胞因子等有关，发病机制较复杂。

1. 代谢紊乱

（1）多元醇旁路活性增高学说：糖尿病高血糖状态时，组织中葡萄糖大量增加，使醛糖还原酶活性增高，葡萄糖被还原生成山梨醇，然后被山梨醇脱氢酶氧化为果糖。由于山梨醇、果糖不易降解和透过细胞膜，因而导致神经组织中山梨醇和果糖聚积，使细胞内渗透压增高，引起神经细胞肿胀和纤维变性，最后导致神经节段性脱髓鞘，使神经功能受到损害。

（2）肌醇缺乏学说：因葡萄糖的结构与肌醇非常相似，所以在高血糖情况下，葡萄糖能竞争性地抑制神经组织摄取肌醇，使肌醇减少可致神经信息的主要介质——磷酸肌醇合成减少，导致神经组织的代谢、功能和结构发生异常，神经传导速度减慢。

（3）蛋白质非酶糖基化作用：高血糖状态可增加葡萄糖分子通过亲核添加作用与氨基相连的非酶作用使血浆、组织蛋白糖基化，最后形成不可逆的糖基化终末产物（AGE）。免疫组织化学及电镜研究表明，AGE 在糖尿病患者外周神经的细胞内及细胞外的含量均增加。蛋白质糖基化后功能和结构异常，神经髓磷脂神经板蛋白质糖化可致末梢神经纤维轴突变性及脱髓鞘，导致神经功能异常。形成大量的糖基化终末产物，堆积于血管壁可使管壁增厚，管腔狭窄，导致神经的缺血、缺氧性损害。

（4）其他代谢及生长因子异常：尚有脂肪代谢异常，体内重要的必需氨基酸减少以及维生素缺乏、遗传因素等，在某种程度上与糖尿病神经病变的发生也有一定关系。

2. 血管病变

由于高血糖使 PAS 阳性物质沉积，糖化的 LDL 在内膜下沉积，小动脉和微血管管腔狭窄或闭塞。糖尿病时神经微循环病变包括血管病变、微血流障碍及血液理化改变，三者相互影响形成恶性循环。主要为微血管病变，表现为毛细血管基底膜增厚，血管内皮细胞肿胀、增生、透明变性，糖蛋白沉积，管腔狭窄，从而导致神经缺血、缺氧。另外，糖尿病时神经外膜与神经周围的血管之间形成广泛的短路，造成血液分流，促使神经缺血。血液理化改变主要是血液流变学异常，包括红细胞变形能力下降、聚集黏附力增强，血小板抗聚集下降，血黏度增高，纤溶活力下降等。导致神经微血管的血流减慢，加重神经组织的缺血、缺氧。血管活性因子如一氧化氮（NO）和前列环素（PGI2）对调节血管局部血流、改善神经内膜血流量起着一定作用。因此，NO 合成减少和 PGI2 生成受抑制，也可导致神经组织缺血、血流降低、神经传导减慢。因此，微血管病变所致的神经缺血、缺氧是糖尿病神经病变的另一个重要因素。

3. 自身免疫反应

近年来研究发现，自身免疫反应可能参与 1 型糖尿病神经病变的发生。

4. 线粒体功能异常

近几年有报道，糖尿病神经病变的发生并非绝对由长期高血糖所致，线粒体功能异常不仅可引起糖尿病，也可引起神经肌肉功能紊乱，导致肌肉萎缩及疼痛症状的发生；也可影响自主神经功能，使血管舒缩功能异常，导致下肢水肿等改变。并发现了新的致病性线粒体基因突变。目前也有报道认为，糖尿病神经病变是复杂的多基因病。

5. 氧化应激

高糖状态下出现糖、蛋白质、脂质代谢紊乱造成各种自由基生成增加，可使生物膜，包括神经细胞及神经纤维膜出现氧化损伤。而且山梨醇增多、蛋白质非酶糖基化及氧化应激三者之间可以互相影响，互相加重损害作用。AGE 形成加重氧化应激，氧化应激又加速 AGE 形成并造成山梨醇增多。

总之，糖尿病神经病变的病因及发病机制较复杂，可能是复合性因素造成，且相互有一定的影响和作用。

（二）病理

糖尿病性神经病变的病理改变较广泛，主要累及周围神经和自主神经系统，也可累及脑和脊髓，主要表现在神经组织本身和神经滋养血管两方面。周围神经病变时，腓肠神经活检，光镜下可见神经束膜下水肿或神经束减少，有髓纤维数量也减少。电镜下可见轴索内微管扩张，形成空泡。髓鞘变性，板层结构不明显。病情较重者，可见髓鞘板层破坏、溶解。在神经纤维变性的同时，可见有髓和无髓纤维再生，Schwann 细胞增生。自主神经受累时，表现为内脏自主神经及交感神经节细胞的变性。

（三）临床表现

糖尿病性神经病变可分为中枢神经病变和周围神经病变两大类，中枢神经病变包括缺血性脑病和各种类型的脊髓病；周围神经病变包括感觉神经和运动神经、自主神经病变。

1. 周围神经病变

（1）单发性神经病变：好发于老年糖尿病患者，起病突然，一般不对称，常受累的神经有动眼神经、展神经、面神经、三叉神经、听神经等颅神经。出现眼睑下垂、复视、斜视、神经性聋或突聋等，动眼神经麻痹的特点为只影响眼外肌，表现为眼睑下垂，眼球向内、向上、向下活动障碍，可为完全性或不全性麻痹，但不影响眼内肌，即瞳孔大小正常。因糖尿病时动眼神经中心部位脱髓鞘及轴索变性，而周边部分不受影响。这与动眼神经的纤维排列有关（缩瞳纤维最靠外）。糖尿病性眼肌麻痹预后良好，一般 2 ~ 3 个月后症状可逐渐减轻或缓解；上肢可累及正中神经、尺神经、桡神经，可发生腕管综合征；下肢可累及股神经、坐骨神经、股外侧皮神经等，出现腰痛、腿痛、皮肤疼痛、麻木、感觉减退甚至消失；累及单根迷走神经，可导致胃痉挛、胃疼痛等功能障碍。

（2）多发性神经病变：

①近端运动神经病变，也称糖尿病性肌萎缩，与慢性炎性多神经脱髓鞘病变、神经结构破坏、神经蛋白漏出引起自身免疫病变有关，主要发生在老年糖尿病患者，缓慢或突然起病，以大腿或髋骨骨盆疼痛为主诉，近端肌无力，不能从坐姿站起，必须用手支撑才能站立，严重的肌萎缩者可呈恶病质。

②远端对称性多神经病变有以下三种：

周围感觉神经病变：是糖尿病神经病变最常见的类型，多从下肢开始，由足趾向上发展，上肢累及较晚。四肢远端有本体觉、位置觉、振动觉、温度觉异常，患者有共济失调、步态不稳如踩棉花样。呈套式感觉障碍，常有神经病变分布范围内的自发性疼痛及感觉异常，如麻木、蚁走感、烧灼感。早期感觉过敏，后期感觉减退，甚至消失。

周围运动神经病变：导致对称性手指、足趾间小肌群萎缩无力。

痛性神经病变：其特征为自发性、顽固性剧痛，弥散而持续，可为急性（少于 6 个月）或慢性（持续半年以上），也可发作性加剧。疼痛可发生在躯体任何神经，最常见于下肢，并伴有明显的血管自主神经症状和皮肤营养障碍。一般为单侧病损，也可双侧不对称。以疼痛为突出表现，但除电生理检查可发现异常外，无阳性体征，临床容易误诊。因此，提高对糖尿病性疼痛的认识在临床实践中十分重要。对难以理解的顽固性疼痛，在除外其他器质性疾病的基础上，应想到有无糖尿病。

（3）自主神经病变：自主神经病变是糖尿病常见的慢性并发症之一，患病率约为60%，起病潜伏、缓慢，主要影响心血管系统、消化系统、泌尿生殖系统、血管舒缩、瞳孔和汗腺等功能，临床表现多种多样。

消化系统自主神经病变。在糖尿病自主神经病变中最常见，表现为：①食管反流征。食欲减退、腹胀、胃灼热；②胃轻瘫、胃麻痹、肠麻痹和麻痹性肠梗阻。恶心、呕吐、便秘；③肠激惹。为顽固性夜间或餐后腹泻，大便呈水样，甚至大便失禁，X线检查可见小肠功能紊乱；④腹泻、便秘交替出现。

泌尿生殖系统自主神经病变。膀胱功能紊乱，表现为排尿障碍，出现无张力性膀胱、尿潴留，残余尿多，有时尿失禁，容易并发尿路感染；骶神经自主神经病变表现为性功能障碍，男性性欲减退、阳痿、早泄，女性月经紊乱。

心血管系统自主神经病变。表现为：①安静时心率加快（＞90次/min），而运动时心率不加快，少数有固定心率，即心率的变化不容易受刺激的影响，也不易被β受体阻滞剂纠正；②无痛性心肌梗死、心搏骤停或猝死、难治性心力衰竭；③卧位高血压、夜间高血压或体位性低血压；④Q–T间期延长综合征。

体温调节和出汗异常。表现为肢体干、凉、少汗甚至无汗，下肢及足部明显，而上半身常出汗过多。

周围血管。血管的舒张与收缩幅度减少，血管运动紧张性减弱；周围皮肤动、静脉分流开放，血流量增加，静脉及毛细血管床扩张，压力升高，周围皮肤水肿。

瞳孔。瞳孔缩小，对光反应迟钝或消失。

对代谢的影响。对低血糖感知减退或无反应，自行从低血糖中恢复的过程延长。

神经源性骨关节病。常合并下肢营养不良性关节病，又称夏科关节（Charcot关节）。常累及足部及膝、踝关节，逐渐肿胀，但无明显疼痛及感染征象。也常伴有无痛性溃疡。

2. 中枢神经系统病变

（1）脑血管病：糖尿病脑血管病以脑动脉粥样硬化所致缺血性脑病最为常见，如短暂性脑缺血发作（transient ischemic attack，TIA）、腔隙性脑梗死、多发性脑梗死、脑血栓形成等。糖尿病血管病中的脑血栓形成多发生于大脑中动脉，而腔隙性脑梗死则多见于脑内深穿支的供血区，如壳核、内囊、丘脑及脑桥基底等。由于糖尿病高血压发生率甚高（20%～60%），亦可发生出血性脑病。

（2）癫痫发作：在糖尿病神经病变中较少见，一般以大发作及局限性发作为主。糖尿病患者癫痫发作的病因及发病机制尚不清楚，有作者报道半数以上是由于胰岛素治疗引起低血糖所致。因急性低血糖时脑部葡萄糖供应不足，导致脑组织缺血、缺氧性损害。部分由于高血糖引起。因高血糖能加重脑缺血、缺氧。葡萄糖无氧酵解使细胞内乳酸水平增高，pH值下降，导致细胞内酸中毒而损害神经元、胶质细胞及脑血管，引起癫痫发作。除上述缺血、缺氧因素外，也有报道高渗昏迷引起癫痫发作。另外，癫痫发作也可与脑血管病合并存在。

（3）心理障碍及认知功能低下：糖尿病患者心理障碍发病率高达 30% ~ 50%，焦虑状态较多见，表现为焦虑、烦躁不安、苦闷、紧张、恐惧以及多汗、心悸、脉快等自主神经症状；还有情感不稳，表现为情感易变、波动、易激惹、脆弱、伤感等；部分患者出现神经衰弱症状群，表现为睡眠障碍、记忆力减退、注意力不集中等；糖尿病患者的抑郁约占 1/5，并且治疗复发率高。

（4）脊髓病变：起病缓慢，表现为横贯性感觉障碍，病理反射阳性。如后索受累明显，可出现感觉性共济失调；侧索损害以肢体无力、肌张力高、痉挛性步态、腱反射活跃为主要表现，可能为脊髓变性及血管病变所致。

（四）诊断

糖尿病性神经病变，以往主要根据临床表现进行诊断，神经病变常发现较迟。近几年由于检查手段的不断完善，能及早发现糖尿病性神经病变，常用的检查方法有以下几种。

1. 神经电生理检查

（1）针电极肌电图（EMG）：针电极肌电图在区分神经源性和肌源性损害上有一定诊断价值。有作者报道，糖尿病患者肢体远端肌肉中以神经源性损害为主；在肢体近端肌肉中则以肌源性损害为主。因此，兼测肢体远、近端肌肉有助于全面判断肌肉受损状态。选择病变比较明显的肌肉进行检查，可提高检出阳性率。

（2）神经传导速度（NCV）测定：NCV 测定对诊断早期糖尿病性周围神经病变有重要价值，可发现亚临床神经损害，在糖尿病早期，甚至出现临床体征之前已有明显变化，故有早期诊断价值。其中感觉神经传导速度（SCV）较运动神经传导速度（MCV）减慢出现更早，且更为敏感。

（3）诱发电位（EP）检查：

①视觉诱发电位（VEP）。记录视觉冲动经外侧膝状体投射到枕叶距状裂后部与枕后极的电活动。主要的视觉皮层电位有 N_1、P_1（P100）和 Nz_3 个主波，其中最有诊断价值的是 P100 波潜伏期延长。VEP 异常可因屈光间质异常，侵及黄斑的视网膜病变，视神经通路及视区皮质损害引起。

②脑干听觉诱发电位（BAEP）。记录听神经（Ⅰ波）、脑干耳蜗神经核至中脑下丘（Ⅱ ~ Ⅴ波）、丘脑内侧膝状体（Ⅵ波）、听放射（Ⅶ波）的电活动。其中Ⅰ波、Ⅲ波、Ⅴ波为最主要的波，凡Ⅰ波波峰潜伏期（PL）延长或波幅（AMP）降低，甚至分化不清或不能显示波形者，表明有外周听力减退。而波峰间期（IPL）延长常反映脑干病变导致其听觉通路传导受累。另外，尚应考虑椎—基底动脉供血障碍所致的脑干缺血的可能性。因此，在糖尿病患者中 IPL 延长较多见。

③躯体感觉诱发电位（SEP）。分别刺激左、右腕部正中神经及踝部胫后神经，由相应

神经及脊髓后索传导至顶叶皮质，并在其通路的不同部位直至颅顶部记录诱发电位。SEP 各波的命名尚不统一，目前多以各波潜伏期的毫秒数如 P_{14}、N_9、N_{20} 等来表示。如潜伏期延长，常提示相应部位（从周围到中枢）的感觉传导功能受损。但定位上 SEP 也有限度，因为对 SEP 各电位的起源还有待进一步确认。

④运动诱发电位（MEP）。电流或磁场经颅或椎骨刺激人的大脑运动区或脊髓所记录到的肌肉动作电位。但磁刺激无电刺激产生的疼痛不适，且操作方便，已应用于临床诊断，主要检查中枢运动传导功能。

2. 心血管自主神经功能检查

对评价糖尿病患者心血管自主神经功能有一定价值。以往用传统心电图心脏自主神经功能试验。近几年引进电子计算机技术，通过心电频谱分析，反映心脏自主神经功能，具有简便、敏感、准确、可定量等优点。

（1）乏氏（Valsava）动作比值：深吸气后掩鼻，用力吹与血压计连接的橡皮管，使水银柱上升达 5.33kPa（40mmHg），坚持 15 ~ 30s，即乏氏动作，然后放松，自然呼吸 10s，均同时记录心电图。测定乏氏动作后最大 R–R 间期与乏氏动作时最小 R–R 间期的比值，正常应大于 1.21。

（2）呼吸差：记录深呼吸 30s 的心电图。计算每分钟深呼吸时最大与最小的 R–R 间距之差。60 岁以下正常人应大于 15 次 /min，以后随年龄增加而减少，60 岁以上大于 10 次 /min。

（3）30/15 比值：从卧位迅速直立时测量第 30 次与第 15 次心搏的 R–R 间期之比值，正常人应大于 1.03。

（4）卧立血压差：测量卧位时与迅速直立后的收缩压之差，正常人血压下降应＜ 4kPa（30mmHg）。

上述四项检查中，前三项异常主要反映副交感神经功能障碍，卧位血压差异常则提示交感神经功能障碍。在糖尿病患者中，以副交感神经损害较为明显。严重时，两种神经功能均受损。

3. 胃肠自主神经功能检查

下述方法有助于胃肠道自主神经病变的检测：胃排空测量包括闪烁图法——固体和 / 或液体餐，放射法——不透 X 线标记物，胃肠钡餐，实时超声显像法，磁示踪法，电阻抗法，对乙酰氨基酚吸收率，插管法等。目前以胃排空的闪烁图最敏感且能用于临床的方法，闪烁图扫描技术仍代表胃排空测定的金标准，表现为对固体和液体食物排空延迟。

4. 腰椎穿刺、超声、颅脑 CT 及 MRI 和血管成像（MRA）

当糖尿病患者伴有头痛、眼肌麻痹、癫痫发作或怀疑脑血管病时，可酌情选择上述检查，有助于确诊。

5. 肢体血流量测定

对糖尿病性肢体疼痛有一定助诊价值，且发现肢体血流量较无疼痛的患者明显减少。

6. 腓肠神经活检

光镜、电镜检查有助于判断神经损害程度，为有创性检查，用于复杂、困难的病例。

7. 其他有助于自主神经病变检测

（1）皮肤湿度测量：对热反应——Kennedy 用Ⅲ型负离子透入法，刺激出汗后计数汗滴压痕。Low 提出更为精确的催汗轴反射定量试验（QSART）：检查节后神经传导经路的完整性，有神经节或节后纤维损害者均不发生出汗。交感神经皮肤反应（SSR）：通过刺激传入末梢神经并经传出交感神经无髓鞘细胞纤维的汗腺反应，汗腺反应为“体性”——交感神经反射。DM 自主神经病变患者与健康人相比，振波少，潜伏时间延长。有报道 SSR 比心脏自主神经检查能更早、更敏感地反映 DM 是否有自主神经受累。

（2）瞳孔检查，对光反射：瞳孔周期时间（PCT）是测定迷走神经功能的敏感方法，DM 自主神经病变者 PCT 明显延长。用电子闪光人造偏光板摄影方法测量暗适应的瞳孔直径，为交感神经支配纤维的定量测量。如瞳孔对光反射结果用红外线瞳孔测量仪测量更能发现异常。

总之，糖尿病神经病变的诊断必须有糖尿病的证据或至少有糖耐量减低；根据临床表现及有关实验室检查有糖尿病神经病变的证据；排除其他原因引起的神经病变后才可确诊。

（五）治疗

1. 严格控制血糖

是防治糖尿病神经病变的基本措施。近年来，许多临床试验证明严格的血糖控制能延缓糖尿病多发神经病变的发生和发展，同时发现血糖控制不良者，神经病变的发生率较高。已有严重神经病变的糖尿病患者，一般应采用胰岛素治疗，这是因为胰岛素除了能降低血糖、纠正代谢紊乱外，其本身还是免疫调节剂及神经营养因子，对糖尿病神经病变有良好的治疗作用。空腹血糖控制在 7mmol/L 以下，餐后血糖不超过 8mmol/L，HbAlc $<$ 7% 以下为宜。

2. 控制血压、血脂及戒烟

具体控制目标见糖尿病控制目标。

3. 营养神经药物

可适当应用烟酸、辅酶 A、ATP、胞磷胆碱、神经妥乐平、小牛血去蛋白提取物、维生素 B_1、维生素 C、维生素 E。甲基维生素 B_{12}（弥可保）是一种活性维生素 B_{12} 制剂，较维生素 B_{12} 更易进入神经细胞内，参与卵磷脂、核酸、蛋白质的生物合成，前者是髓鞘的重要组成部分。临床研究证实，弥可保口服和肌注皆对糖尿病神经病变有明显治疗作用，且改善糖尿病周围感觉神经损害的疗效优于运动神经。

4. 其他治疗

（1）钙拮抗剂：尼莫地平可增加神经内毛细血管密度，促进微血管生长，阻滞钙内流，故可促进神经血流量的增加，提高神经传导速度，改善神经缺血、缺氧。

（2）神经生长因子（NGF）：是神经营养因子，一种多肽物质。研究表明，使用人NGF 6个月后能改善糖尿病性神经病变患者的症状。该药物相对安全，且不良反应少，偶有注射部位的疼痛或过敏，对改善神经症状、缓解肢体疼痛有一定疗效。

（3）神经节苷脂（GS）：参与细胞膜的构成，改善轴索形态，提高 Na^{+}–K^{+}–ATP 酶的活性，促进损伤后的神经再生，改善神经功能。神经节苷脂可明显提高神经传导速度，改善糖尿病患者的疼痛或感觉障碍。

（4）肌醇：是神经髓鞘的组织成分，能维持神经组织能量代谢，改善神经冲动及神经症状。临床观察发现，早期应用肌醇可有一定的疗效，但疗效起效慢，因此对肌醇的临床应用还需进一步研究。

（5）醛糖还原酶抑制剂（ARI）：可纠正代谢紊乱，降低神经组织中山梨醇水平，恢复肌醇及 Na^{+}–K^{+}–ATP 酶的活性，明显改善神经传导速度及神经的形态学异常。目前对 ARI 的疗效临床尚有争议，故需进一步的研究。

（6）爱维治（Actovegin）：是以小牛血清为原料制备的小分子量肽，核苷酸和寡糖类物质。其中肌醇磷酸寡糖具有类胰岛素活性，可以促进葡萄糖氧化和脂解作用，加速糖原合成，具有降血糖作用；改善神经髓鞘细胞的代谢，改善微血管病变，使受损神经的功能有所再生。

（7）西洛他唑（Cilostazol）：为磷酸二酯酶抑制剂，是一种兼有扩张血管平滑肌作用和抗血小板聚集的药物。研究发现，西洛他唑能不同程度地恢复糖尿病的神经病变，而且随着服用时间的延长，糖尿病神经病变的恢复在延续。

（8）改善神经微循环治疗：活血化瘀中药如丹参、川芎嗪、葛根素等具有镇痛、安神、改善神经微循环等作用。

（9）物理治疗：采用高压氧治疗、机械性辅助循环治疗亦可取得一定疗效。有报道称，经皮电刺激对糖尿病神经病变瘙痒和疼痛具有良好的作用。采用传统中医针灸、按摩治疗糖尿病神经病变，患者的症状得到明显改善。

5. 疼痛的治疗

糖尿病神经病变引起的疼痛治疗比较困难，一般止痛药常无满意效果，可用苯妥英钠或卡马西平，还可选用硝西泮等治疗。如疼痛仍不能缓解，可选用下列药物。

（1）三环类抗抑郁药：能抑制神经触突对5–羟色胺或去甲肾上腺素的再摄取，提高疼痛的阈值而起止痛作用。如丙米嗪12.5mg/次，2～3次/d，1周后增至25mg/次，2～3次/d，口服，有阿托品样不良反应。同类药阿米替林和多塞平亦可选服，剂量均为12.5～25mg/次，3次/d。如疼痛伴有焦虑者，也可服用阿普唑仑0.4mg/次，2次/d，或0.8mg/次，1次/晚。

（2）辣椒辣素（capsaicin）：为一种天然的生物碱，具有复杂的生理药理作用。

（3）曲马多：非吗啡类镇痛药，为阿片受体激动剂，有吗啡样作用，但无呼吸抑制，对心血管及肝肾功能影响小。

（4）胰岛素泵强化治疗：于 2 周内多可缓解疼痛。

（5）降钙素：100IU/d 皮下注射，连续 2 周，1/3 的患者疼痛可缓解。

6. 直立性低血压防治

睡觉时抬高床头，变换姿势动作要缓慢，下肢用弹力绷带加压包扎或穿弹力袜增加外周阻力以提高血压；适当增加血容量，提高血压，可用生脉散或补中益气汤，严重者可口服泼尼松 5mg/d，并禁用外周血管扩张剂；降压药剂量调整以立位血压为准。

7. 胃肠功能紊乱的治疗

（1）腹泻的治疗：不吃含粗纤维、谷胶及大量麸质的谷类。口服甲硝唑及抗生素治疗。

①酪酸菌（BM 颗粒）。该药含有耐酸性芽孢，对肠内的有益菌具有增殖促进作用，对有害菌的增殖具有抑制作用，可恢复和维持肠道内微生态系统的稳定和功能正常。故对肠道菌群有双向调节作用，既对止泻有效，又能治疗便秘。

②十六角蒙脱石（思密达）。保护消化道黏膜，维护其正常功能，帮助上皮细胞恢复和再生，平衡消化道寄生菌群，剂量 3g/ 次，3 次 /d，口服。

③洛哌丁胺（易蒙停）。该药作用于肠壁神经的阿片受体，抑制乙酰胆碱释放而减弱肠蠕动。首剂 4mg，每次在不成形粪便后再服 2mg，每日不超过 16mg，逐渐调整剂量。

（2）胃肠麻痹的治疗：少食多餐，食物宜少渣低脂。

①多潘立酮（吗丁林）。新型胃动力药，外周多巴胺受体阻滞剂，剂量 5 ~ 10mg/ 次，3 次 /d，餐前 15 ~ 30min 服用。

②西沙必利、莫沙比利。通过刺激肠肌层神经丛，增加乙酰胆碱释放而起作用。剂量 5 ~ 10mg/ 次，3 ~ 4 次从餐前口服，4 周为 1 个疗程。

③甲氧氯普胺（胃复安）。5mg/ 次，3 次 /d，口服。此药兼有胆碱能和抗多巴胺能作用。易透过血脑屏障而出现锥体外系不良反应，不宜长用。

8. 尿潴留的治疗

目前无特殊治疗办法，主要对症处理。如尿潴留可下腹加压，定时排尿，肌内或皮下注射新斯的明 0.25 ~ 0.5mg，针灸治疗。重症尿潴留可导尿或保留导尿管，必要时行外科手术膀胱造瘘。

9. 性功能障碍的治疗

糖尿病性功能障碍病因复杂，既有自主神经病变、血管病变的基础，也有心理因素和其他因素的影响，故治疗更为困难。

（1）性心理治疗。

（2）雄激素补充治疗：对于血清睾酮水平降低的患者，可考虑睾酮补充治疗。

（3）口服药物：西地那非（sidenafil）是选择性磷酸二酯酶 -5 抑制剂，可改善患者勃起功能障碍。应注意凡是服用亚硝酸酯类药物的患者禁用西地那非。其他药物曲唑酮（trazodone）、阿扑吗啡（apomorphine）也可应用。

（4）局部用药：如前列腺素 E_1 滴入尿道口内；海绵体内注射血管活性药物，将前列腺素 E_1、罂粟碱和/或酚妥拉明注入一侧海绵体内，可使海绵体充血膨胀，联合用药可提高疗效。

（5）真空负压装置：形状类似注射器的套筒，套在阴茎根部，利用负压将血液吸引到海绵体内，然后用橡皮环套住阴茎根部，阻止血液回流而维持勃起。

（6）阴茎假体植入：当其他治疗方法失败时，阴茎假体植入是最后的有效手段。

五、糖尿病足

糖尿病足是由于糖尿病血管、神经病变引起下肢异常的总称，因合并感染引起肢端坏疽者称糖尿病肢端坏疽，是糖尿病足发展的一个严重阶段。糖尿病足不但导致糖尿病患者的生活质量下降，而且造成巨大的经济和社会负担。

（一）流行病学

据报道，在美国 1600 万糖尿病患者中，有近 25% 的患者并发过足部溃疡；糖尿病足部溃疡多发于糖尿病病程 10 年以上者，病程超过 20 年以上者，45% 患者存在有足部神经障碍性病变。在德国，Gulan 等报道，糖尿病足部溃疡的发生率占糖尿病总数的 15%，需要截肢（趾）者高达 33%，而且不管截肢与否，糖尿病足部溃疡患者的死亡率高达 29%。因此，早期预防、早期治疗糖尿病足部溃疡，阻止病变向严重情况发展，不仅能减少糖尿病患者足部溃疡的发病率及其死亡率，而且还能减少治疗所带来的沉重的经济和社会负担。

（二）解剖生理特点

足是人体中离心脏最远的部分，它的血液供应是小动脉，即胫前动脉、胫后动脉和腓动脉以及它们的分支和微小动脉。糖尿病外周血管病变主要累及小动脉和微小动脉，血液供应减少，使足部的微循环系统受到影响，发生营养障碍。支配足部的神经包括感觉神经、自主神经和运动神经。正常的感觉可使人保持平衡。痛觉的本身并非使人感觉到疼痛，而是使人遭受的伤害降低到最低限度。如果痛觉神经消失一半，痛觉仍存在，但阈值明显升高；正常的自主神经可使汗腺分泌足够的汗液，湿润皮肤，不致干燥皲裂。运动神经使足内肌功能正常，以保证正常的足部结构，以免产生足底溃疡。糖尿病患者足部神经病变，可出现感觉异常（如疼痛感、麻木感等）、皮肤干燥，易产生溃疡、皲裂，足部正常结构受损。

（三）发病机制

糖尿病足萎缩性病变的基础是神经和血管病变，而感染则使其加重。在 1 型 DM 患者中，以神经病变为主，而在老年控制不理想的 2 型 DM 患者中，常同时存在周围血管病变和神经病变。导致截肢的糖尿病足部溃疡起病于多种途径。对于糖尿病足溃疡的发生来说，周围神经病变和周围血管病变是各自独立的危险因素。周围神经感觉消失和周围血管病变以及在此基础上产生的感染为糖尿病足部病变的致病因素，可单独致病，亦可联合致病。在评估糖尿病足病变程度时，应同时考虑以下三种因素。

1. 周围神经病变

是糖尿病常见的并发症之一，也是导致糖尿病肢端坏疽的重要原因。糖尿病肢端神经病变主要为多发性、对称性感觉运动神经病变。大约有 10% 的患者在发现糖尿病时已有神经病变，病程 25 年以上者有周围神经病变的患病率为 50%。但由于研究方法、病例选择及诊断标准不够统一，各家的报道有一定差异。

（1）感觉神经病变：在周围神经病变所致的糖尿病足部病变患者中，虽感觉减退甚至消失，足部神经病变可使患者感觉异常，临床上可出现麻木、疼痛、灼痛或组织放射痛。不管是否存在足部溃疡，感觉消失病例中常出现痛觉。这样痛觉和感觉消失并非不相关的两个状态，可同时存在。周围神经病变导致的感觉消失，使患者失去自我保护机制，易受到外部的损伤，在出现足部病变时也难以早期察觉，及时就诊，甚至在已有足部溃疡的情况下，仍可行走而无痛觉，以致溃疡恶化，出现病菌感染发展为严重肢端坏疽。当已感染的无痛性溃疡出现疼痛时，提示感染恶化，虽然溃疡表面可能无改变，但感染可穿透至足的深部组织。足部感觉障碍或消失，常导致穿通性神经性溃疡，并常伴随胼胝，因此，凡伴随胼胝的足部溃疡一般称为神经性溃疡。

（2）运动神经病变：由于运动神经损伤，足部的伸肌和屈肌之间张力不平衡，足内骨间肌萎缩无力，肌肉失平衡，导致足部结构破坏，出现如“弓形足”、锤状趾、爪样趾等。足的负重部位可导致无痛性畸形，韧带撕裂，小的骨折或形成“夏科足”。这些畸形的足趾在来自鞋或鞋垫共同增加的压力作用下，出现趾尖溃疡，可能与第 1 跖骨头下脂肪垫变薄或移位有关。足趾头和第 1 跖骨头下易形成脐眼、溃疡和感染，可导致骨髓炎甚至截肢。

（3）自主神经病变：自主神经可控制皮肤微血流，对周围温度改变的自主神经介导的生理效应是通过保温或散热来调节，当自主神经受损伤，导致皮肤血流增加尤其是下垂部的皮肤血流灌注量增加，可导致皮肤表面温度升高，肢体远端缺血，增加跗骨骨质吸收，下肢皮肤水肿或萎缩，而发生坏疽。糖尿病自主神经病变导致肢端皮肤少汗或无汗，患者足部皮肤干裂，很容易受细菌感染，引起溃疡、蜂窝织炎、深部脓肿。

2. 周围血管病变

从动脉粥样硬化斑块的组成来说，糖尿病和非糖尿病患者几乎相同，均由脂肪沉积、平滑肌细胞、单核细胞、巨噬细胞和钙化组成。但糖尿病和非糖尿病患者的区别在于病变血管的部位，糖尿病患者的病变部位常为胫前、胫后和腓动脉分叉以下，有时累及远侧股浅动脉，表现为这些动脉的广泛管腔狭窄或闭塞，足背动脉及足部的动脉多不受累，足部微循环亦无闭塞性病变，同时糖尿病患者下肢和足部动脉常有内膜钙化，年龄大或病程长者动脉中层也可钙化。而非糖尿病患者常累及近端血管，如股动脉、颈动脉、主动脉等。另一区别在于糖尿病患者出现粥样硬化的时间较早，进展较快，男女发病情况相似，无明显性别差异。

糖尿病肢端坏疽的病理基础是微血管病变，其主要特征是微血管壁内皮细胞损伤，基底膜增厚，导致微血管腔狭窄或闭塞，形态改变及功能异常，造成微循环障碍。组织缺血、缺氧，代谢紊乱，营养物质不易吸收，代谢产物不易排出，局部容易感染而发生坏疽。

糖尿病足趾坏疽形成的原因有：①在动脉粥样硬化的基础上血栓形成；②继发于感染后微血栓形成；③来自近端大血管溃疡斑块的胆固醇栓塞，局部表现为青紫，且与正常组织分界明显。如果为双侧，表面栓塞来自主动脉及以上部位；如果为单侧，则来自股动脉或以下部位；④影响外周血管活性药物的使用，使局部发生坏疽，故在糖尿病患者中应慎用缩血管药物。如患者出现休克，应酌情使用血管活性药物，但应每日进行足部检查。这些血管活性药物包括抢救休克时使用的多巴胺和常用于治疗心绞痛和高血压的β受体阻滞剂。

3. 感染

糖尿病患者胰岛素相对或绝对不足，患者机体组织及血液中含有高浓度的糖，有利于某些细菌的生长。高血糖可使血液渗透压增高，白细胞的活动和吞噬细菌功能受到抑制，淋巴细胞转化率降低，细胞免疫功能及抗体生成均有所降低，因此，容易发生感染。一旦感染，又容易进一步发展，反过来促进糖尿病病情加重。如此反复的相互影响，形成恶性循环，感染不易控制，甚至可发展为严重的肢端坏疽。

（四）临床表现

1. 症状

患者除有糖尿病“三多一少”症状外，还可出现皮肤瘙痒、肢端感觉异常，包括刺痛、灼痛、麻木以及感觉迟钝或丧失，可出现脚踩棉絮感，常有鸭步行走、间歇性跛行、休息痛、无力、下蹲起立困难。

2. 体征

糖尿病足部病变为萎缩性病变，基础病变为溃疡和坏疽，局部可出现红、肿、热，血糖控制较困难，当感染严重时可出现发热等全身症状。其临床表现可不同，主要视致病原因，是神经病变，或是缺血，或是感染。病变可以是单一的，也可能是混合的。

夏科关节是典型的神经病变性糖尿病足畸形，可分为四期：①第一期或急性期。患者可能有轻度外伤史，足部出现红、肿、热和相关搏动，但这必须与蜂窝织炎相鉴别。此时的处理主要为减轻重力负荷，有效的方法是石膏托，直至皮肤温度回降至正常。正常的皮肤温度是病变处于非活动期的标准；②第二期。常由于患者在急性期仍经常活动所致。此时可出现骨质溶解和骨折。虽然起初患者就诊时X线检查可正常，但在2 ~ 3周后可出现骨折，重复X线摄片，可发现骨折迹象，常为跖跗关节和跗骨间关节；③第三期。由于关节的骨折和塌陷出现关节的畸形，足弓塌陷使足外形出现畸形。此时患者需穿特殊模型的鞋，偶尔需手术治疗；④第四期。常由于第三期患者继续用未做特殊保护的足行走所致。足弓塌陷使此处压力增加，出现足底溃疡。溃疡的感染可导致足坏疽和截肢。

以外周小动脉病变为主的足部缺血性病变的临床特征有：①病变局部疼痛明显，为黑色干性坏疽，病变可局限于足趾或足跟，可伴有广泛浅表感染；②足缺血，当足抬高时可出现足部苍白，受压部位可出现青紫；③足部萎缩、消瘦，趾甲增厚，汗毛稀少；④外周动脉搏动减弱或消失；⑤外周静脉充盈缓慢，常> 15s；⑥可出现其他缺血性病变的临床症状；⑦感觉神经和腱反射经常减弱或正常。

足部的浅表性感染可表现为：一种为趾间真菌感染、红癣、甲沟炎和趾甲内陷，而足的深部感染的发生往往是隐匿的，可以是趾甲根部感染所致的足背蜂窝织炎，表现为足背广泛性水肿、红斑，常与远端的坏疽有关；另一种为足弓深部感染，最令人担心的是足底动脉弓血栓性闭塞，影响骨间动脉血液供应，如有气体或腐败味产生，表明有厌氧菌感染。严重的感染可累及趾骨和跖骨，形成骨髓炎。

（五）检查

实验室检查除有关糖尿病及其并发症的常规检查外，需注意感染迹象，如白细胞增多、血沉和 C– 反应蛋白增快等，可做坏疽病灶分泌物的细菌培养及药敏。

多普勒超声检查可发现股动脉以至足背动脉病变，可做定位和定量分析。由于仪器型号和操作方法的不同，结果亦不同。踝肱指数，正常人为 1.0 ~ 1.4，< 0.9 提示有轻度供血不足，0.5 ~ 0.7 可有间歇性跛行，0.3 ~ 0.5 可有缺血性休息痛，< 0.3 可发生坏死。一般认为，踝肱指数< 0.5 提示严重缺血，但如果动脉搏动不能触及，比值> 0.5 可能掩盖了足部严重缺血。踝肱指数是一种更可靠的指标，比值< 0.5 是足部缺血的信号。

肌电图、神经传导速度、诱发电位和震动感觉的检测可作为诊断有无周围神经病变和评估神经病变程度的方法。用纤维检测糖尿病足简单易行：1g 纤维（Semmes–Weinstein 4.17 级）能被正常人感觉到，能检测早期感觉神经病变，此期病变无须特殊处理；10g 纤维（5.07 级）能鉴别需特殊保护的区域；75g 纤维（6.10 级）能鉴别失去保护性感觉的区域。

跨皮肤氧分压（$TcPO_2$）测定是用 Clark 极谱仪电极放置在保温于 43 ~ 45℃的足背皮肤，虽然电极可放置于皮肤的任何部位，但常放置于接近萎缩部位以预测伤口愈合的潜能和建议截肢的部位。$TcPO_2$ 与皮肤缺血有关。正常人 $TcPO_2$ 接近 PaO_2，$TcPO_2$ < 4.0kPa（30 mmHg）意味着萎缩性病变难以愈合。在吸入 100% 氧气 10min 后，如 $TcPO_2$ 提高 1.3kPa（10mmHg）以上，说明预后较好。

X 线检查可发现骨质疏松、脱钙、骨髓炎、骨质破坏、死骨形成、骨关节病变以及动脉钙化，也可发现气性坏疽时的软组织变化。

动脉造影可确诊血管腔内的各种病变，常用于截肢或血管重建术前血管病变的定位。但检查本身可导致血管痉挛，加重缺血。

（六）诊断

糖尿病患者凡上述检查证实有肢端病变者均可诊断为糖尿病足。根据病变程度和参照国外标准，糖尿病足坏疽的临床分型与分级如下。

1. 坏疽的临床分型

（1）湿性坏疽：糖尿病湿性坏疽较多，占糖尿病肢端坏疽的78%。多因肢端循环及微循环障碍，常伴有周围神经病变、皮肤损伤感染化脓。坏疽轻重不一，浅表溃疡或严重坏疽。局部常有红、肿、热、痛，功能障碍，严重者常伴有全身不适、毒血症或败血症等临床表现。

湿性坏疽前期。常见肢端供血正常或不足，局部水肿，皮肤颜色发绀、麻木、感觉迟钝或丧失，部分患者有疼痛，动脉搏动正常或减弱，常不能引起患者的注意。

湿性坏疽初期。常见皮肤水疱、血泡、烫伤或冻伤、鸡眼或胼胝等引起的皮肤浅表损伤或溃疡，分泌物较少。病灶多发生在足底、足背、小腿或前臂。

轻度湿性坏疽。感染已波及皮下肌肉组织，或已形成轻度的蜂窝织炎。感染可沿肌间隙蔓延扩大，形成窦道，脓性分泌物增多。

中度湿性坏疽。深部感染进一步加重，蜂窝织炎融合形成大脓腔，肌肉、肌腱、韧带破坏严重，脓性分泌物及坏死组织增多。

重度湿性坏疽。深部感染蔓延扩大，骨与关节破坏，可能形成假关节，坏疽可累及部分足趾或部分足坏疽。

极重度湿性坏疽。足或手的大部或全部感染化脓、坏死，并常波及踝关节及小腿。

（2）干性坏疽：糖尿病患者干性坏疽较少，仅占坏疽患者的6.8%。多发生在糖尿病患者肢端动脉及小动脉粥样硬化，使血管腔狭窄。或动脉血栓形成，致使血管腔阻塞，血流逐渐或骤然中断，但静脉血流仍然畅通，造成局部组织液减少，导致血流中断的远端肢体，发生不同程度的干性坏疽，其坏疽的程度与血管阻塞部位和程度相关。较小动脉阻塞则坏疽面积较小，常形成灶性干性坏死；较大动脉阻塞干性坏疽的面积较大，甚至整个肢端完全坏死。

干性坏疽前期。常有肢端动脉供血不足，患者怕冷，皮肤温度下降，肢端干枯，麻木刺疼或感觉丧失。间歇性跛行或休息疼，多为持续性。

干性坏疽初期。常见皮肤苍白、血疱或水疱、冻伤等浅表干性痂皮。多发生在指（趾）末端或足跟部。

轻度干性坏疽。常见手足指（趾）末端或足跟皮肤局灶性干性坏死。

中度干性坏疽。常见少数手足指（趾）及足跟局部较大块干性坏死，已波及深部组织。

重度干性坏疽。常见手或足的多个指（趾）或部分手足由发绀色逐渐变灰褐色，继而变为黑色坏死，并逐渐与健康皮肤界限清楚。

极重度干性坏疽。手或足的大部或全部变黑坏死，呈木炭样尸干，部分患者有继发感染时，坏疽与健康组织之间有脓性分泌物。

（3）混合性坏疽：混合性坏疽较干性坏疽多见，占坏疽患者的15.2%。常见于2型糖尿病患者。肢端某一部位动脉或静脉阻塞，血流不畅，引起干性坏疽，而另一部分合并感染化脓。其特点是：混合坏疽是湿性坏疽和干性坏疽的病灶，同时发生在同一个肢端的不同部位。混合坏疽患者一般病情较重，溃烂部位较多，面积较大，常涉及大部或全部手足。感染重时可有全身不适、体温及白细胞增高、毒血症或败血症发生。肢端干性坏疽时常并有其他部位血管栓塞，如脑血栓、冠心病等。

2. 坏疽的临床分级

临床分级的依据：通过临床观察，当皮肤层损伤后，感染的程度依次表现的部位是肌肉、肌腱韧带、骨膜骨质。由此认为，肌腱韧带的抗感染能力强于肌肉，而骨质的抗感染能力又强于肌腱和韧带。当肌腱韧带、骨质均受到感染破坏，其坏疽感染已发展到一定深度、广度和严重程度。因此，结合国外分级标准，将糖尿病肢端坏疽病变程度划分为0～5级。

0级：皮肤完整，皮肤无开放性病灶。常表现为肢端供血不足、皮肤凉、颜色发绀或苍白、麻木、感觉迟钝或丧失。肢端刺痛或灼痛，常兼有足趾或足的畸形等高危足表现。

1级：肢端皮肤有开放性病灶，但尚未波及深部组织。可有水疱、血泡、鸡眼或胼胝、冻伤或烫伤及其他皮肤损伤所引起的浅表溃疡。

2级：感染病灶已侵犯深部肌肉组织。常有轻度蜂窝织炎、多发性脓灶及窦道形成，或感染沿肌间隙扩大，造成足底、足背贯通性溃疡或坏疽，脓性分泌物较多。足或指（趾）皮肤灶性干性坏疽，但肌腱韧带尚无破坏。

3级：肌腱韧带组织破坏。蜂窝织炎融合形成大脓腔，脓性分泌物及坏死组织增多，足或少数指（趾）干性坏疽，但骨质破坏尚不明显。

4级：严重感染已造成骨质破坏，骨髓炎，骨关节破坏或已形成假关节，夏科关节，部分指（趾）或部分手足发生湿性或干性严重坏疽或坏死。

5级：足的大部或足的全部感染或缺血，导致严重的湿性或干性坏疽，肢端变黑、尸干，常波及踝关节及小腿。一般多采取外科高位截肢手术。

（七）治疗

1. 严格控制糖尿病及相关并发症

因糖尿病是其基础病变，其相关并发症如糖尿病肾病造成的低蛋白血症、糖尿病心肌病变造成的心力衰竭等都对患者的微循环改善及感染控制极为不利。对各种类型的糖尿病所引起的糖尿病足病，血糖都应尽量控制在正常范围。尤其对感染严重者应用胰岛素强化治疗。

2. 溃疡的处理

根据溃疡的性质和分级来决定换药的次数和局部用药。对于一般临床医生而言，重要的是能够识别不同原因所致的不同足溃疡的特点。例如，神经缺血性溃疡通常没有大量渗出，因此不宜选用吸收性很强的敷料；合并感染、渗出较多时，敷料选择错误可以使创面泡软，病情恶化，引起严重的后果。针对不同的溃疡，选用不同的敷料，至关重要。对于难以治愈的足溃疡，可采用一些生物制剂或生长因子类物质。

局部限制活动及受压。清创时主张“蚕食清创”，逐步清除坏死组织及死骨。消除无效腔，保持引流通畅，促进肉芽组织生长。局部可根据分泌物培养结果，选择合适的抗生素、活血药及改善微循环药湿敷。此外，还需与外科医生加强联系，以便于必要时截肢。

3. 抗感染治疗

足溃疡在治疗上，要考虑早期给予有效的抗菌治疗，同时给予局部清创。加强抗感染治疗，可采用三联抗生素治疗，如静脉用环丙沙星和氨苄西林，同时直肠内给予甲硝唑。待细菌培养结果出来后，根据药物敏感试验，选用合适的抗生素。表浅组织的感染与深部组织感染处理有所不同。原则上，应在细菌培养的基础上决定用药。有时，感染为少见的不典型的细菌所致。对于表浅的感染，可以采取口服广谱抗生素，如头孢霉素加克林霉素。不应单独使用头孢霉素或喹诺酮类药物，因为这些药物的抗菌谱并不包括厌氧菌和一些革兰阳性细菌。克林霉素可以很好地进入组织，包括很难透过的糖尿病足。口服治疗可以持续数周。深部感染可以用上述相同的抗生素，但是开始时应从静脉给药，以后再口服维持用药数周（最长达12周）。

4. 改善微循环治疗

糖尿病足部溃疡伴严重感染时常导致微动脉痉挛性收缩，微循环陷入断流状态，红细胞变形后而失去带氧能力。白细胞吞噬细菌的能力下降，血小板聚集、黏附能力增强，加重微循环障碍，组织缺血、缺氧。故改善微循环是糖尿病足治疗中相当重要的一环。

5. 促进神经细胞代谢治疗

周围神经病变是糖尿病肢端坏疽的重要原因，也是糖尿病常见的并发症之一。常导致肢端皮肤少汗或无汗，皮肤干裂，结构破坏，负重部位可导致无痛性畸形，易形成鸡眼、胼胝，受细菌感染引起溃疡、蜂窝织炎、深部脓肿。感觉消失，使患者失去自我保护机制，易受到外部的损伤，在已有足部溃疡的情况下，仍可行走而无痛觉，以致溃疡恶化。

6. 外科治疗

如果患者有4级以上病变，或近期出现下肢明显疼痛、下肢动脉搏动消失，病变主要是由于动脉闭塞和组织缺血所致，应该及时行超声、血管造影等检查，可予以血管重建术，如血管置换、血管成形或血管旁路术。近期出现下肢明显肿胀，皮肤苍白、发凉，高度提示下肢深静脉栓塞，及时行超声、血管造影等检查，以明确诊断，可及时行取栓术。

缺血性病变的处理：尽管神经病变和感染也起着作用，但这些坏疽患者在休息时有疼痛及广泛的病变不能手术者，要给予有效的截肢，尽可能在膝以下截肢。如有可能，截肢前最好做血管造影，以决定截肢平面。但手术设计应尽可能保守，以有利于承受重量和适合安装假肢。

（八）预防与护理原则

糖尿病足的预防是多方面的综合管理，在糖尿病确诊后，首先应积极控制糖尿病，严格控制高血糖、高血脂和各种导致早期动脉硬化的因素，并仔细护理和预防足部可能发生的病变。因此，应教育糖尿病患者及家属，加强患者足的管理，养成良好的足部卫生习惯。

（1）养成良好的行走、站立姿势，避免站立过久或负重过多对足部造成损伤。

（2）每日用温水和柔和的香皂洗脚，保持足部的清洁。洗脚前用手试测水温（＜35℃），绝对不能用热水泡脚而造成烫伤，避免皮肤破损。

（3）脚洗净后，必须用毛巾轻轻擦干，包括足趾缝间，切勿用粗布用力摩擦而造成皮肤擦伤。如果皮肤非常干燥，可外用滋润霜，用磨光石磨去增厚的角化层，用锉刀修整趾甲，使其保持较长。

（4）穿鞋前应检查鞋内有无砂石粒、钉子等杂物，以免脚底出现破溃。鞋袜要合适、宽松，每天要换袜，最好有两双鞋子更换，以便鞋内保持干燥。宜穿棉纱袜或羊毛袜。不宜穿着不透风的尼龙绵纶袜。

（5）不宜穿尖头鞋、高跟鞋、暴露足趾和露足跟的凉鞋，切忌赤足走路或穿拖鞋外出。

（6）每天要检查足跟、足底、趾缝有无溃破、裂口、擦伤和水疱等，如果发现足部病变应及时就医，妥善处理。

（7）足部破裂不贴胶布，足部真菌感染要及时治疗。鸡眼、胼胝不能自行剪割，也不能用化学制剂腐蚀，应由医生处理。

（8）尽量避免足部损伤，防止冻伤、挤伤、烫伤，选择适当的体育锻炼项目，将损伤的危险因素降到最小限度。

第七章　输尿管外科疾病

第一节　输尿管先天性异常

一、重复输尿管

肾及输尿管重复畸形是泌尿系统常见的先天畸形病。重复肾及输尿管畸形，可以为单侧，亦可以是双侧。单侧较双侧者多，右侧较左侧多4倍，女性较男性多。其发病率各家统计数字不一。

（一）临床表现

（1）不完全的重复输尿管畸形，或完全型的重复输尿管畸形，输尿管均开口于膀胱内，且没有合并症。这类病例完全没有临床症状，只有在进行泌尿系统全面检查时才被发现。此类患者约占60%。

（2）重复肾伴有合并症，出现肾盂肾炎、肾结石、结核、肿瘤、积水等症状表现而进行泌尿系统全面检查时所发现。

（3）完全型的双重输尿管畸形，输尿管开口于外阴前庭、阴道等处，致患者自幼年就有遗尿史，夜晚尿湿床铺，白天也经常短裤不干；但患者又有正常的排尿活动。如有此种病史，仔细检查外阴，常能查见异常输尿管开口。即使找不到异常输尿管开口，静脉肾盂造影亦常能证实此种先天畸形问题。

（二）辅助检查

1. 尿路造影

显影的下肾盂类似正常肾盂，但肾盏数目减少，位置偏低。上肾盂多呈萎缩变小或如囊状。此外，亦可显示有肾盂积水。这一畸形有各种不同类型，其X线表现为：①重复肾盂但仅有单一输尿管；②肾盂和部分输尿管重复；③肾盂和输尿管全部重复，可并有输尿管开口异位，或一端为盲袋；④单一肾盂但有重复输尿管，重复输尿管一端可为盲袋。

2. B 超

一般只能显示重复肾，除肾长径增长外，可见强回声的收集系统光点群明显分成两组。但重复输尿管除非合并积水扩张，否则超声显示不清楚。

3. CT

显示一侧肾有两套肾盂输尿管系统，上肾盂往往发育不良并偏内；下肾盂发育正常具有大小盏，位置偏低偏外。重复肾合并上肾盂输尿管扩张积水常见于输尿管异位开口，追踪扫描至盆部可见上肾盂的引流输尿管全长扩张，下端不进入膀胱。但CT不能明确指明开口位置。

4. MRI

冠状位可更清楚显示肾盂输尿管重复畸形。除重复肾较正常长外，上肾段因积水呈囊状扩张时，其扩张的引流输尿管段也可部分显示，并可见下肾段受积水肾盂压迫向外移位。

（三）治疗措施

（1）无并发症或无症状无须治疗。

（2）输尿管开口异位、有尿失禁、如果肾功能尚好则做输尿管膀胱再植术。

（3）如重复肾并发结石、结核或肾积水感染、肾功能损害时，应针对病因、重复肾各部分的功能及病变情况而采取不同方式的手术治疗。

二、巨输尿管

先天性巨输尿管是由于输尿管末端肌肉结构发育异常（环形肌增多、纵形肌缺乏），导致输尿管末端功能性梗阻、输尿管甚至肾盂严重扩张、积水。该病的特点是输尿管末端功能性梗阻而无明显的机械性梗阻，梗阻段以上输尿管扩张并以盆腔段为最明显，又称为先天性输尿管末端功能性梗阻。

（一）临床表现

（1）先天性巨输尿管症并无特异性的临床表现，大多以腰酸、胀痛为主诉就诊，偶有因腰部包块、血尿、顽固性尿路感染、肾功能不全就诊者。

（2）其确诊有赖于影像学检查。

（二）辅助检查

1. 实验室检查

伴有尿路感染及结石时尿液检查可有红细胞、白细胞及致病菌。

2. 膀胱镜检查

三角区和输尿管开口位置一般正常，成人尤为如此。输尿管导管插入可毫无困难。

3. 尿路造影

早期病例X线造影片仅见输尿管下段呈纺锤状或球状扩张；注射造影剂后立即拔出输尿管导管拍摄排空片，可见造影剂滞留和（或）延迟排空，也可见到输尿管内造影剂有逆蠕动反流到肾的现象。

4. B超

可见患侧输尿管扩张，有肾积水或无明显肾积水。

5. CT及MRI

CT可见到全程输尿管扩张，可有不同程度的肾积水，输尿管膀胱交界处可见到狭窄。MRI可见到扩张输尿管全貌，下端狭窄，可伴有肾积水。

（三）治疗措施

成人先天性巨输尿管的治疗取决于输尿管扩张和肾功能损害的程度。

（1）对输尿管扩张程度较轻而肾积水不明显者可随访观察，有文献报道约40%的病例可选择非手术治疗。

（2）如输尿管扩张明显而肾功能损害不重可行输尿管裁剪整形后膀胱再植术，术中应注意必须切除末端1～2cm的病变输尿管。裁剪时应部分切除输尿管下段外侧壁，长度相当于输尿管全长的1/3，但不能超过1/2，以免发生缺血坏死。必须行抗反流的输尿管膀胱再植术，可于膀胱顶侧壁切开浆肌层达黏膜，长为3～4cm，于远端剪开黏膜成一小口与输尿管黏膜吻合，将输尿管下段包埋在肌层内缝合浆肌层。

（3）对重度肾积水、肾功能损害严重者应行肾输尿管切除术，伴有感染时可先行肾造口引流，待控制感染后再行肾输尿管切除术。

三、下腔静脉后输尿管

下腔静脉后输尿管又称环绕腔静脉输尿管，是下腔静脉发育异常的一种先天性畸形。

（一）临床表现

该病的主要病理改变是梗阻所致，由于输尿管受压梗阻造成尿液引流不畅，导致患者腰部或腹部钝痛，甚至绞痛；血尿是常见症状之一，一部分患者伴有泌尿系结石。虽然下腔静脉后输尿管是先天性畸形，但大多数患者都在成年后才出现症状。

该病临床表现多不典型，约25%的病例无显著症状或仅有轻度和可忍受的腰痛，明确诊断需依靠静脉尿路造影和输尿管逆行造影。

（二）辅助检查

主要依靠静脉尿路造影与逆行输尿管插管造影，显示输尿管移位，向正中线越过第 3 ~ 4 腰椎而形成镰刀状或 S 形畸形。在受压的近侧段输尿管呈现扩张和肾盂积水。Randell 指出，在 X 线斜位摄片上，正常输尿管与腰椎之间有一定的距离，但下腔静脉后输尿管则紧贴腰椎。超声、CT 及 MRI 对诊断血管畸形有价值。

（三）治疗措施

应根据肾功能受损害的程度而制定。对于无显著的临床症状者，则无须手术。如患肾有严重积水、反复感染而又久治不愈，合并结石和肾功能严重受损而同时对侧肾功能良好，则可做肾、输尿管切除术。如肾功能尚佳，应保留肾，在肾盂与输尿管连接处上方切断，游离输尿管，并套过下腔静脉，使之复位后再做吻合。在某些情况下，受压处和梗阻以上的输尿管往往因感染及纤维性变而与下腔静脉紧密粘连以致无法剥离时，只能做肾切除术。

四、输尿管开口异位

输尿管开口异位是指输尿管开口于正常位置以外的部位。男性多开口于后尿道、射精管、精囊等处，女性则可开口于前尿道、阴道、前庭及宫颈等处，约 80% 输尿管开口异位见于双输尿管中的上输尿管。双肾双输尿管并输尿管开口异位 80% 以上见于女性，单一输尿管开口异位则较多见于男性。约 10% 输尿管开口异位是双侧性。

（一）临床表现

男性异位输尿管口大多在外括约肌以上，一般没有明显的临床症状。以尿路感染为主，也可产生不同程度的腰骶部疼痛和反复发作的附睾炎；女性则主要表现为正常排尿的同时有持续性尿失禁和尿路感染，并导致外阴部皮肤湿疹、糜烂。仔细检查可在女性的前庭、阴道和尿道等处找到针尖样细小的开口，尿液呈水珠样持续滴出。

除一般的外科常规检查外，还需特别注意耐心检查外阴部，仔细寻找输尿管异位开口，如将输尿管导管插入可疑的异位开口的输尿管后行造影检查，但一般很难发现。

（二）辅助检查

（1）有尿路感染时尿常规检查可见白细胞，尿培养可有致病菌生长。

（2）静脉尿路造影：可了解输尿管开口异位的类型及开口的位置、异位输尿管开口的相应重复肾上肾部的发育及积水情况，还可了解并发重复肾双输尿管情况。

（3）CT 检查：可了解患肾的大小、形态、肾皮质厚度，特别是静脉肾盂造影（IVP）未显影的病例。

（4）膀胱尿道镜检及逆行肾盂造影：了解是否有开口于膀胱内的异位开口。

（三）治疗措施

手术是治疗输尿管开口异位的唯一方法。国内刘文善与国外 Gross 认为，输尿管开口异位属于重复畸形的部分组织，且常伴有不可恢复的病理变化。因此，不应将输尿管移植于膀胱或与正常输尿管吻合，但 Dodson 认为，如肾功能尚未受损，采用输尿管膀胱吻合甚为合理。应根据各种不同异位开口类型和肾、输尿管病变的严重程度制定具体的手术方案。

（1）患侧有严重感染，肾盂、输尿管显著积水，肾功能基本丧失，而对侧肾功能又证实良好者，则可行患侧肾切除术，如为重复肾，则行重复肾的上肾段切除术，两者均应尽量将输尿管大部切除，以免发生输尿管残端综合征，苯酚烧灼残留的输尿管内黏膜或电凝烧灼残端黏膜，可防止结扎残端输尿管感染。

（2）如肾功能尚好或受损不严重，应保留肾，可选做输尿管—输尿管端侧吻合术或输尿管膀胱再植术加抗反流术。

五、输尿管开口囊肿

输尿管开口囊肿（ureterocele）是由于输尿管口先天性狭窄或功能性挛缩及输尿管壁发育不全，以致输尿管下端各层形成一囊肿凸入膀胱之内。故囊肿的外层为膀胱黏膜，内层为输尿管黏膜，两者之间为很薄的输尿管肌层。

（一）临床表现

最常见的临床表现是上尿路扩张积水和尿路感染。

（二）辅助检查

影像学检查可明确诊断。B 型超声检查可显示膀胱内有薄壁囊性肿块。静脉尿路造影典型者表现为输尿管末端“蛇头”状膨大，伴或不伴肾输尿管扩张积水，合并重复畸形时亦可显示。膀胱镜检可见输尿管开口处呈囊状扩张，开口呈针尖样随输尿管蠕动时张时缩。

（三）治疗措施

治疗方法选择根据病变程度、对上尿路的影响及是否伴有其他尿路畸形而定。治疗目的是解除梗阻、根除感染和保护肾功能。常用手术方法有经尿道切除及抗反流的输尿管膀胱再植术。

六、膀胱输尿管反流

膀胱输尿管反流（vesicoureteric reflux，VUR）是指各种原发或继发原因引起的膀胱尿液反流至输尿管或肾盂、肾盏的非正常生理现象。VUR 易造成输尿管和肾积水，继发性感染和结石，损害肾功能，进而可导致肾瘢痕、肾萎缩、肾衰竭等一系列反流性肾病（RN），严重者进展为终末期肾病（ESRD），是小儿透析和肾移植的主要原因之一。

（一）临床表现

尿路感染为最常见的临床症状，5 岁以下的小儿反复发生尿路感染要考虑 VUR 发生的可能性。患儿可表现为尿频、尿急、尿痛、发热。发生无菌性反流时患儿可表现为肾绞痛和膀胱充盈或排尿时腰部疼痛。部分患儿以急性肾盂肾炎症状就诊，表现为患侧腰部疼痛、发热。双侧严重 VUR 患儿易发生肾性高血压。

（二）辅助检查

1. 尿常规和细菌培养

尿常规可判断患者有无尿路感染，细菌培养 + 药敏有助于选择抗生素进行合理的治疗。

2. 排泄性膀胱尿道造影（VCUG）

VCUG 是确诊 VUR 的基本方法及分级的标准技术。根据 VCUG 的检查结果，国际反流研究委员会将 VUR 分为五级。

Ⅰ级：尿液反流到不扩张的输尿管。

Ⅱ级，尿液反流至不扩张的肾盂肾盏。

Ⅲ级，输尿管、肾盂、肾盏轻、中度扩张，杯口轻度变钝。

Ⅳ级：中度输尿管迂曲和肾盂肾盏扩张。

Ⅴ级：输尿管、肾盂肾盏严重扩张，乳头消失；输尿管扭曲；肾实质内反流。

VUR 反流的分级有助于选择治疗方案。

3. 肾闪烁显像

锝－二巯基丁二酸（^{99m}Tc–DMSA）闪烁显像可评估双肾皮质功能，作为间接的手段以诊断反流本身、检测反流相关的肾损害、急性肾盂肾炎的变化和随访及有无肾瘢痕。根据 ^{99m}Tc–DMSA 扫描摄影征象将肾瘢痕分为四级。

Ⅰ级：一处或两处瘢痕。

Ⅱ级：两处以上的瘢痕，但瘢痕之间肾实质正常。

Ⅲ级：整个肾弥漫性损害，类型似梗阻性肾病表现，即全肾萎缩，肾轮廓有或无瘢痕。

Ⅳ级：终末期、萎缩肾，几乎无或根本无 DMSA 摄取（小于全肾功能的 10%）。

4. 尿动力学检查

尿动力学检查用于尿失禁或残余尿阳性的病例，以便证实下尿路功能性异常。在因骶椎裂或 VCUG 证实有后尿道瓣膜所致的继发性反流时尿动力检查更为重要。

5. 膀胱镜检查

膀胱镜对于诊断 VUR 的价值不大。对于拟非手术治疗的患者，膀胱镜检查可了解其他解剖异常如双输尿管畸形和异位输尿管开口。

6. 超声检查（B 超）

通过 B 超可初步评估双肾形态及实质厚度、肾输尿管积水情况。但 B 超对肾瘢痕检测具有局限性，对 VUR 不能分级。

7. 静脉肾盂造影（IVP）

IVP 可显示肾和输尿管积水情况，评估肾实质厚度和有无泌尿系统畸形，但诊断肾瘢痕的敏感性低于放射性核素扫描。

（三）治疗措施

VUR 治疗原则为预防尿路感染，防止肾功能持续损害和相关并发症的发生。应根据患者临床症状、VUR 反流程度、患侧肾功能、年龄、是否存在尿路畸形、并发症等选择具体治疗方式。

1. 观察等待

对于< 1 岁的患儿，可观察等待。因为随着年龄增长，81% 的 Ⅰ ~ Ⅱ级和 48% Ⅲ ~ Ⅴ级的患儿，VUR 有自然消退的可能。反流患儿应定时排尿；避免憋尿；鼓励二次排尿，因反流的存在，第一次排尿后，反流到输尿管的尿液又回到膀胱，因此在 2 ~ 3min 后患儿需再次排尿。男性患儿如存在包皮过长，可行包皮环切术。

2. 药物治疗

对于 1 ~ 5 岁患儿，反流级别在Ⅰ ~ Ⅲ级，可先行药物治疗。治疗原则为预防感染，防止感染对肾的损害。患儿应长期预防性服用小剂量、肾毒性低、广谱、高效的抗生素，以控制感染。药物治疗应坚持服用到反流消失。治疗过程应定期进行影像学检查。

3. 手术治疗

手术适应证。①1 ~ 5 岁患儿，反流级别为Ⅳ ~ Ⅴ级；②> 5 岁的女性患儿；③Ⅰ ~ Ⅲ级患儿在随访过程中，反流级别加重者；④药物治疗不能有效控制尿路感染或尿路感染反复发作；⑤存在尿路畸形如异位输尿管开口。

手术治疗包括开放手术、腹腔镜手术、内镜治疗。

（1）开放手术：手术原则为延长膀胱黏膜下输尿管长度，重新建立抗反流机制。目前较常用的术式有 Lich-Gregoir 术、Politano-Leadbetter 术、Cohen 术、Psoas-Hitch 术等，手术成功率可高达 92% ~ 98%。以 Cohen 膀胱输尿管再吻合术最为常用，即切开膀胱后，充分游离一段病变输尿管，将此段输尿管埋入膀胱黏膜，形成一新的隧道，使膀胱黏膜下输尿管延长，达到抗反流目的。

（2）腹腔镜手术：有一些小样本利用腹腔镜手术治疗 VUR。虽然随访表明术后疗效与开放手术相当，但腹腔镜手术学习曲线长，手术时间明显长于开放手术。因此目前不推荐将腹腔镜手术作为常规手术治疗。

（3）内镜治疗：近年有一些报道采用生物材料如聚四氟乙烯凝胶、聚二甲基硅氧烷、聚糖苷 / 透明质酸共聚物等，经内镜注射到膀胱黏膜输尿管下，改变输尿管口形态或缩紧输尿管开口达到抗反流目的。最近一项 Meta 分析表明，经内镜注射治疗后，Ⅰ ~ Ⅱ级、Ⅲ级、Ⅳ级、Ⅴ级 VUR 患儿的治愈率分别达到 78.5%、72%、63%、51%。虽然内镜治疗近期疗效尚可，但远期效果还有待进一步研究。

（4）术后并发症：常见并发症有术后 VUR 无改善、术后输尿管狭窄、血尿、脓毒血症、术后无尿等。

第二节　输尿管狭窄

输尿管狭窄是指输尿管口径狭小，影响尿液排泄。常见的病因为先天性肾盂输尿管交界处狭窄及输尿管结石、炎症等长期病变所致或手术造成狭窄。

（一）临床表现

患侧腰痛，有时可触及积水的肾。并发感染时有畏寒发热或脓尿。双侧输尿管狭窄可出现尿毒症表现。

（二）诊断方法

1. 症状和体征

①早期或轻度狭窄常无症状，严重狭窄引起肾积水时可有腰痛，并可摸到肾；②如有输尿管结石，可出现肾绞痛及血尿；③合并感染时，可发热、腰痛，尿内有红、白细胞，尿培养有细菌生长。

2. X 线检查

①泌尿系平片，观察泌尿系有无结石，两肾影是否增大；②大剂量静脉尿路造影：观察输尿管狭窄的部位和程度，以及肾积水的程度；③逆行尿路造影：在输尿管插管时可明确有无梗阻，可清楚地看到狭窄的部位和程度。

（三）治疗措施

（1）轻者可行输尿管扩张术。

（2）肾盂输尿管交界处狭窄，肾功能尚好时，可行狭窄段切除及肾盂成形术。

（3）输尿管狭窄范围不大者，可行狭窄段切除、端—端吻合术。

（4）输尿管下端狭窄可行输尿管膀胱再植术。

（5）广泛的输尿管狭窄，肾功能尚好时，应行回肠代输尿管术。

第三节　输尿管炎

输尿管炎是由大肠埃希菌、变形杆菌、铜绿假单胞菌（绿脓杆菌）和葡萄球菌等致病菌所引起的输尿管管壁的炎性病变。常继发于泌尿系其他部位的感染、内源性或外源性损伤。

（一）临床表现

主要表现为尿频、尿急、尿痛，伴有腰酸、腰痛。严重时可发生血尿、发热等症状。当造成严重的肾积水时，肾区有叩击痛。

（二）辅助检查

尿常规检查可见白细胞，尿培养可见有致病菌生长；B 超可发现肾积水；IVU 可见输尿管扩张或狭窄，输尿管僵直且边缘不规则。

（三）治疗措施

1. 急性输尿管炎

患者卧床休息，多饮水，碱化尿液，根据致病菌属选用敏感的抗生素，应持续到体温正常，全身症状消失，细菌培养阴性后 2 周。

2. 慢性输尿管炎

应采取综合措施治疗。包括：全身支持疗法；加强抗生素药物治疗，抗菌药物的应用至少 2 ~ 3 周，小剂量口服抗生素需维持几个月直至反复尿培养阴性；彻底控制和清除体内感染病灶；外科治疗纠正引起感染的原发病灶。

第四节　输尿管结核

输尿管结核是由于肾结核的结核菌下行至输尿管所引起的结核病变。首先侵犯输尿管黏膜，逐渐侵犯黏膜下层及肌层，并形成溃疡，溃疡基底部纤维化使输尿管管腔狭窄，甚至完全闭塞。

（一）临床表现

患者多有肺结核或肾结核病史。早期有尿频、尿急、尿痛和血尿症状。晚期输尿管梗阻可出现腰痛，甚至皮肤窦道，伴低热、乏力等消耗症状。有严重肾积水时，可以触及增大的肾，肾区有叩痛。

（二）辅助检查

尿液中有红细胞及大量脓细胞；尿液涂片找到抗酸杆菌；尿结核杆菌培养阳性。可行X线检查。IVU除了显示肾盂、肾盏破坏等肾结核的表现外，还可见输尿管管腔狭窄、僵硬变直，无自然蠕动波形。B超及CT检查均能发现有肾结核的征象。

（三）治疗措施

治疗首先是抗结核药物的应用，手术治疗方法取决于输尿管病变的部位、长度和肾功能情况。坚持联合用药和足够长疗程是治疗彻底的关键。

1. 抗结核药物治疗

是最主要措施，具体同肾结核药物治疗方法。

2. 手术治疗

术前、术后均应用抗结核药物，原则同肾结核具体手术方法。

（1）病变段切除，行输尿管—肾盂或输尿管—膀胱吻合。

（2）长段输尿管狭窄患肾功能良好时，可行输尿管全长切除＋回肠代输尿管术。

（3）长段输尿管狭窄患肾功能差或已自截应行肾输尿管全长切除。

第五节　输尿管结石

输尿管结石绝大多数来源于肾，包括肾结石或体外冲击波碎石后碎块下移嵌顿所致。由于输尿管有几个生理性狭窄处，故较大结石或形态不规则结石容易嵌顿。由于尿液盐晶体较易随尿液排入膀胱，故原发性输尿管结石极少见。如有输尿管狭窄、憩室、异物等诱发时，尿液潴留和感染会促使发生输尿管结石。输尿管结石大多为单个，可引起输尿管结石之上不同程度的梗阻积水或输尿管扩张，严重时可使肾功能逐渐丧失。

（一）临床表现

1. 疼痛

急性嵌顿梗阻时可突发绞痛，从腰部沿输尿管向会阴部放射，持续数分钟到几小时不等，伴有恶心、呕吐。

2. 血尿

多在疼痛发作时或发作后出现，为镜下血尿，部分患者呈现肉眼血尿。

3. 积水与疼痛

往往与结石大小，尤其是结石的形状有关系。圆形规则的结石引起疼痛不剧烈，所以不易发现积水。而形状不规则的结石临床上引起绞痛明显，发现相对较早，而且引起积水亦不明显。

4. 尿频、尿痛

多见于输尿管下段结石或合并泌尿系感染。

5. 尿闭

多见于孤立肾、输尿管结石或双侧输尿管结石；也可见一侧输尿管阻塞，反射性对侧肾分泌功能减退。

（二）辅助检查

1. B 超

有助于输尿管上段近肾、输尿管下段近膀胱的结石的诊断发现，对较大范围输尿管结石由于肠道气体、粪便关系难以确定，但对于了解患侧肾与输尿管有否积水、扩张有一定价值。

2. X 线

尿路平片结石应与腹腔内钙化灶、静脉石、粪石或骨岛加以区别。

3. 静脉肾盂造影

可了解结石形态、位置、大小及积水程度。

4. 逆行造影

可了解结石以下输尿管有否畸形、狭窄等，亦可显示阴性结石，有助于诊断。

5. CT、MRI

对阴性输尿管结石有一定诊断价值。

6. 放射性核素肾图

主要了解患侧肾功能状况。

（三）治疗措施

1. 非手术治疗

适用于结石直径＜ 1cm、表面光滑、无严重尿路感染和肾积水、无频繁发作影响生活及肾功能良好者。方法同肾结石处理，主要是排石药与解痉药的应用。

2. 体外冲击波碎石治疗（ESWL）

有助于结石排出。

3. 经输尿管镜治疗

用超声波、液电或激光碎石后用异物钳取出碎片，用套石篮套石，但可能有穿孔、撕脱输尿管等并发症。输尿管口处结石可经膀胱镜逆行插管扩张。注入液状石蜡或剪开输尿管开口，有助于结石排出。

4. 手术切开取石

适用于以下几种情况：输尿管存在狭窄者；双侧或单侧输尿管结石引起尿闭者；结石大、肾积水严重者；体外冲击波碎石失败或伴有严重感染者。术前应摄尿路平片定位，有利于选择切口。

第六节　输尿管损伤

输尿管损伤较为罕见，多为医源性损伤，如盆腔手术或腹膜后手术时误伤，以及输尿管镜检查或取石时引起，输尿管损伤亦偶可发生在枪弹伤或外来暴力损伤。输尿管损伤易被忽略，有时可延误至出现腹膜后尿外渗或尿性腹膜炎、感染后发生脓毒血症、输尿管狭窄或结扎后发生该侧肾积水，以及尿液从输尿管损伤处漏出形成尿瘘等症状时才被发现。

（一）临床表现

（1）有损伤史，如输尿管内器械操作或盆腔手术等。

（2）单纯一侧输尿管被结扎，可不出现症状，但多数患者结扎后 4 ~ 5d，出现肾区胀痛，伴有感染时，出现寒战和发热，双侧输尿管损伤造成梗阻，引起少尿或无尿，出现尿毒症。

（3）输尿管损伤后，可有尿外渗以及发热、寒战等感染症状，局部可有压痛、腹肌紧张和局部肿块，并伴有腹胀。尿外渗还可引起阴道漏尿或腹部实性肿块（尿囊肿）。

（4）体检：可发现腰腹部压痛或腹膜刺激征，尿外渗积聚可扪及肿块，伤口内可出现尿液漏出。

（二）辅助检查

（1）静脉尿路造影和逆行尿路造影可确定损伤部位及范围。

（2）B 超检查可发现尿外渗和梗阻所致的肾积水。

（3）输尿管瘘和膀胱瘘鉴别，通过导尿管注入亚甲蓝液于膀胱，若伤口或阴道流出液澄清，可排除膀胱瘘。

（4）术后无尿引起急性肾衰竭，可通过放射性核素肾图以确定有无输尿管梗阻。

（三）治疗措施

（1）输尿管挫伤和逆行插管所致小穿刺伤可暂观察不行特殊处理。

（2）输尿管侧面损伤与不完全撕伤并证实有尿外渗时，可立即插入双“J”形输尿管支架或于腰区腹膜外做切开引流，输尿管支架在2周后经膀胱镜拔除。

（3）在手术时，输尿管完全结扎或撕裂应做输尿管端—端吻合，并留置双“J”形支架管，术后3 ~ 4周拔除。

（4）输尿管部分或大部缺损，根据撕伤部位及缺损长度，采用输尿管膀胱吻合或膀胱瓣输尿管成形术、肾自体移植术。

（5）输尿管损伤后，数周内若输尿管和膀胱未被广泛剥离，局部又无感染，可一期做输尿管膀胱再吻合；若局部已有感染者，估计输尿管膀胱吻合有困难者，可先做肾造口，等感染控制后6个月再行修复；若损伤后时间过久，合并肾积水或感染，肾功能严重损伤，而对侧肾正常者，可施行患肾切除术。

第七节　输尿管癌

输尿管癌较少见，分原发性和继发性两类。原发性癌起源于输尿管组织本身，其中约90%为移行细胞癌；继发性则来自肾盂癌及膀胱癌的输尿管种植，或来自身体其他部位肿瘤的转移。常见转移部位为邻近淋巴结、骨、肝、肺等。

（一）临床表现

（1）多数患者有无痛性肉眼血尿，少数为镜下血尿。

（2）可出现患侧腰部疼病或胀痛。血块阻塞输尿管时引起剧烈绞痛。

（二）辅助检查

（1）尿常规检查可显示有血尿。

（2）通过输尿管导管收集尿液或应用输尿管刷刷取活检，收集尿液行脱落细胞检查，可发现有肿瘤细胞。

（3）静脉尿路造影可了解肾功能、积水及输尿管充盈缺损情况。

（4）在静脉尿路造影显影不良时，逆行尿路造影能更清楚地显示患侧肾盂及输尿管积水和充盈缺损情况。

（5）膀胱镜检查可发现输尿管口周围及膀胱内有无肿瘤，输尿管口有无喷血。

（6）输尿管镜检可于直视下检查输尿管内可疑病变，并能进行活检。

（7）B超、CT、MRI对诊断有一定帮助，特别对转移性肿瘤有可能明确原发病灶部位。

（8）需要与输尿管内病变，如结石、血块堵塞相鉴别。

（三）治疗措施

（1）手术是目前最有效的治疗。一般主张行根治性手术切除，即切除包括患侧肾、全长输尿管及输尿管口周围的一小部分膀胱壁。

（2）对于小而局限且无周围浸润的输尿管癌，可行输尿管局部切除加端—端吻合术。

（3）对于病变狭小而存蒂的输尿管癌，也可应用输尿管镜行腔内手术切除。

（4）输尿管癌对放疗或化疗效果均不满意。

（5）术后应定期行膀胱内药物灌注治疗（常用药物有卡介苗120mg、丝裂霉素20 ~ 40mg、羟喜树碱10mg、表柔比星40mg、吡柔比星40mg等，可选用一种，加入5%葡萄糖液或生理盐水40 ~ 60mL注入膀胱，除吡柔比星膀胱保留时间为0.5h外，其余药物均为2h，每周1次，10 ~ 12次后改为每个月1次，共2年），预防膀胱癌发生。

（6）术后应定期行尿液脱落细胞及膀胱镜检查，即术后每3个月复查1次尿液脱落细胞和膀胱镜，2年后每半年复查1次。

第八章　膀胱外科疾病

第一节　膀胱先天性异常

一、先天性膀胱憩室

由于先天性膀胱壁局限性薄弱，加以下尿路梗阻，膀胱内压上升，使膀胱壁自分离的逼尿肌束之间突出而形成。

（一）临床表现

一般无特殊症状，若憩室较大，继发感染或者压迫膀胱颈等并发症，可出现排尿困难、尿频、尿急、尿痛、血尿等症状。两段排尿为本病的特征性表现。

（二）辅助检查

（1）排泄性膀胱造影，在膀胱排空后再次摄片可见平时较小的憩室排尿时显著增大。

（2）静脉肾盂造影，了解上尿路有无畸形。

（3）膀胱镜检查可见膀胱憩室的开口及憩室内有无结石、肿瘤等。

（4）B 超、CT 和 MRI 均可清楚地显示憩室。

（三）治疗措施

较小的憩室，可不必行憩室切除术。如果憩室较大，压迫膀胱颈引起梗阻或者继发感染、出血、肿瘤等，需行憩室切除术。

（四）临床路径标准住院流程

1. 适用对象

第一诊断为膀胱憩室，行开放膀胱憩室切除术。

2. 诊断依据

（1）病史。

（2）体格检查。

（3）实验室检查及影像学检查，包括膀胱造影等。

3. 选择治疗方案的依据

（1）憩室较大，压迫膀胱颈引起梗阻或者继发感染、出血、肿瘤等。

（2）能够耐受手术。

4. 临床路径标准住院日≤ 12d

（1）术前准备（术前评估）1 ~ 3d。

（2）手术日为入院第 2 ~ 4d。

（3）术后住院恢复 5 ~ 8d。

5. 进入路径标准

（1）第一诊断必须符合膀胱憩室且具有手术指征。

（2）当患者合并其他疾病，但住院期间不需要特殊处理也不影响第一诊断的临床路径流程实施时，可以进入路径。

6. 术前准备≤ 3d

（1）术前必须检查的项目：①血常规、尿常规、粪便常规 + 隐血试验；②电解质、肝功能测定、肾功能测定、血型、凝血功能；③感染性疾病筛查（乙肝、丙肝、艾滋病、梅毒等）；④ X 线胸片、心电图；⑤相关影像学检查：膀胱造影。

（2）根据患者病情可选择的检查项目：超声心动图、心功能测定［如 B 型钠尿肽（BNP）测定、B 型钠尿肽前体（PRO–BNP）测定等］、肺功能、葡萄糖测定、血气分析、膀胱 CT、静脉肾盂造影等。

7. 抗菌药物选择与使用时间

按照《抗菌药物临床应用指导原则》执行，并结合患者的病情决定抗菌药物的选择与使用时间。建议使用第一、二代头孢菌素，环丙沙星。如可疑感染，需做相应的微生物学检查，必要时做药敏试验。

8. 手术日为入院≤ 3d

（1）麻醉方式：全麻和（或）硬膜外麻醉。

（2）手术方式：膀胱憩室切除术。

（3）术中用药：麻醉用药等。

（4）输血：必要时。输血前需行血型鉴定、抗体筛选和交叉合血。

9. 术后住院恢复≤ 9d

（1）必须复查的检查项目：血常规、尿常规、肾功能测定。

（2）根据患者病情变化可选择相应的检查项目。

（3）术后抗菌药物用药：按照《抗菌药物临床应用指导原则》执行，建议使用第一、二代头孢菌素，环丙沙星。如可疑感染，需做相应的微生物学检查，必要时做药敏试验。

10. 出院标准

（1）一般情况良好。

（2）切口无感染。

11. 变异及原因分析

（1）术中、术后出现并发症，需要进一步诊治，导致住院时间延长、费用增加。

（2）术后原伴随疾病控制不佳，需请相关科室会诊和治疗，进一步诊治。

（3）住院后出现其他内、外科疾病需进一步明确诊断，可进入其他路径。

二、膀胱外翻

由于泄殖腔膜缺乏向内生长的中胚层的支持，或者泄殖腔膜的异常过度发育，阻碍了间质组织与下腹壁的正常发育，导致泄殖腔膜的过早破裂而造成膀胱前壁的裂开、膀胱黏膜外翻等一系列畸形。

（一）临床表现

（1）膀胱外翻：膀胱前壁及下腹壁肌肉的完全性缺损，膀胱后壁及膀胱三角区外露，可见输尿管口及喷尿。膀胱黏膜由于长期慢性炎症及机械性刺激，常发生溃烂、变性甚至恶变。常伴有上尿路感染及肾积水。

（2）尿道上裂，阴茎短小，背曲，海绵体发育差，包皮堆积于腹侧。

（3）耻骨联合分离，骨盆失去稳定性，有时伴有髋关节脱位。

根据典型临床表现，可明确诊断。

（二）治疗措施

（1）修复膀胱，膀胱内翻缝合术恢复膀胱的储尿功能。

（2）膀胱颈重建及尿道上裂成形术，恢复正常的排尿。

（3）修复骨盆环，恢复骨盆的正常解剖状态及稳定功能。

（4）尿流改道术，若患者膀胱容量小，或者术后功能性修复失败，可考虑行此手术方式。

第二节　膀胱颈挛缩

由于膀胱颈部及其周围脏器的慢性炎症或者前列腺术后导致膀胱颈部纤维化，引起的以排尿功能障碍为主要临床表现的一种疾病。

（一）临床表现

主要表现为排尿困难、尿线变细、尿等待、尿频、尿不尽感。严重时出现急、慢性尿潴留。

（二）诊断方法

1. 典型的下尿路梗阻症状

2. 辅助检查

膀胱镜检查和尿动力学检查为首选的检查方法。

（1）膀胱镜检查：可以直接观察膀胱颈部并对梗阻的原因进行诊断。表现为膀胱颈部颜色苍白、弹性差、呈环状狭窄。

（2）尿动力学检查：最大尿流率＜ 10mL/s，最大逼尿肌压力为 100cmH_2O，可确诊为下尿路梗阻。

（三）治疗措施

经尿道膀胱颈电切术，切断环形缩窄环，解除尿道梗阻。切除范围目前主张在 5 ~ 7 点处，长度＜ 1.5cm，避免损伤尿道内括约肌，深度至膀胱颈部具有弹性的正常的组织，将抬高的膀胱颈部切平。术后留置尿管 5 ~ 7d，定期行尿道扩张。

（四）临床路径标准住院流程

1. 适用对象

第一诊断为膀胱颈挛缩。经尿道膀胱颈电切术。

2. 诊断依据

（1）病史。

（2）体格检查。

（3）实验室检查及影像学检查，包括尿动力学检查和膀胱镜检查等。

3. 选择治疗方案的依据

（1）适合行经尿道膀胱颈电切术。

（2）能够耐受手术。

4. 临床路径标准住院日 ≤ 12d

（1）术前准备（术前评估）1 ~ 3d。

（2）手术日为入院第 2 ~ 4d。

（3）术后住院恢复 5 ~ 8d。

5. 进入路径标准

（1）第一诊断必须符合膀胱颈挛缩。

（2）当患者合并其他疾病，但住院期间不需要特殊处理也不影响第一诊断的临床路径流程实施时，可以进入路径。

6. 术前准备≤ 3d

（1）术前必须检查的项目：血常规、尿常规、粪便常规 + 隐血试验。

（2）根据患者病情可选择的检查项目：超声心动图、心功能测定［如 B 型钠尿肽（BNP）测定、B 型钠尿肽前体（PRO–BNP）测定等］、肺功能、葡萄糖测定、血气分析等。

7. 抗菌药物选择与使用时间

按照《抗菌药物临床应用指导原则》执行，并结合患者的病情决定抗菌药物的选择与使用时间。建议使用第一、二代头孢菌素，环丙沙星。如可疑感染，需做相应的微生物学检查，必要时做药敏试验。

8. 手术日为入院≤ 3d

（1）麻醉方式：基础或者硬膜外麻醉。

（2）手术方式：经尿道膀胱颈电切术。

（3）术中用药：麻醉用药等。

（4）输血：必要时。输血前需行血型鉴定、抗体筛选和交叉合血。

9. 术后住院恢复≤ 9d

（1）必须复查的检查项目：血常规、尿常规、肾功能测定。

（2）根据患者病情变化可选择相应的检查项目。

（3）术后抗菌药物用药：按照《抗菌药物临床应用指导原则》执行，建议使用第一、二代头孢菌素，环丙沙星。如可疑感染，需做相应的微生物学检查，必要时做药敏试验。

10. 出院标准

（1）一般情况良好。

（2）拔除尿管后患者排尿通畅。

11. 变异及原因分析

（1）术中、术后出现并发症，需要进一步诊治，导致住院时间延长、费用增加。

（2）术后原伴随疾病控制不佳，需请相关科室会诊和治疗，进一步诊治。

（3）住院后出现其他内、外科疾病需进一步明确诊断，可进入其他路径。

第三节　急慢性膀胱炎

一、急性膀胱炎

急性膀胱炎是由致病菌感染引起的以膀胱刺激症状为主要临床表现的膀胱急性炎症反应。最常见的致病菌为大肠埃希菌。

（一）临床表现

膀胱刺激症状表现为尿频、尿急、尿痛。严重时类似尿失禁，尿液混浊，出现脓尿，有时可见肉眼血尿。单纯膀胱炎一般无全身症状，无发热。

（二）诊断方法

（1）典型临床表现：膀胱刺激症状。

（2）尿常规检查：可见大量的脓细胞，有时可见红细胞。血常规：白细胞计数可升高。

（3）尿培养和药敏试验可以进一步明确诊断，同时为抗生素的选择提供指导。

（三）治疗措施

1. 抗感染治疗

根据药敏试验选择敏感抗生素。喹诺酮类抗生素是广谱抗生素，为首选药物。

2. 对症治疗

药物治疗包括非甾体类药物和中药可明显缓解膀胱刺激症状。膀胱区理疗促进炎症消退，缓解膀胱痉挛。

3. 支持疗法

多饮水、注意休息、加强营养、碱化尿液等。

二、慢性膀胱炎

慢性膀胱炎是由急性上尿路感染迁移或者慢性感染，亦可继发于下尿路病变（如良性前列腺增生、处女膜伞等）引起反复发作或者持续存在的以膀胱刺激症状为主要临床表现的膀胱慢性炎症反应。

（一）临床表现

反复发作或者持续存在的尿频、尿急、尿痛，伴有耻骨上膀胱区疼痛不适。膀胱充盈时疼痛加重。

（二）诊断方法

根据典型临床表现诊断不困难。诊断的关键在于明确引起慢性膀胱炎的诱因或者继发因素。男性应检查阴囊、阴茎、尿道口及前列腺，了解有无生殖系统炎症。女性应行尿道外口及妇科检查，了解有无处女膜伞及妇科炎症等疾病。

（三）治疗措施

感染的控制同急性膀胱炎。关键在于去除泌尿系感染的诱发因素，必要时（如处女膜伞）行手术治疗。

第四节　间质性膀胱炎

间质性膀胱炎是一种慢性非细菌性膀胱炎症，以尿频、尿急、尿痛和盆腔疼痛为主要临床表现，尿培养无细菌生长。

（一）临床表现

主要表现为膀胱刺激症状和盆腔疼痛两大症状群。

1. 膀胱刺激症状

尿频、尿急、尿痛。

2. 盆腔疼痛

耻骨上区疼痛，也可有尿道疼痛、会阴疼痛、阴道疼痛等。疼痛与膀胱充盈有关，排尿后症状可缓解。

（二）诊断方法

间质性膀胱炎的诊断比较困难，需要排除许多症状相似的疾病。目前主要依据 NIDDK 会议通过的诊断和排除标准。

（1）典型的临床表现：膀胱区或者耻骨上疼痛伴尿频、尿急、尿痛症状。

（2）麻醉下水扩张可见膀胱黏膜点状出血或者 Hunner 溃疡，此为诊断的金标准。

（3）尿常规检查、尿培养、尿动力学检查、病理学检查。此诸多检查的主要目的在于排除与间质性膀胱炎症状相似的疾病。

（三）治疗措施

间质性膀胱炎治疗的目的在于缓解症状，改善生活质量，很难达到治愈的目的。

1. 饮食调节

是最基本的治疗方法。主要以清淡饮食为主，避免辛辣等刺激性食物。

2. 药物治疗

（1）抗组胺药物：由于间质性膀胱炎膀胱壁内有大量的肥大细胞，释放炎症介质引起疼痛，因此可以使用抗组胺药物缓解疼痛。

（2）抗抑郁药物：抗抑郁药可缓解患者焦虑心情，同时可以使膀胱放松，缓解症状。阿米替林是一种三环类抗抑郁药，用于间质性膀胱炎效果较好。初始计量为 25mg，每天 1 次，口服。3 周内逐渐增加至 25mg，每天 3 次，口服。

（3）其他药物：M 胆碱能受体阻滞药能缓解膀胱痉挛，非甾体类镇痛药物也具有一定镇痛作用。

3. 膀胱扩张及膀胱内药物灌注

（1）膀胱水扩张：在硬膜外麻醉下或者全麻下向膀胱内灌注生理盐水，压力至 80 ~ 100cmH_2O，持续 30min。

（2）膀胱内灌注药物：①透明质酸：可用于暂时性修复膀胱黏膜移行上皮细胞保护层；②肝素：能够增强移行上皮细胞上的氨基多糖层的保护作用，同时抑制细胞增殖和抗炎、抗黏附作用。用法：肝素 25000U 加入生理盐水 10mL 行膀胱灌注，每周 3 次，每次保留 1h。

4. 手术治疗

间质性膀胱炎使膀胱容量明显缩小至 150mL 以下，下尿路症状重，非手术治疗效果欠佳，可考虑行膀胱全切术 + 尿流改道。

第五节　膀胱结核

膀胱结核是结核杆菌所致的膀胱特异性炎症，多继发于上尿路结核，由上尿路结核杆菌下行感染所致。

（一）临床表现

1. 膀胱刺激症状

尿频通常为首发症状，尿频进行性加重，从每日的 3 ~ 5 次逐渐增加到 10 ~ 20 余次。

可伴有尿急、尿痛。

2. 血尿

以终末血尿多见。终末血尿是由于排尿时膀胱收缩，膀胱结核性溃疡出血所致。

3. 脓尿

尿液镜检可见大量脓细胞，病情严重时肉眼可见尿液呈米汤样外观。

4. 全身症状

活动性结核可见全身结核中毒症状，如低热、乏力、盗汗、红细胞沉降率加快等。

（二）诊断方法

1. 典型临床表现

（1）肾结核病史。

（2）显著尿频，每次尿量甚少，重者有尿失禁。

（3）上腹部可触及肿大肾脏。

（4）晚期慢性肾功能不全症状。

2. 实验室检查

（1）尿常规检查：pH 提示为酸性尿，红细胞、白细胞、尿蛋白均为阳性。

（2）尿沉渣镜检：找抗酸杆菌，连续 3 次。

（3）结核杆菌培养：检出率约为 90%，但是培养时间需要 6 周左右，难以满足临床需要。

（4）红细胞沉降率：明显增快。

（5）免疫学检查：血中抗结核抗体检测。

3. 影像学检查

（1）X 线检查：KUB 可显示肾、输尿管、膀胱的钙化灶，IVU 可了解上尿路结核破坏情况及肾积水，分肾功能及膀胱容量。

（2）CT 检查：膀胱结核早期 CT 无明显变化，中晚期可见膀胱容量明显缩小，膀胱壁广泛增厚、变硬。

4. 膀胱镜检查

是确诊膀胱结核的重要方法。镜下可见膀胱黏膜弥漫性的淡黄色结核结节或者暗红色大小不等的溃疡面。输尿管口僵硬，正常的蠕动消失，呈“高尔夫球洞样”外观。输尿管口有时可见脓尿喷出。

5. 既往结核病史

（三）治疗措施

1. 一般治疗

注意休息和加强营养。

2. 抗结核药物治疗

（1）适应证：①早期肾结核合并有结核性膀胱炎；②结核活动期，暂不能手术者；③手术前需行 2 周左右的抗结核治疗。

（2）原则：早期、联合、适量、规律、全程使用敏感药物。

（3）方案：对于不复杂尿路结核，《泌尿外科指南》目前推荐 6 个月短程化疗。2HRPE/4HR 或者 3HRP/3HR。

（4）用药方法：督导用药，晨起顿服。

3. 手术治疗

主要是针对膀胱挛缩治疗。手术方式为膀胱扩大成形术。

第六节　膀胱结石

膀胱结石是泌尿系常见的尿路结石，好发于男性。分为原发性和继发性两种，原发性膀胱结石多由于营养不良所致，继发性膀胱结石多由于下尿路梗阻、膀胱异物及上尿路结石下移等所致。

（一）临床表现

排尿突然中断伴有疼痛，向阴茎头及远端尿道放射。患者晃动身体或者采取蹲位、卧位后，又可恢复排尿并可缓解疼痛。

（二）诊断方法

1. 症状

根据典型临床表现可初步诊断。

2. 辅助检查

（1）X 线检查：腹部 X 线平片能显示阳性结石。

（2）超声检查：结石呈强回声光团，伴有声影。

（3）膀胱镜检查：是诊断膀胱结石最可靠的方法，可明确结石的大小、数目及膀胱内有无其他病变。

（三）治疗措施

原则为取出结石，去除病因。

1. 腔镜治疗

包括经尿道机械碎石术、气压弹道碎石术、激光碎石术等。

（1）经尿道机械碎石术：常用器械为大力碎石钳，适用于 2cm 左右的结石。碎石过程中应避免夹到膀胱黏膜，否则会引起出血和膀胱穿孔。

（2）气压弹道碎石术：目前最先进的气压弹道碎石机，为同时兼备超声碎石和气压弹道碎石的超声气压弹道碎石清石一体机。在碎石的过程中可将结石一并清除。

（3）激光碎石术：是目前治疗膀胱结石的首选方法。

2. 开放手术耻骨上膀胱切开取石术

适用于：①巨大膀胱结石，直径＞ 4cm；②尿道狭窄；③合并需要开放手术的膀胱肿瘤；④膀胱憩室内结石。

（四）临床路径标准住院流程

1. 适用对象

第一诊断为膀胱结石，同时需处理膀胱内其他病变或者尿道狭窄，无法行微创手术。膀胱切开取石术。

2. 诊断依据

（1）病史。

（2）体格检查。

（3）实验室检查及影像学检查，包括腹部平片、超声、膀胱镜检查等。

3. 选择治疗方案的依据

（1）适合行膀胱切开取石术。

（2）能够耐受手术。

4. 临床路径标准住院日≤ 12d

（1）术前准备（术前评估）1 ～ 3d。

（2）手术日为入院第 2 ～ 4d。

（3）术后住院恢复 5 ～ 8d。

5. 进入路径标准

（1）第一诊断必须符合膀胱结石且具有手术指征。

（2）当患者合并其他疾病，但住院期间不需要特殊处理也不影响第一诊断的临床路径流程实施时，可以进入路径。

6. 术前准备≤ 3d

（1）术前必须检查的项目：①血常规、尿常规、粪便常规＋隐血试验；②电解质、肝功能测定、肾功能测定、血型、凝血功能；③感染性疾病筛查（乙肝、丙肝、艾滋病、梅毒等）；④ X 线胸片、心电图；⑤相关影像学检查。

（2）根据患者病情可选择的检查项目：超声心动图、心功能测定［如 B 型钠尿肽（BNP）测定、B 型钠尿肽前体（PRO–BNP）测定等］、肺功能、葡萄糖测定、血气分析等。

7. 抗菌药物选择与使用时间

按照《抗菌药物临床应用指导原则》执行，并结合患者的病情决定抗菌药物的选择与使用时间。建议使用第一、二代头孢菌素，环丙沙星。如可疑感染，需做相应的微生物学检查，必要时做药敏试验。

8. 手术日为入院≤ 3d

（1）麻醉方式：硬膜外麻醉。

（2）手术方式：膀胱切开取石术。

（3）术中用药：麻醉用药等。

（4）输血：必要时。输血前需行血型鉴定、抗体筛选和交叉合血。

9. 术后住院恢复≤ 9d

（1）必须复查的检查项目：血常规、尿常规、肾功能测定。

（2）根据患者病情变化可选择相应的检查项目。

（3）术后抗菌药物用药：按照《抗菌药物临床应用指导原则》执行，建议使用第一、二代头孢菌素，环丙沙星。如可疑感染，需做相应的微生物学检查，必要时做药敏试验。

10. 出院标准

（1）一般情况良好。

（2）切口无感染。

（3）排尿通畅。

11. 变异及原因分析

（1）术中、术后出现并发症，需要进一步诊治，导致住院时间延长、费用增加。

（2）术后原伴随疾病控制不佳，需请相关科室会诊和治疗，进一步诊治。

（3）住院后出现其他内、外科疾病需进一步明确诊断，可进入其他路径。

第七节　膀胱损伤

膀胱空虚时位于盆腔深处，很少发生损伤。当膀胱充盈后膀胱壁变薄，高出耻骨联合至下腹部，易受到损伤。根据损伤的程度分为膀胱挫伤和膀胱破裂（腹膜内型和腹膜外型）。

（一）临床表现

膀胱轻度挫伤仅表现为下腹部疼痛，少量终末血尿，短期内可自行消失。膀胱破裂依据腹膜内型和腹膜外型而有其特殊表现。

（1）血尿表现为肉眼血尿或镜下血尿，可伴有血凝块。

（2）无尿或者排尿困难，膀胱破裂，尿外渗，表现为无尿或者尿量减少。血块阻塞尿道，出现排尿困难。

（3）疼痛腹膜外型膀胱破裂，疼痛主要位于下腹部及盆腔；腹膜内型膀胱破裂，表现为腹膜刺激症状及体征，全腹膨隆，压痛、反跳痛及肌紧张，肠鸣音减弱或消失。

（4）休克严重创伤时，出现骨盆骨折及损伤大血管等。

（二）诊断方法

1. 症状

根据外伤病史及典型临床表现可初步做出判断。

2. 导尿试验和注水试验

导尿后出现肉眼血尿，可判断膀胱损伤。如尿量少或者无尿，行注水试验：膀胱内注入200 ~ 300mL 生理盐水，稍后抽出，如果出入量相差很大，提示膀胱破裂可能。

3. 膀胱造影

是诊断膀胱破裂最准确的方法。腹膜外型膀胱破裂，造影剂聚集在膀胱颈周围；腹膜内型膀胱破裂，造影剂外溢至腹腔内肠间隙之间。

4. CT 和 MRI

临床诊断价值低于膀胱造影，且价格贵，不推荐使用。

（三）治疗措施

1. 膀胱挫伤

一般仅需非手术治疗，休息、多饮水。如果出现血尿可留置尿管数日，必要时行膀胱冲洗。

2. 腹膜内型膀胱破裂和开放性损伤

一旦确诊，需立即行膀胱破裂修补术。避免弥漫性腹膜炎等并发症出现。

3. 腹膜外型膀胱破裂

如果膀胱裂口较小，尿外渗不明显，无严重并发症出现，目前主张采用大口径导尿管（F22）持续引流。如果患者血尿严重，膀胱破裂无法自行愈合，需及时行膀胱破裂修补术。

（四）临床路径标准住院流程

1. 适用对象

第一诊断为膀胱破裂且非手术治疗无效。行膀胱破裂修补术。

2. 诊断依据

（1）外伤病史。

（2）体格检查：导尿试验和注水试验。

（3）实验室检查及影像学检查，包括膀胱造影等。

3. 选择治疗方案的依据

（1）适合行膀胱破裂修补术。

（2）能够耐受手术。

4. 临床路径标准住院日 ≤ 12d

（1）术前准备（术前评估）1 ~ 3d。

（2）手术日为入院第 2 ~ 4d。

（3）术后住院恢复 5 ~ 8d。

5. 进入路径标准

（1）第一诊断必须符合膀胱破裂。

（2）当患者合并其他疾病，但住院期间不需要特殊处理也不影响第一诊断的临床路径流程实施时，可以进入路径。

6. 术前准备

膀胱破裂一般为急诊手术。

7. 抗菌药物选择与使用时间

按照《抗菌药物临床应用指导原则》执行，并结合患者的病情决定抗菌药物的选择与使用时间。建议使用第一、二代头孢菌素，环丙沙星。如可疑感染，需做相应的微生物学检查，必要时做药敏试验。

8. 手术日为入院≤ 3d

（1）麻醉方式：全麻和（或）硬膜外麻醉。

（2）手术方式：膀胱破裂修补术。

（3）术中用药：麻醉用药等。

（4）输血：必要时。输血前需行血型鉴定、抗体筛选和交叉合血。

9. 术后住院恢复≤ 9d

（1）必须复查的检查项目：血常规、尿常规、肾功能测定。

（2）根据患者病情变化可选择相应的检查项目。

（3）术后抗菌药物用药：按照《抗菌药物临床应用指导原则》执行，建议使用第一、二代头孢菌素，环丙沙星。如可疑感染，需做相应的微生物学检查，必要时做药敏试验。

10. 出院标准

（1）一般情况良好。

（2）切口无感染。

（3）排尿通畅。

11. 变异及原因分析

（1）术中、术后出现并发症，需要进一步诊治，导致住院时间延长、费用增加。

（2）术后原伴随疾病控制不佳，需请相关科室会诊和治疗，进一步诊治。

（3）住院后出现其他内、外科疾病需进一步明确诊断，可进入其他路径。

第八节　膀胱肿瘤

膀胱肿瘤是我国最常见的恶性肿瘤，占全部恶性肿瘤的 3.2%。根据病理类型的不同，主要分为尿路上皮癌、鳞癌和腺癌。其中尿路上皮癌占膀胱癌的 90% 以上。

（一）临床表现

1. 血尿

间歇性无痛性全程肉眼血尿是膀胱癌的典型临床表现。

2. 膀胱刺激症状

尿频、尿急、尿痛，系膀胱肿瘤坏死合并感染刺激膀胱三角区所致，占 10% 左右。

3. 晚期症状

贫血、水肿、下腹部肿块、恶病质。肺部转移出现咳嗽、咯血等，骨转移出现骨痛、骨折等，还可有脑转移及肝转移等。

（二）诊断方法

年龄在 40 岁以上，出现无痛性肉眼血尿，首先应考虑膀胱癌可能性，需进一步检查。

1. 尿常规

较长时间的镜下血尿，应警惕尿路肿瘤可能性。

2. 尿脱落细胞学检查

一般连续检查 3d 的尿液。一旦发现肿瘤细胞即可确诊。

3. 膀胱镜检查

对于膀胱癌的诊断具有决定性意义。可以直接观察肿瘤的大小、形态、部位、数目，初步判断肿瘤的良恶性及分化程度，与输尿管口及尿道内口的关系。通过病理学活检可明确诊断。

4. 超声检查

通常作为筛查工具。能分辨出 0.5cm 以上的肿瘤，同时了解上尿路有无积水及肿瘤。

5. 静脉尿路造影

表现为膀胱内充盈缺损。同时了解上尿路有无肿瘤及肾功能情况。

6. CT 和 MRI

可分辨出肿瘤的局部浸润情况，肌层及膀胱周围受侵犯程度，为临床分期提供依据，进一步指导治疗及预后判断。

7. FISH 试验

采用多荧光原位杂交探针，检测尿脱落细胞染色体异常，特异性和敏感度较高，但是费用昂贵。

（三）治疗措施

膀胱肿瘤根据浸润的深度分为非肌层浸润性膀胱癌（Tis、Ta、T1）和肌层浸润性膀胱癌（T2 及以上）。不同分期的肿瘤生物学行为不同，因此治疗上应区别对待。

1. 非肌层浸润性膀胱癌的治疗

又称为表浅性膀胱癌，占全部膀胱肿瘤的 75% ~ 85%。以手术治疗为主，同时辅以膀胱灌注化疗。

（1）手术方式：经尿道膀胱肿瘤电切术（TURBT），术中将膀胱肿瘤完全切除，切除范围至肿瘤周围 2cm 内黏膜组织，深及正常的膀胱肌层组织。

（2）膀胱灌注化疗：常用的药物包括丝裂霉素、羟喜树碱、多柔比星、表柔比星、吡柔比星等。常用剂量：丝裂霉素 20 ~ 60mg、羟喜树碱 10 ~ 20mg、吡柔比星 20 ~ 30mg。灌注时间在 0.5 ~ 2h，灌注前应暂停饮水及输液，避免稀释药物浓度。灌注后应变换体位，使膀胱各壁均接触药物。灌注周期为每周 1 次，共 8 ~ 10 次；每个月 1 次，共 10 次。目前多主张术后 24h 内即刻膀胱灌注 1 次。常见的不良反应为化学性膀胱炎。

（3）膀胱灌注免疫治疗：常用药物为卡介苗（BCG），术后预防肿瘤复发常用剂量为 60 ~ 75mg，一般在 TURBT 术后 2 周开始。疗程为：6 周灌注诱导免疫应答，再加 3 周灌注强化维持良好免疫应答，至少维持灌注 1 年（3 个月、6 个月、12 个月重复一次）。不良反应为膀胱刺激症状和流感样症状。

2. 肌层浸润性膀胱癌的治疗

（1）根治性膀胱全切术：是肌层浸润性膀胱癌的标准治疗。

①适应证：T_2 ~ T_4a、N_0 ~ x、M_0 浸润性膀胱癌；鳞癌；腺癌；广泛的原位癌经卡介苗治疗无效；浅表性多发性膀胱癌经 TURBT 及膀胱灌注治疗后反复复发者。

②手术方式及切除范围：包括膀胱及周围脂肪组织、输尿管远端、前列腺和精囊腺，并行盆腔淋巴结清扫术。

（2）保留膀胱的手术治疗：适用于不能耐受根治性膀胱全切或者不愿行膀胱全切术的浸润性膀胱癌患者。手术方式有两种：TURBT 和膀胱部分切除术。位于输尿管口周围的肿瘤、尿道狭窄无法行 TURBT、肿瘤浸润较深等情况需行膀胱部分切除术。

（3）尿流改道术：根治性膀胱全切术后均需行永久性尿流改道术。分为可控性尿流改道和不可控性尿流改道术。

①不可控性尿流改道术：常用的手术方式为回肠膀胱术（Brick）。

②可控性尿流改道术：异位可控膀胱术：常用术式包括可控回肠膀胱术、可控回盲肠膀胱术等。正位可控膀胱术：常用术式包括回肠原位新膀胱术、回结肠原位新膀胱术等。

3. 膀胱癌转移的治疗

对于晚期的膀胱癌患者，放疗和化疗是唯一能延长患者生存时间和改善其生活质量的方法。

（1）化疗方案：全身化疗 GC（吉西他滨和顺铂）方案是目前标准一线治疗方案。

吉西他滨 800 ~ 1000mg/m^2，第 1 天、8 天、15 天静脉滴注，顺铂 70mg/m^2，第 2 天静脉滴注，每 3 ~ 4 周重复，共 2 ~ 6 个周期。

（2）放疗：膀胱外照射包括常规外照射、三维适形放疗、调强适形放疗。单纯放疗靶区总剂量为 60 ~ 66Gy，每天剂量为 1.8 ~ 2Gy，整个疗程为 6 ~ 7 周。

（四）临床路径标准住院流程

1. 适用对象

第一诊断为膀胱癌。行经尿道膀胱肿瘤电切术（TURBT）。

2. 诊断依据

（1）病史。

（2）体格检查。

（3）实验室检查及影像学检查，包括尿细胞学检查等。

（4）泌尿内镜检查，必要时取活检。

3. 选择治疗方案的依据

根据《中国泌尿外科疾病诊断治疗指南》。

（1）适合行经尿道膀胱肿瘤电切术。

（2）能够耐受手术。

4. 临床路径标准住院日 ≤ 12d

（1）术前准备（术前评估）1 ~ 3d。

（2）手术日为入院第 2 ~ 4d。

（3）术后住院恢复 5 ~ 8d。

5. 进入路径标准

（1）第一诊断必须符合膀胱癌。

（2）当患者合并其他疾病，但住院期间不需要特殊处理也不影响第一诊断的临床路径流程实施时，可以进入路径。

6. 术前准备

（1）术前必须检查的项目：①血常规、尿常规、粪便常规 + 隐血试验；②电解质、肝功能测定、肾功能测定、血型、凝血功能；③感染性疾病筛查（乙肝、丙肝、艾滋病、梅毒等）；④ X 线胸片、心电图；⑤相关影像学检查。

（2）根据患者病情可选择的检查项目：肿瘤标志物测定、超声心动图、心功能测定［如 B 型钠尿肽（BNP）测定、B 型钠尿肽前体（PRO-BNP）测定等］、葡萄糖测定、肺功能、血气分析、放射性核素肾功能检查、放射性核素骨扫描等。

7. 抗菌药物选择与使用时间

按照《抗菌药物临床应用指导原则》执行，并结合患者的病情决定抗菌药物的选择与使用时间。建议使用第一、二代头孢菌素，环丙沙星。如可疑感染，需做相应的微生物学检查，必要时做药敏试验。

8. 手术日为入院≤ 3d

（1）麻醉方式：硬膜外麻醉。

（2）手术方式：经尿道膀胱肿瘤电切术。

（3）术中用药：麻醉用药等。

（4）输血：必要时。输血需行血型鉴定、抗体筛选和交叉合血。

9. 术后住院恢复≤ 9d

（1）必须复查的检查项目：血常规、尿常规、肾功能测定。

（2）根据患者病情变化可选择相应的检查项目。

（3）术后抗菌药物用药：按照《抗菌药物临床应用指导原则》执行，建议使用第一、二代头孢菌素，环丙沙星。如可疑感染，需做相应的微生物学检查，必要时做药敏试验。

10. 出院标准

（1）一般情况良好。

（2）切口无感染。

11. 变异及原因分析

（1）术中、术后出现并发症，需要进一步诊治，导致住院时间延长、费用增加。

（2）术后原伴随疾病控制不佳，需请相关科室会诊和治疗，进一步诊治。

（3）住院后出现其他内、外科疾病需进一步明确诊断，可进入其他路径。

第九节　神经源性膀胱

神经源性膀胱是一类由神经性病变导致膀胱、尿道功能失常，由此而产生一系列并发症的疾病的总称。

（一）临床表现

分为储尿期症状和排尿期症状。

1. 储尿期

主要表现为尿频、尿急、尿失禁，可伴有膀胱感觉异常或膀胱疼痛。

2. 排尿期

主要表现为排尿困难，严重时出现急、慢性尿潴留。

3. 体格检查

主要为神经系统检查，最常用检查方法包括会阴部感觉功能检查和球海绵体反射。

（二）诊断方法

1. 既往病史

有中枢性神经系统疾病，如脑出血、脑梗死、脊髓损伤和手术史等；有糖尿病及盆腔手术病史导致周围神经损伤等。

2. 典型排尿功能障碍临床表现

查体时会阴部感觉丧失及排尿前无尿意感等。

3. 尿动力学检查

尿动力学检查是诊断神经源性膀胱的重要依据。

（1）排尿期膀胱尿道功能检查：表现为逼尿肌收缩力减弱；逼尿肌和尿道括约肌协同功能失调。

（2）储尿期膀胱尿道功能检查：

①膀胱感觉异常：表现为膀胱感觉减退、缺失，常见于骶髓损伤、盆腔手术、糖尿病性神经病变等。

②逼尿肌异常活动：逼尿肌反射亢进，常见于中枢神经系统病变，如脑血管疾病、肿瘤、骶上脊髓损伤性病变等；逼尿肌反射收缩力减弱，常见于骶髓损伤、盆腔手术、糖尿病性神经病变。

③膀胱顺应性异常：膀胱顺应性增加见于骶髓损伤、盆腔手术、糖尿病性神经病变；膀胱顺应性降低见于中枢性病变。

（三）治疗措施

1. 非手术治疗

（1）药物治疗：选择增加逼尿肌收缩力的药物，如溴吡斯的明 60mg，口服，每天 3 H 受体阻滞药可降低膀胱颈压，如盐酸坦索罗辛缓释胶囊 0.2mg，口服，每天 1 次等。

（2）电磁刺激治疗：低频脉冲电治疗调节刺激神经反射弧。

（3）针灸疗法：通过刺激人体的一定部位，从而调理人体的各个脏器、经络、气血的功能，达到治疗的目的。

2. 手术治疗

目前常用的是耻骨上膀胱穿刺造瘘术。穿刺失败或者膀胱容量较小，不能充盈，开放手术行膀胱造瘘术更为安全。最新的研究“肖氏反射弧”虽有文献报道，但是治疗效果有待进一步研究。

（四）临床路径标准住院流程

1. 适用对象

第一诊断为神经源性膀胱。行开放膀胱造瘘术。

2. 诊断依据

（1）病史。

（2）体格检查。

（3）实验室检查及影像学检查。

（4）尿动力学检查。

3. 选择治疗方案的依据

（1）穿刺失败或者膀胱容量较小，不能充盈。

（2）能够耐受手术。

4. 临床路径标准住院日≤ 12d

（1）术前准备（术前评估）1 ~ 3d。

（2）手术日为入院第 2 ~ 4 d。

（3）术后住院恢复 5 ~ 8 d。

5. 进入路径标准

（1）第一诊断必须符合神经源性膀胱。

（2）当患者合并其他疾病，但住院期间不需要特殊处理也不影响第一诊断的临床路径流程实施时，可以进入路径。

6. 术前准备≤ 3d

（1）术前必须检查的项目：①血常规、尿常规、粪便常规 + 隐血试验；②电解质、功能测定、肾功能测定、血型、凝血功能；③感染性疾病筛查（乙肝、丙肝、艾滋病、梅毒等）；④ X 线胸片、心电图；⑤相关影像学检查。

（2）根据患者病情可选择的检查项目：超声心动图、心功能测定［如 B 型钠尿肽（BNP）测定、B 型钠尿肽前体（PRO–BNP）测定等］、肺功能、葡萄糖测定、血气分析、膀胱 CT、静脉肾盂造影等。

7. 抗菌药物选择与使用时间

按照《抗菌药物临床应用指导原则》执行，并结合患者的病情决定抗菌药物的选择与使用时间。建议使用第一、二代头孢菌素，环丙沙星。如可疑感染，需做相应的微生物学检查，必要时做药敏试验。

8. 手术日为入院≤ 3d

（1）麻醉方式：硬膜外麻醉。

（2）手术方式：膀胱造瘘术。

（3）术中用药：麻醉用药等。

（4）输血：必要时。输血前需行血型鉴定、抗体筛选和交叉合血。

9. 术后住院恢复≤ 9d

（1）必须复查的检查项目：血常规、尿常规、肾功能测定。

（2）根据患者病情变化可选择相应的检查项目。

（3）术后抗菌药物用药：按照《抗菌药物临床应用指导原则》执行，建议使用第一、二代头孢菌素，环丙沙星。如可疑感染，需做相应的微生物学检查，必要时做药敏试验。

10. 出院标准

（1）一般情况良好。

（2）切口无感染。

11. 变异及原因分析

（1）术中、术后出现并发症，需要进一步诊治，导致住院时间延长、费用增加。

（2）术后原伴随疾病控制不佳，需请相关科室会诊和治疗，进一步诊治。

（3）住院后出现其他内、外科疾病需进一步明确诊断，可进入其他路径。

第九章　尿道外科疾病

第一节　尿道先天性异常

一、尿道下裂

先天性尿道发育不健全，以致尿道开口于正常位置（龟头顶端中央）的下方、阴茎腹侧的任何部位，多伴有阴茎下曲。

（一）分型

根据尿道外口位置不同分为以下四型：阴茎头/冠状沟型；阴茎型；阴茎阴囊型；会阴型。国外多采用按阴茎下曲矫正后尿道口新位置分为：前型（阴茎头型、冠状沟型及冠状沟下型）、中间型（阴茎远端型、阴茎中段型和阴茎近段型）、后型（阴茎阴囊型、阴囊型和会阴型）。后一分型能准确反映尿道下裂的严重程度，建议采用后一种分型方法。

（二）临床表现

（1）异位尿道开口，尿道口可出现在正常尿道口近端至会阴部的任何部位。

（2）阴茎发育短小，多数合并阴茎向腹侧弯曲。

（3）包皮的异常分布，阴茎头背侧包皮冗赘呈帽状堆积，腹侧包皮在中线未能融合而呈V形缺损，包皮系带缺如。

（4）其他还伴有阴茎扭转，阴囊融合不全，阴茎阴囊转位，睾丸下降异常或隐睾，腹股沟疝等。

（三）诊断方法

根据体检外观即可确定诊断。同时明确有无伴随其他的异常，如隐睾或睾丸下降不全，交通性鞘膜积液或腹股沟疝等。

（四）鉴别诊断

严重尿道下裂同时伴有双侧隐睾，很难从外观上与两性畸形相区别，有时需要通过B超检查和性染色体鉴定及内分泌检查以排除两性畸形及先天性肾上腺增生。

（五）治疗措施

1. 治疗时机

一般在出生后 6 ~ 18 个月为宜，此时阴茎已发育到一定大小，适合手术操作。分期手术者，第二期手术应在第一期手术后 6 个月以上，待局部瘢痕软化稳定，血供良好后再行二期手术。学龄前完成所有治疗。

2. 阴茎下曲的矫正

阴茎下曲通常可以通过阴茎皮肤脱套及切除阴茎腹侧瘢痕组织矫正，大多数患者的下曲与尿道板及其结缔组织无因果关系。阴茎皮肤松解后仍残存下曲，则多由阴茎海绵体发育异常所致，多通过阴茎海绵体折叠术来矫正下曲。

3. 一期手术

（1）前型尿道下裂手术术式：此类手术特点是可不做复杂尿道成形，仅利用异位尿道口周围皮肤作为修复尿道的材料，手术相对简单，成功率较高。

①尿道板切开卷管尿道成形术（TIP 术）：尤其适用于前型及中间型尿道下裂的修复，已作为首选术式。

②尿道口前移阴茎头成形术：适用于阴茎无下曲或轻微下曲，但无须切断尿道板可矫正的大多数阴茎和冠状沟型患者。

③尿道口基底皮瓣术：适用于阴茎下曲、尿道口位于冠状沟、冠状沟下及阴茎体远侧 1/3（距阴茎头冠 1cm 以内）病例。要求阴茎头发育好、阴茎腹侧皮肤充裕、松弛。

④加盖带蒂皮瓣尿道成形术：适用于无或轻度下曲、尿道板可保留，尿道板宽度＜ 4mm，不宜做 TIP 者。

（2）中间型和后型尿道下裂手术术式：若无明显下曲，或经阴茎皮肤脱套及阴茎海绵体背侧折叠术后阴茎下曲已矫正，尿道板无须切断，首先推荐采用 TIP 或加盖带蒂皮瓣尿道成形术；若矫正下曲时必须切断尿道板，则可选用游离移植物尿道成形术或带蒂皮瓣尿道成形术。

4. 分期手术

分期手术在尿道下裂治疗中仍有一定地位，主要适应于近端型尿道下裂合并阴茎重度弯曲、阴茎阴囊发育差、干燥性闭塞性龟头炎、多次尿道下裂手术失败造成尿道下裂残疾者。有下曲者，第一期主要矫正阴茎下曲，无下曲者则把病变以远尿道切开，转移充裕的皮肤或黏膜于阴茎腹侧，6 个月后再行尿道成形术。

5. 影响手术成功的因素

（1）对于就诊的阴茎发育过小者，可在术前适当使用男性激素治疗，如丙酸睾酮或绒毛膜促性腺激素，对促进阴茎增大有益。

（2）术中使用整形等器械、特殊可吸收缝线（5 ~ 0 至 7 ~ 0）、慎用电凝设备（可选用双极电凝）、放大镜可酌情选用、注意包扎敷料的选用等。

（3）术后伤口细致护理非常重要。尿转流可选择耻骨上膀胱造瘘或经尿道支架引流。远端型尿道下裂术后可不行尿转流。

（六）术后并发症

（1）血肿和出血：最常见的并发症，术后加压包扎可有效预防。

（2）尿道外口狭窄：多与手术操作时龟头成形过紧、尿道外口黏膜直径太小有关。

（3）尿道皮肤瘘：与新尿道血供不良、尿道远端梗阻、使用不可吸收线或组织反应大的缝线、新尿道周围积血、分泌物引流不畅、术后感染等有关。

（4）感染：行分泌物细菌培养，选择敏感抗生素及伤口处理。

（5）尿道憩室：暂时或持久的远端尿道狭窄是尿道憩室形成的主要原因，成形尿道过于宽大，也容易导致局部尿道扩张形成尿道憩室。

（6）阴茎下曲矫正不良：手术时留有残余的纤维结缔组织；新尿道太短；术后阴茎腹侧产生瘢痕组织。

（7）尿道狭窄：多发生于成形尿道吻合口处。定期尿道扩张是首选方法。

（8）新尿道毛发生长及结石形成：多见于阴囊皮瓣或阴茎皮瓣重建尿道的患者，可在尿道镜下去除。

（9）干燥闭塞性龟头炎。

（10）毁损型尿道下裂。

二、尿道上裂

先天性尿道发育不健全，以致尿道开口于正常位置的上端、阴茎背侧的任何部位，多伴有阴茎背曲。病因不清，与遗传、环境等因素有关。

（一）分型

分为不完全型（阴茎头型和阴茎型）、完全型（耻骨联合下型）和复杂型（伴有膀胱外翻）。

（二）临床表现

（1）异位尿道开口，尿道口可出现在正常尿道口近端至耻骨联合下缘的任何部位。

（2）阴茎发育短小，多数合并阴茎向背侧弯曲。

（3）包皮分布异常，阴茎头腹侧包皮帽状堆积。

（4）其他：还可伴有耻骨分离、腹壁缺损、膀胱黏膜脱出、睾丸下降异常或隐睾等。

（三）诊断方法

先天性尿道上裂的诊断比较容易，根据查体的外观特点即可确定诊断。

（四）治疗措施

（1）男性尿道上裂外科治疗目的是修复尿道裂口，治疗尿失禁和矫治阴茎畸形，达到外阴形态、排尿功能和男性性功能恢复正常。

①不完全型：裂口未达到冠状沟者，因无症状多无治疗要求，超过冠状沟者需做阴茎伸直术，不做抗尿失禁手术。

②完全型：做阴茎延长术和抗尿失禁手术。

③复杂型：做阴茎延长术、抗尿失禁和修复膀胱外翻与腹壁缺损。

（2）女性不完全型尿道上裂因无自觉症状而无治疗要求。手术治疗主要是完全型和复杂型，目前尚无标准术式。手术治疗目的是矫治尿失禁和修复女性外生殖器畸形。

（五）术后并发症

（1）膀胱颈部膜状梗阻。

（2）尿道瘘和尿道狭窄。

（3）阴茎头血供障碍。

（4）阴茎扭转。

（5）逆行射精。

三、后尿道瓣膜

后尿道瓣膜是男童先天性下尿路梗阻疾病中最常见的，为发自后尿道精阜处的瓣膜组织，绝大多数造成排尿困难。病因不清，可能是尿生殖窦发育不正常或中肾管迁移的遗迹异常。

（一）临床表现

由于年龄和后尿道瓣膜梗阻的程度不同，临床表现各异。新生儿期可有排尿费力、尿滴沥，甚至出现急性尿潴留。有时可触及膨大的膀胱、积水的肾、输尿管，即使膀胱排空也能触及增厚的膀胱壁。如合并肺发育不良可有呼吸困难、气胸。腹部肿块或尿性腹水压迫横隔可引起呼吸困难。因尿路梗阻引起的尿性腹水占新生儿腹水的40%。尿性腹水多来自肾实质或肾窦部位的尿液渗出。婴儿期可有生长发育迟缓、营养不良、尿道败血症。学龄儿童多因排尿异常就诊。表现为排尿困难、尿失禁、遗尿等。

（二）诊断方法

产前可用超声检查；产后除临床表现外，排泄性膀胱尿道造影、尿道镜检查最直接可靠。

造影可见前列腺尿道长而扩张，梗阻远端尿道极细；膀胱边缘不光滑，有小梁及憩室形成。40% ~ 60%合并膀胱输尿管反流。尿道镜检常与手术同期进行。于后尿道清晰可见瓣膜从精阜两侧发出走向远端，于膜部尿道呈声门样关闭。

（三）治疗措施

治疗原则是纠正水电解质紊乱，控制感染，引流及解除下尿路梗阻。若患者营养情况差，感染不易控制，需做膀胱造口或膀胱造瘘引流尿液。极少数患者用以上方法无效，需考虑输尿管皮肤造口或肾造瘘。一般情况好转后大部分患儿可用尿道镜电切瓣膜。术后定期随访，观察排尿情况、有无泌尿系感染及肾功能恢复情况。

第二节　两性畸形

两性畸形是指一个个体的性器官有着男女两性的表现，其发生原因在于性染色体畸变，雄激素分泌异常导致胚胎期性器官发育异常。

（一）分类

两性畸形可分为真两性畸形和假两性畸形。真两性畸形是在机体内同时存在卵巢和睾丸组织染色体核型，可以为正常男性型、女性型或嵌合型，生殖导管和外生殖器往往为两性畸形。真两性畸形生殖腺必须是完整的，即睾丸必须有正常的结构，有曲细精管、间质细胞及生殖细胞的迹象；卵巢必须有各种卵泡并有卵细胞生长的现象。至于仅有卵巢或睾丸的残遗组织，不属于真两性畸形。

1. 真两性畸形

（1）一侧为卵巢，另一侧为睾丸，称为单侧性真两性畸形，此种类型占40%。

（2）两侧均为卵睾（即在一个性腺内既有卵巢组织又有睾丸组织），卵巢组织与睾丸组织之间有纤维组织相隔称为双侧性真两性畸形，此种类型占20%。

（3）一侧为卵睾，另一侧为卵巢或睾丸，此种类型占40%。

2. 假两性畸形

（1）女性假两性畸形：这是一种较常见的两性畸形，患者的性腺为卵巢、内生殖道为正常女性，但外生殖器有不同程度的男性化特征，如阴蒂肥大，形状似男性的尿道下裂，阴唇常合并在中线，近似男性阴囊，但其中无睾丸，阴道口小。性染色体组型为XX，性染色质为阳性。

（2）男性假两性畸形：患者的性腺只有睾丸，其外生殖器变化很大，可以表现为男性的外形，也可以表现为女性的外形，或性别难辨。性染色体组型为XY，性染色质为阴性。

（二）临床表现

患者出生时外阴部男女难分但比较倾向于女性，约 3/4 的患儿被当作女孩抚育，阴囊发育不良似大阴唇。性腺大多可在腹股沟部位或阴囊内摸到。患者在发育期一般都出现女性第二性征，如乳房肥大，女性体型，阴毛呈女性样分布，可有月经来潮。这是因为任何核型的真两性畸形都有卵巢组织，而卵巢的结构比较完善，所以大多数真两性畸形的卵巢在发育期可分泌雌激素，有排卵时还分泌孕激素，故可出现女性第二性征，但乳腺的发育较晚。患者大都有子宫及阴道，阴道开口在尿生殖窦，常见的子宫发育障碍是发育不良和子宫颈缺陷。

（三）诊断方法

患儿出生后若发现外生殖器异常，不能简单地做出单纯性尿道下裂合并隐睾或阴囊分裂的错误诊断。应做性染色质检查，多数呈阳性。若此项检查不符合正常男性，做染色体核型分析，组织细胞染色体较血细胞染色体核型分析对发现嵌合体更有帮助。对核型为 XX 者应仔细寻找女性男性化表型的来源，测定各种肾上腺激素、17– 酮类固醇、孕三醇、17– 脱氢黄体酮，以除外常见类型的先天性肾上腺增生。组织学检查发现兼有卵巢和睾丸组织即可明确诊断，但有时因性腺发育不正常造成诊断困难。

（四）鉴别诊断

（1）女性假两性畸形单纯从外生殖器难以确定性别，染色体组型亦为 46XX，与真两性畸形表现相似，但 24h 尿 17– 酮类固醇及孕三醇增高，B 超、CT 检查常可见双侧肾上腺增大或有占位。

（2）男性假两性畸形单纯从外生殖器难以确定性别，与真两性畸形表现相似。但 5α– 二氢睾酮偏低，性腺活检只有睾丸组织，无卵巢组织。

（3）克氏综合征只从外生殖器难以确定性别，与真两性畸形表现相似。但染色体组型为 47XXY，性腺活检只有睾丸组织，无卵巢组织。

（五）治疗措施

治疗时所取性别是否恰当对患者身心健康发育至关重要，一般认为 2 ～ 3 岁前确定性别可避免发生心理异常。以往对真两性畸形性别的取向主要根据外生殖器的外形和功能来决定是否行男性或女性矫形手术，而不是根据性腺、内生殖器结构或染色体组型。近年来对真两性畸形，特别是核型为 46 XX 者，多倾向改造为女性较好。因为：①真两性畸形患者的卵巢组织切片，大多能观察到原始卵泡，50% 有排卵现象，而双侧睾丸曲细精管有精子发生者仅占 1.2%；②真两性畸形患者中 70% 乳腺发育良好，24.5% 发育较差，不发育者仅 5.5%；③男性尿道修补外生殖器成型较为困难，且效果不理想，而女性成形术的成活率较男性为高；④核型为 45X/46，XY 患者的隐睾约 30% 可发生恶变，睾丸需予以切除。

第三节　尿道炎

临床上将尿道炎分为急性和慢性两类。

（一）病因

尿道炎常因尿道口或尿道内梗阻所引起，如包茎、后尿道瓣膜、尿道狭窄、尿道内结石和肿瘤等；或因邻近器官的炎症蔓延到尿道，如前列腺精囊炎、阴道炎和宫颈炎等；有时可因机械或化学性刺激引起尿道炎，如器械检查和留置导管等。致病菌以大肠埃希菌属、链球菌和葡萄球菌为最常见。近年来男性尿道炎发病率增高主要与不洁性交有关。

（二）临床表现

急性尿道炎在男性患者中的主要症状是有较多尿道分泌物，开始为黏液性，逐渐变为脓性，在女性患者中尿道分泌物少见。无论男女，排尿时尿道均有烧灼痛、尿频和尿急，尿液检查有脓细胞和红细胞。慢性尿道炎分泌物逐渐减少，或者仅在清晨第一次排尿时，在尿道口附近可见有少量浆液性分泌物。排尿刺激症状已不如急性期显著，部分患者可无症状。

（三）诊断方法

尿道炎的诊断除根据病史及体征外，需将尿道分泌物涂片染色检查或细菌培养，以明确致病菌。男性患者若无尿道分泌物，应行尿三杯试验。急性期尿道内忌用器械检查。慢性尿道炎需行尿道膀胱镜检查以便明确发病原因。有时可用金属尿道探条试探尿道，必要时行尿道造影，明确有无尿道狭窄。

（四）鉴别诊断

1. 淋菌性尿道炎

淋菌性尿道炎是一种特异性感染的性病，尿道有脓性分泌物，脓液涂片染色检查可见在分叶核粒细胞内有革兰明性双球菌。

2. 非淋菌性尿道炎

即滴虫性尿道炎，女性容易在阴道内找到滴虫，而在男性不易找到滴虫，常需在包皮下、尿道口分泌物、前列腺液及尿液中检查有无滴虫，做出诊断。

3. Reiter 症候群

除尿道炎外，同时有结膜炎和关节炎。

（五）并发症

尿道内感染可直接蔓延到膀胱或前列腺而引起膀胱炎或前列腺炎。急性尿道炎若处理不当可并发尿道旁脓肿，脓肿可穿破阴茎皮肤成为尿道瘘。在尿道炎症愈合过程中纤维化则可引起尿道狭窄。

（六）治疗措施

急性尿道炎采用抗生素与化学药物联合应用，疗效较好。采用诺氟沙星与磺胺药物联合应用，效果满意。近年来，喹诺酮类抗生素由于对革兰阴性、阳性菌均有效，耐药菌株低，常作为治疗的首选药物。全身治疗应注意休息，补充足够液体。在急性期间，短期内避免性生活，否则会延长病程。慢性期间，若尿道外口或尿道内有狭窄，应做尿道扩张术。

第四节　尿道损伤

男性尿道以尿生殖膈为界分为前、后尿道，后尿道包括前列腺部尿道和膜部尿道。

（一）临床表现

大多数患者有生殖器损伤、会阴部外伤、骨盆骨折或医源性损伤等病史，当出现尿道外口出血、尿潴留、尿外渗等临床体征及表现时，应首先考虑尿道损伤。

1. 尿道外口出血

尽管无特异性，尿道外口出血仍是提示尿道损伤的首要指征。尿道出血程度和尿道损伤严重程度不一定一致。如尿道黏膜挫伤或尿道壁小部分撕裂可伴发大量出血，而尿道完全断裂则可能仅有少量出血。

2. 阴道口出血

超过 80% 的女性患者因骨盆骨折造成尿道损伤可出现阴道口出血。

3. 排尿困难或尿潴留

排尿困难程度与尿道损伤程度有关。尿道轻度挫伤的患者可不表现为排尿困难，仅仅表现为尿痛；尿道严重挫伤或破裂的患者由于局部水肿、疼痛、尿道括约肌痉挛及尿外渗等则可表现为排尿困难或尿潴留；尿道完全断裂的患者由于尿道的连续性破坏，而膀胱颈部又保持完整时可表现为尿潴留。

4. 疼痛

受伤局部可有疼痛及压痛。前尿道损伤者，排尿时疼痛加重并向阴茎头及会阴部放射。

后尿道损伤疼痛可放射至肛门周围、耻骨后及下腹部。

5. 局部血肿

骑跨伤时常在会阴部、阴囊处出现血肿及皮下瘀斑、肿胀等。

6. 尿外渗

尿道破裂或断裂后可发生尿外渗，尿外渗的范围因损伤的部位不同而异。

（1）阴茎部尿道损伤：局限于 Buck 筋膜内，表现为阴茎肿胀，合并出血时呈紫褐色。Buck 筋膜破裂时尿外渗的范围与球部尿道损伤尿外渗范围相同。

（2）球部尿道损伤：尿外渗进入会阴浅筋膜与尿生殖膈形成的会阴浅袋，并可向下腹部蔓延，表现为阴茎、阴囊、会阴及下腹部肿胀。

（3）膜部尿道损伤：尿外渗可聚积于尿生殖膈上下筋膜之间。膜部尿道损伤同时合并尿生殖膈下筋膜破裂，尿外渗至会阴浅袋，表现与球部尿道损伤相同。合并尿生殖膈上破裂，尿外渗至膀胱周围，向上沿腹膜外及腹膜后间隙蔓延，可表现为腹膜刺激征，合并感染时出现全身中毒症状。如尿生殖膈上下筋膜完全破裂，尿外渗可向深浅两个方向蔓延。

（4）前列腺部尿道损伤：尿外渗于膀胱周围，向上可沿腹膜外及腹膜后间隙蔓延。

（5）女性发生严重骨盆骨折时，阴唇肿胀提示可能存在尿道损伤。

7. 休克

严重尿道损伤，特别是骨盆骨折后尿道断裂或合并其他内脏损伤者，常发生休克，其中后尿道损伤合并休克者为 40% 左右。

（二）诊断方法

在诊断尿道损伤时应注意解决以下问题：①是否有尿道损伤；②确定尿道损伤的部位；③确定尿道损伤的程度；④有无合并其他脏器的损伤。

1. 病史

见临床表现所述。

2. 体格检查

（1）直肠指检：对确定尿道损伤的部位、程度及是否合并直肠损伤等方面可提供重要线索。后尿道断裂时前列腺向上移位，有浮动感；如前列腺位置仍较固定，多提示尿道未完全断裂。但有时因骨盆骨折引起的骨盆血肿常常干扰较小前列腺的触诊，尤其是较年轻的男性患者，触诊时常触及血肿，而前列腺触诊不清。如指套染血或有血性尿液溢出时，说明直肠有损伤或有尿道、直肠贯通可能。

（2）诊断性导尿：仍有争议，因可使部分性裂伤成为完全断裂、加重出血，并易造成血肿继发感染。但目前临床仍有使用，因对于部分性裂伤的患者若一次试插成功可免于手术。应用诊断性导尿应注意以下几点：严格无菌条件下选用较软的导尿管轻柔缓慢地插入；一旦导尿成功，应固定好导尿管并留置，切勿轻率拔出；如导尿失败，不可反复试插；如尿道完全断裂，不宜使用。

3. 实验室检查

后尿道损伤常因骨盆骨折引起，易伴有盆腔静脉破裂而引起严重出血，导致出血性休克，连续复查血常规发现其指标进行性下降，常提示持续性出血，需及时手术。试插导尿管成功或手术后留置尿管，早期导出的尿液应做细菌培养，以确定是否已有感染及指导术后抗生素应用。

4. 影像学检查

（1）逆行造影检查：评估尿道损伤的较好方法。如尿道显影而无造影剂外溢，提示尿道挫伤或轻微裂伤；如尿道显影，造影剂能进入膀胱，并有尿道周围造影剂外溢，提示尿道部分裂伤；如造影剂未进入近端尿道而大量外溢，提示尿道断裂。

（2）超声：在尿道损伤的初期评估中不作为常规方法，但在耻骨上膀胱造瘘时可用于确定盆腔血肿和前列腺的位置及引导穿刺。

（3）CT 和 MRI：不推荐用于尿道损伤的初期评估，但对观察严重损伤后骨盆变形的解剖情况和相关脏器（膀胱、肾、腹膜内器官等）的损伤程度有重要意义。

5. 内镜检查

有条件的医院可以考虑对球部尿道损伤的男性患者行尿道镜检查，对尿道部分断裂者可行尿道会师术，使诊断与治疗融为一体。但在骨盆骨折导致的后尿道损伤的早期不推荐，因可能使部分裂伤变为完全断裂，加重损伤或耽误休克的救治。女性尿道短，可试行尿道镜检查以判断是否存在尿道损伤及损伤的程度。

6. 合并伤相关检查

对严重创伤导致的尿道损伤患者，检查时注意其他脏器的合并损伤，注意观察患者生命体征，必要时行腹部及盆腔超声、CT、MRI 等检查以防止漏诊重要脏器损伤而危及患者生命。

（三）治疗措施

1. 后尿道损伤的治疗

处理原则：防治休克、感染及并发症，引流外渗尿液，争取早期恢复尿道的连续性。

治疗方法：注意患者的生命体征，后尿道损伤常合并骨盆骨折和其他腹腔脏器损伤，防治休克、感染及处理其他脏器的损伤、骨盆骨折是首要任务。

（1）留置导尿管，损伤不严重可试行放置导尿管，如成功则留置导尿管以持续引流尿液。

（2）耻骨上膀胱造瘘术（推荐）：损伤尿道渗出的血液或尿液可产生炎症反应，易感染，进一步可发展形成脓肿，沿着筋膜感染扩散可以进入腹部、胸部、会阴和大腿。感染潜在的后遗症有尿道皮肤瘘、尿道周围憩室等，少见的有坏死性筋膜炎。尽早诊断、适合的尿液引流并应用抗生素可以减少上述并发症的发生。耻骨上膀胱造瘘是一种简单的减少创伤部位尿液渗出的方法，可以避免尿道操作，减少尿道的进一步损伤。

（3）手术治疗：严重损伤合并有以下情况应立即进行开放性手术治疗：有开放的伤口需进行清创，骨折需要处理，合并其他脏器的损伤等，可同时进行尿道损伤的手术治疗。

①尿道会师术：尿道损伤不严重或者在合并伤需要立即开放性手术进行的同时可以进行尿道会师术。采用截石位或半卧位，切开膀胱，经尿道外口插入金属探条，示指经膀胱插入后尿道，与金属探条尖端会师，并引导金属探条进入膀胱，在探条引导下留置尿管。还可以采用内镜下尿道会师术，经尿道外口采用输尿管镜或膀胱尿道镜，置入导丝进入膀胱，再沿导丝留置尿管，必要时可以打开膀胱进行引导。优点是可以早期恢复尿道的连续性，可以缩短损伤尿道分离的长度，有利于尿道的恢复，一定程度降低远期尿道狭窄的发生率，并降低后期尿道狭窄的手术难度。

②早期尿道吻合术：因血肿、水肿使组织结构分辨困难，使外科手术对位缝合困难，致使尿道狭窄、尿失禁、勃起功能障碍发生率高于二期手术。

2. 前尿道损伤的处理

（1）钝性前尿道损伤：不完全性的尿道断裂可以采用耻骨上膀胱造瘘或尿道放置尿管的方法处理。耻骨上膀胱造瘘的优点是它不仅起到了转流尿液的作用，而且避免了尿道操作可能造成的对尿道损伤的影响，并对后期的诊断和治疗的开展都可起到一定的作用。如果患者的膀胱不充盈，在耻骨上不容易扪及的情况下，可以运用B超引导进行穿刺造瘘或开放造瘘。造瘘或安置尿管数周后待尿道损伤愈合后进行排尿性尿道造影，如果排尿正常且没有尿液外渗就可拔除造瘘管。

对于完全性的前尿道断裂，可以采用膀胱造瘘或一期手术修复的方法处理。由于钝性前尿道损伤往往伴有尿道海绵体较重的挫伤，这使在急性期进行手术存在较多困难。因此急诊或早期尿道成形术也许并不优于延期手术治疗，该情况下进行简单的耻骨上膀胱造瘘也许更为适宜。而且在尿道部分断裂的患者中，有50%的患者在造瘘后尿道内腔得到了自行修复而不需要进一步处理。

（2）开放性前尿道损伤：由于刀刺伤、枪伤和犬咬伤导致的开放性前尿道损伤需要进行急诊的手术清创和探查。在手术中对尿道损伤情况进行评估并酌情进行修复，一般情况下修复后的狭窄发生率约15%。对于完全性的前尿道断裂，应在对损伤的近、远端尿道稍做游离、剖成斜面后进行端—端吻合。对于小的尿道破口可以运用可吸收缝线进行修补。手术时应注意对尿道海绵体的良好缝合及皮下组织的多层覆盖，以降低术后尿瘘的发生率。清创时应尽量保留尿道海绵体，因为该组织血供丰富，发生坏死的概率较其他组织小。在术后的数周可以进行膀胱尿道造影（尿管保留），如果没有尿液外渗就可拔除尿管。如有尿液外渗，应继续保留尿管1周后再次复查造影。

在一些严重的开放性前尿道损伤的患者，急诊清创时有可能发现尿道缺损较长而无法实施一期的吻合术，勉强吻合还有可能导致阴茎下弯和勃起疼痛。这时应一方面耻骨上造瘘分流尿液，另一方面处理损伤的尿道和局部创面为二期修复做准备，二期的修复重建手术应在伤后至少 3 个月以后进行。该类患者不应在急诊手术时采用皮瓣或游离移植物来一期进行尿道成形，因为损伤导致的局部血供不良和手术部位的清洁度均不适合进行这类手术。

3. 特殊类型的尿道损伤

（1）女性尿道损伤：女性尿道损伤明显少于男性，致伤原因主要见于骨盆骨折，女性骨盆骨折后出现尿道损伤的发生率为 0 ～ 6%，且未成年女性高于成年女性，女性骨盆骨折尿道损伤一般病情比较重，常伴发阴道撕裂伤及膀胱、子宫、直肠等损伤，出血多，常伴休克；女性尿道损伤亦可由锐器直接损伤，膀胱膨出修复、尿道憩室切除、膀胱结石取石等医源性损伤，难产及产钳分娩、骑跨伤、尿道内异物插入及性交等造成，可致尿道撕裂、破裂、断裂、撕脱、部分或完全缺损。骨盆骨折时因骨盆环在外力作用下骨盆径线发生改变，导致膀胱移位，而膀胱颈尿道相对固定，致使尿道撕裂或由于骨折断端或碎片直接刺伤尿道造成尿道损伤。尿道前壁撕裂伤较完全断裂更为常见。

治疗原则：原则上强调早期行一期修补吻合术，准确修复尿道和阴道，恢复其正确的解剖关系。

治疗方法及时机：目前女性尿道损伤外科处理主要有两种方式：一期手术；膀胱造瘘术后 3 ～ 6 个月行二期手术。

女性尿道粗而短，断裂后膀胱颈上浮，尿道断端回缩，缺损较长，一旦形成狭窄、尿瘘、尿失禁等并发症，二期处理难度很大。一期尿道修补吻合术可及时缝合伴发的阴道裂伤以预防阴道狭窄，具有疗效好、并发症少等特点，应作为首选方法。开放性近段尿道断裂、严重尿道长段缺损往往存在污染，应在最小限度清创后行一期修补术，即使术后感染导致狭窄，也可减少缺损长度，为二期手术创造条件。具体处理根据患者一般状况和尿道损伤的部位而定，包括近段尿道损伤时立即行耻骨上膀胱颈修补术或吻合术，以及前段尿道损伤时行经阴道尿道对端吻合或尿道前延术。

二期修复几乎所有伤者都会发生尿道阴道瘘、远段尿道狭窄。伤后瘘的修补可经阴道或耻骨上修复。尿道狭窄或闭锁者，可行尿道内切开或瘢痕切除端—端吻合术。女性尿道缺损的治疗非常困难，可用延长尿道成形或替代尿道成形。替代尿道成形可利用阴道、大阴唇、膀胱前壁或膀胱三角区壁瓣成形尿道。

（2）儿童尿道损伤：儿童尿道损伤多见于男童，以后尿道损伤为主。小儿骨盆发育不完善，膀胱位置较高，前列腺未发育且耻骨前列腺韧带薄弱，易发生不稳定性骨盆骨折伴前列腺尿道移位，常发生后尿道完全断裂，而伴发贯穿性膀胱颈与括约肌复合体的撕裂伤约为成人的 2 倍多。女童尿道损伤常合并约 75% 的阴道撕裂与 30% 直肠损伤。

男童后尿道损伤多在精阜上方，可经耻骨后途径修复尿道。前列腺永久性移位导致阴茎勃起功能障碍较为普遍。患儿并发后尿道膀胱颈与括约肌损伤可引起尿失禁。儿童对创伤及出血的耐受性较差，因而具有伤情重、合并伤多及休克发生率高等特点。

儿童尿道损伤的治疗原则同成人，但具有以下特点。①尿道损伤择期处理效果更佳。因患儿尿道较细小不宜行尿道会师术；因导尿或内镜操作所致的医源性尿道损伤可行即刻内镜下会师；合并尿道与直肠损伤者，应先行结肠造口术；②女童尿道损伤常同时累及膀胱颈与阴道，强调争取一期修补吻合，修复尿道和阴道，以防止尿道阴道瘘等远期并发症。若并发阴道直肠损伤则同时行结肠造口，总计约 30% 的女童需尿流改道或可控性腹壁造口处理；③永久性尿道狭窄，需待患儿＞ 1 岁时修复，若患儿＞ 1 岁，则需待伤后 3 个月处理。根据狭窄或闭锁范围及程度，选择予以经尿道内切开或切除狭窄段端—端吻合尿道成形术及黏膜或皮瓣移植尿道成形术处理。

（四）并发症及处理

1. 尿道狭窄

（1）后尿道狭窄的处理：尿道损伤后尿道狭窄的处理以 3 ～ 6 个月为宜。根据损伤的程度可选用尿道内切开术、尿道吻合术、尿道拖入术、尿道替代成形术。

（2）前尿道狭窄的处理：尿道损伤后尿道狭窄的处理以 3 ～ 6 个月为宜。短段的累及尿道海绵体较浅的前尿道狭窄（＜ 1cm），特别是位于球部的尿道狭窄可尝试运用内镜经尿道内切开或尿道扩张治疗。对于致密的累及尿道海绵体较深的前尿道狭窄或者是经尿道内切开或尿道扩张治疗无效的患者则需要采用开放的尿道成形术进行治疗。对于球部＜ 2cm 的尿道狭窄，瘢痕切除吻合是较为适合的治疗方式。而对于阴茎部尿道和长度较长的球部尿道狭窄不推荐采用简单的端—端吻合术，因为会导致患者勃起下弯和疼痛，对于该类患者建议采用转移皮瓣或游离移植物的替代尿道成形术。

2. 尿失禁

发生率约 5%，主要表现是压力性尿失禁和括约肌缺损性尿失禁。尿失禁较轻者以内科治疗、体疗及理疗为主，治疗无效或尿失禁较重者行外科手术治疗。

3. 尿瘘

常见的有尿道阴道瘘、尿道直肠瘘等。可留置尿管非手术治疗，若失败则待局部炎症完全消退后 3 个月再行手术治疗。

第五节　尿道结核

全球范围内，结核病的发病率有明显回升趋势，而且无论从致病菌种属，还是临床表现来看都与传统概念的结核病有一定变化，泌尿生殖系统结核病也不例外，但尿道结核非常少见，多由生殖系统结核和泌尿系统结核蔓延而来。尿道壁形成结核结节、干酪样坏死、溃疡和纤维化等病变，可以表现为急性和慢性期。

（一）临床表现

1. 急性期

病变主要为结核结节伴干酪样坏死，表现为尿道有脓性分泌物，伴附睾炎、前列腺炎等。

2. 慢性期

病变主要为广泛的纤维化，表现为尿道狭窄等。

（二）诊断方法

泌尿生殖系统结核常无特异性症状，因而导致诊断困难。详细的病史采集，包括了解患者症状演变及治疗经过、了解早期结核感染史、了解原发感染与泌尿生殖系统继发感染之间的潜伏期等是诊断尿道结核最重要的步骤。对于按尿道感染应用抗生素治疗效果不佳，或久治不愈者应考虑尿道结核可能。

大多数患者的确诊需要阳性培养结果或活检标本的组织学检查。通过显微镜在尿样中检查抗酸杆菌的方法并不可靠。脓尿、蛋白尿和血尿是最常见的实验室检查异常。

1. 结核菌素试验（PPD 试验）

PPD 试验阳性支持结核病的诊断，阴性不能完全排除结核可能。

2. 尿液检查及其他检查方法

（1）尿常规：尿常规检查包括红细胞、白细胞和 pH。尿液中可见红白细胞、少量蛋白等。

（2）尿道分泌物结核分枝杆菌培养：此检查最有诊断价值，但阳性率低，操作复杂，若是耐药结核，则更不易培养。

3. 影像学检查

X 线胸片、KUB+IVU、CT、MRU 等检查可以排除陈旧性或活动性肺结核和泌尿系统结核。

（三）治疗措施

1. 药物治疗

药物治疗是尿道结核的基本治疗手段，其他包括手术在内的任何治疗方法均必须在药物治疗的基础上进行。

（1）原则：与肺结核相同，即早期、联用、适量、规律、全程使用敏感药物。

（2）单纯药物治疗：常用一线药物有异烟肼、利福平、吡嗪酰胺、链霉素、乙胺丁醇。

（3）围术期用药：为了防止手术促成结核菌播散，术前必须应用抗结核药物，一般用药 2 ~ 4 周，术后继续用抗结核药物短程治疗。

2. 手术治疗

尿道结核常导致尿道狭窄。狭窄病变较轻的可先试行尿道扩张术。尿道外口狭窄的可行尿道外口切开术。各段尿道狭窄，狭窄段在2cm以内的，可行尿道镜下尿道狭窄段内切开术。狭窄段长且膀胱挛缩不明显的，可行狭窄段切除、皮瓣法尿道成形。狭窄段长且膀胱挛缩明显或尿道闭锁的，可行尿道改道手术。后尿道狭窄并发尿道直肠瘘，可行经腹会阴后尿道吻合术，同时修补直肠瘘口。

第六节　尿道结石

按病因可分为原发和继发结石，按部位可分为前尿道和后尿道结石。

（一）临床表现

主要为排尿困难、排尿费力，有时可有尿流中断和尿潴留。并发感染可有脓性分泌物。

（二）诊断方法

男性患者前尿道结石可在阴茎或会阴部摸到，后尿道结石可经直肠摸到。女性患者经阴道可摸到结石。

泌尿系统平片、尿道镜检查可帮助诊断。

（三）治疗措施

随着碎石技术的发展，腔内手术已经取代了开放手术，具有相同的治疗效果，减少了手术并发症和患者的痛苦。

前尿道结石可用手推向尿道外口，再用钳子取出，但操作应轻柔。亦可通过尿道镜尝试取出。

大部分后尿道的结石可以采取类同膀胱结石的腔内治疗方法，目前使用较多的是钬激光或气压弹道碎石，在钬激光碎石的同时还可以汽化切除尿道中的瘢痕组织，解除尿道狭窄。尿道结石一般不适合采用ESWL，后尿道结石可先推至膀胱再行碎石治疗。

第七节　尿道狭窄

（一）病因

（1）外伤：钝性损伤和开放性损伤可引起外伤性尿道狭窄，常因尿液外渗、出血、组织液渗出，致使局部发生反应，结缔组织增生，瘢痕广泛形成。

（2）医源性损伤：留置导尿管不当，当导尿管过粗、过硬及留置时间过长时，易诱发尿道的炎症并使尿道黏膜受到压迫，发生缺血坏死，继而狭窄。

（3）感染，尿道炎后局部组织液、纤维素渗出等均可加重尿道纤维组织增生。

（4）先天性尿道狭窄。

（二）分类

根据临床治疗的难易和局部病变的复杂程度可分为单纯性和复杂性两类。有以下情况者属于复杂性尿道狭窄。

（1）狭窄长度后尿道超过 2cm，前尿道超过 3cm。

（2）有结石、炎症性息肉、憩室、尿道直肠瘘、尿道皮肤瘘或尿道周围炎等并发症。

（3）尿道括约肌功能障碍。

（4）有假道存在。

（5）有严重骨盆畸形。

（6）并发耻骨骨髓炎。

（7）接近膀胱颈的高位狭窄。

（8）两个以上狭窄。

（三）诊断方法

一般根据病史，是否有排尿困难、尿频、尿急、尿不尽、尿潴留、尿失禁等症状即可做出诊断。但为明确狭窄程度、长度、部位及是否存在假道、憩室、瘘管等必须进一步检查。

1. 体检

可观察会明、阴囊皮肤是否有炎症、瘘口、肿胀；通过沿尿道的触诊了解瘢痕、狭窄及其长度；肛门、直肠指检了解后尿道及前列腺的情况。

2. 尿道探子检查

通过尿道外口可将探子送入尿道，于狭窄处受阻，由此了解狭窄部位；若有耻骨上膀胱造瘘，可通过造瘘口将探子放入膀胱，通过膀胱颈口至狭窄处，以此推断尿道狭窄近端位置。也可结合 X 线检查分别从尿道内、外口置入探子至狭窄处，摄片或透视了解狭窄长度及断端错位情况。

3. 尿道造影

尿道造影对于诊断尿道狭窄具有非常重要的意义。方法有两种：逆行尿道造影和排泄性膀胱尿道造影。对于不严重的前尿道狭窄，逆行尿道造影多可满足需要；但严重的尿道狭窄，特别是后尿道狭窄，造影剂通过外括约肌时，有时呈细线状，有时不能通过，常误认为狭窄，应行排泄性膀胱尿道造影。为明确严重后尿道狭窄的部位、程度和长度，可以联合逆行尿道造影和排泄性膀胱尿道造影。

4. 磁共振

可以从矢状位、冠状位和水平位了解尿道损伤后的狭窄长度、断端错位程度、骨盆骨折的类型、碎片及邻近脏器的损伤。对于手术方式及手术时机的选择有很大的帮助。

5. 超声

能清晰地分辨尿道管腔、海绵体组织及尿道周围层次，故能明确诊断出尿道狭窄的长度、程度及狭窄尿道周围瘢痕组织的厚度。

（四）治疗措施

1. 尿道扩张术

适用于尿道狭窄早期、狭窄程度较轻的病例。

2. 尿道外口切开术

适用于单纯的尿道外口狭窄。

3. 经尿道直视下狭窄内切开术

适用于一般的尿道狭窄和闭锁长度＜ 2cm 的尿道闭锁，对于瘢痕形成较重的尿道狭窄段，在采用冷刀切开的基础上，可加用电切或激光疗法，尽量切除瘢痕；前尿道长段狭窄可采用冷切结合尿道扩张的方法处理。

4. 尿道开放手术

适用于复发性尿道狭窄及不能开展腔内手术的患者。主要为端—端吻合术和替代成形术。

参考文献

[1] 康禄才，刘仕杰 . 全科医学 [M]. 长春：吉林科学技术出版社，2019.

[2] 马宝录，谢春，张秀静 . 实用全科医学诊疗 [M]. 长春：吉林科学技术出版社，2019.

[3] 张翠环 . 实用临床全科医学护理摘要 [M]. 长春：吉林科学技术出版社，2019.

[4] 李雪萍，焦东平 . 全科医学基础 [M]. 北京：世界图书出版公司，2019.

[5] 孙阳，吴凯 . 临床全科医学 [M]. 天津：天津科学技术出版社，2019.

[6] 王家骥 . 全科医学概论 [M]. 北京：人民卫生出版社，2019.

[7] 王璐 . 全科医学概论 [M]. 上海：同济大学出版社，2019.

[8] [澳] 约翰·莫塔 ,John Murtagh. 全科医学（第 5 版）[M]. 北京：科学技术文献出版社，2019.

[9] 黎逢保，董吉 . 全科医学概论 [M]. 上海：上海交通大学出版社，2019.

[10] 池振杰 . 全科医学 [M]. 昆明：云南科技出版社，2019.

[11] 李欣，龙梅菁，秦伟 . 乡村全科医学 [M]. 北京：科学出版社，2019.

[12] 王艳，赵以成，王作茂 . 全科医学临床应用 [M]. 南昌：江西科学技术出版社，2019.

[13] 沙磊，李克丽，杜红艳 . 全科医学与临床护理 [M]. 汕头：汕头大学出版社，2019.

[14] 李振 . 全科医学诊疗精要 [M]. 长春：吉林科学技术出版社，2019.

[15] 全科医学基础与实践 [M]. 延吉：延边大学出版社，2019.

[16] 祝墡珠 . 全科医学高级教程 [M]. 北京：中华医学电子音像出版社，2019.

[17] 房金叶 . 全科医学诊断与检验 [M]. 天津：天津科学技术出版社，2019.

[18] 万荣荣，王鑫宇 . 全科医学（中级）模拟试卷 [M]. 北京：中国科学技术出版社，2019.

[19] 全科医学（家庭版）（第 7 版）[M]. 北京：科学技术文献出版社，2019.